新世纪全国高等中医药院校创新教材

实 验 中 医 学

（供中医、中西医结合专业用）

主　编　郑小伟　刘　涛

主　审　范永升

U0272723

中国中医药出版社

·北 京·

图书在版编目（CIP）数据

实验中医学 / 郑小伟，刘涛主编 . —2 版 . —北京：中国中医药出版社，2017.7
（2022.1 重印）

新世纪全国高等中医药院校创新教材

ISBN 978-7-5132-4359-9

Ⅰ . 实…　Ⅱ .①郑…②刘…　Ⅲ .①中医学 – 实验 – 中医学院 – 教材

Ⅳ .① R2–33

中国版本图书馆 CIP 数据核字（2017）第 174579 号

中国中医药出版社出版

北京经济技术开发区科创十三街 31 号院二区 8 号楼

邮政编码　100176

传真　010-64405721

河北品睿印刷有限公司印刷

各地新华书店经销

开本 850×1168　1/16　印张 13.25　字数 311 千字

2017 年 7 月第 2 版　2022 年 1 月第 3 次印刷

书号　ISBN 978 – 7 – 5132 – 4359 – 9

定价　57.00 元

网址　www.cptcm.com

服 务 热 线　010-64405510

购 书 热 线　010-89535836

侵 权 打 假　010-64405753

微信服务号　zgzyycbs

微商城网址　https://kdt.im/LIdUGr

官 方 微 博　http://e.weibo.com/cptcm

天猫旗舰店网址　https://zgzyycbs.tmall.com

如有印装质量问题请与本社出版部联系（010-64405510）

前　言

随着中医学的不断发展，实验在其中所发挥的作用越来越重要，实验中医学已成为现代中医学不可缺少的组成部分，培养学生的中医学实验能力则成为中医药院校的重要教学内容，《实验中医学》正是为配合中医药院校中医综合实验教学改革与实践而著。全书共分七个章节，即：第一章绪论，第二章实验中医学研究的概况，第三章常用实验动物的基本知识与技能，第四章中医动物实验研究，第五章中医临床实验研究，第六章现代医学技术在实验中医学研究中的应用，第七章实验指导，并附录"实验动物常用生理参数"以备查用。

本教材是在浙江中医药大学与南京中医药大学多年中医学实验研究和教学的基础上，结合国内外中医学实验研究的成果编写而成。其内容翔实，既涉及了实验中医学研究的基本原理和方法，又涵盖了实验中医学研究在中医药各学科所取得的成就，形成了实验中医学完整的学科体系。书中所叙述的概念、原理、方法和数据等力求准确、成熟，能经得起实践检验。编写内容紧扣中医药院校规划教材，以加深学生对中医学内涵的科学认识，有利于培养学生的中医药科研创新能力。

本书由浙江中医药大学副校长、博士生导师范永升教授主审，在编写过程中得到浙江中医药大学副校长连建伟教授、基础医学院书记金国梁教授、教务处处长来平凡教授及副处长应航教授等的大力支持与指导，谨在此一并表示感谢！限于编者水平，书中的缺点和错误在所难免，诚请同道提出宝贵意见，以便进一步修正提高，在此致谢！

本教材适用于中医药院校中医学各专业学生使用，也可供从事中医药研究的人员参考。

《实验中医学》编委会

2006 年 12 月

目　录

第一章
绪 论

中医学源远流长，在其逐步形成和发展的漫长过程中，实验尤其是临床实验起着重要的作用。随着中医学的不断发展，实验在其中所发挥的作用显得越来越重要，以至于实验中医学已成为现代中医学不可缺失的重要组成部分。

第一节 实验中医学的概念

实验中医学，即是采用科学实验的方法和手段以验证、阐明和发展中医学的一门科学。中医学的现代研究离不开科学实验，实验中医学是现代中医学的重要组成部分。为了对实验中医学的概念能有更深入地理解，有必要对其内涵展开讨论。何谓实验，实验是指科学上为阐明某一现象而创造特定的条件，以便观察它的变化和结果的过程。实验不同于一般的实践，其带有研究和探索的性质，可以验证已知的事物，也可以探索未知的现象，从而促使相关的学科不断地完善和发展。当然，实验促使相关的学科不断地完善和发展必须建立在科学实验的基础之上。就中医实验而言，除了应遵循实验的一般原则，如随机化、重复、对照、盲法等，尚须遵循中医学固有的规律，坚持中医学应有的特色。否则，不论应用怎样的实验，进行怎样的研究，都不可能完善中医学，更谈不上发展中医学。如进行中医证型的动物实验研究，应注重模拟中医病因、模拟中医症状、结合中药反证等；中药疗效的评价应重视药物对机体的整体协调作用，体现中医学应有的特色。只有这样，方能真正地不断完善和发展中医学科。

何谓中医学，中医学是中国关于人体生理、病理、疾病的诊断与防治，以及摄生康复的、具有独特理论体系的一门传统医学科学，蕴含着中国传统文化的丰富内涵，充分体现出中国传统文化的背景和特点。实验对于中医学非常重要，中医学要完善和发展，并为世人所接受，离不开实验。众所周知，中医学具有数千年的历史，在其逐步形成和发展的漫长过程中，人体解剖、临床实验等虽然起着重要的作用，但是由于中国古代科技水平低下，许多复杂的生命现象，古人难以采用实证的方法加以深入地探析，于是不得不在中国传统文化的基础上借助于思辨思维的方式加以阐述。在中医学的形成和发展过程中，思辨方法有其历史必然性、合理性以及认识价值，提出了许多有意义的思想，预测到许多后来的发现，但不可避免地会产生一些不切实际的观点和看法，其中的是是非非，如中医基础理论是否符合实际、中医诊断技术是否符合临床、中医治则治法是否合理可行、中药方剂是否确有疗效等，许多方面有待于实验的验证，才能趋于完善和科学。在完善传统中医理论和临床经验的实验过程中，必然会在原有中医学的基础上，发现新问题，产生新思路，找到新方法，创立新理论，推动中医学不断地发展。实验强调思维科学，设计合理，过程严谨，方法先进，因此，建立在实验基础之上的中医学必定为世人所认同。

实验中医学是以中医学为研究对象，就中医学而言，实验内容较为广泛。但作为一门学科，为了避免与中医学科其他教材内容相重复，故本教材实验内容主要涉及临床实验和动物实验等方面。临床实验是以病人或健康自愿受试者为实验对象，用某种手段和方法（药物、针灸、推拿等）作用于受试者，观察受试者的反应和表现，并加以记录、整理和研究，从中得出规律性的成果。中医学来源于临床，中医学独特的理论体系是在丰富的临床经验基础上形成的，中医学在人体上具体总结和运用的生物信息较现代医学具有鲜明的特点，如中医学诊病强调望、闻、问、切四诊合参，而问诊等手段在动物实验中难以开展。此外，动物与人类的种属以及动物实验性疾病与人类自然发病有差异等原因，使得动物实验不能直接等同于临床实验，因此，实验中医学不可忽视临床实验的重要性。如"脾气主升"藏象理论因对治疗内脏下垂病证具有确切的临床指导意义，故得以确立；而"膀胱主津液"藏象理论因对治疗水肿病证并无多大临床指导价值，故得以纠正，现将主津液功能归属于肾则是得到临床实验所证实。然而，中医实验仅限于临床实验研究，有时会受到实验方法、手段、条件和时间等诸多干扰和限制，有些实验不便，甚至无法在人体中进行。而进行动物实验研究，即以动物为实验对象，采用某种手段和方法（药物、针灸、推拿等）对动物进行实验，观察动物在实验过程中的表现和反应，研究其发生机制和发展规律，则可以避免受到某些实验方法、手段、条件和时间等方面的干扰和限制，可以进行前瞻性研究，可以反复地试验，可以随时获取各种活体标本，故开展动物实验也是完善和发展中医学不可缺失的重要手段，有助于阐明中医基础理论的实质，揭示辨证论治的基本规律，探讨中药及方剂的疗效和机理，在发展中医理、法、方、药各个方面均起着不可忽视的作用。

中医临床实验和动物实验是实验中医学重要的组成部分，二者相辅相成，互为促进，推动中医学不断发展。

第二节　实验中医学的发展概况

远古时期，先民们既已捕食动物以维持生存，在宰杀动物的过程中，自然对其脏器以及个别空腔脏器的功能产生一些质朴的认识，并进一步比附于人体，借助动物以推知人体。与此同时，先民们出于诸多原因，互相争斗，自相残杀，割颈断肢，剖胸开腹，客观上也使人类对于自身脏器及其内容物大体上有了直观的了解。《史记·扁鹊仓公列传》记载：上古名医俞跗已能"割皮解肌，诀脉结筋……湔浣肠胃，漱涤五脏"，从割皮到解肌，由皮肉至脏腑，自外入内，分层有序，反映了当时的中医已经达到了一定的解剖水平。殷商时期，人们已能按人体解剖部位命名疾病名称，如疾目、疾手、疾足等。解剖学对中医学的发生起着重要的作用，没有解剖，便没有目、手、足等概念，更谈不上产生中医学。

上古时期，先民们就已进行自愿受试者药物实验。《淮南子·修务训》记载："神农……尝百草之滋味，水泉之甘苦，令民知所避就。当此之时，一日而遇七十毒。"《帝王世纪》则谓："伏羲氏……乃尝味百药而制九针。"正是由于神农氏和伏羲氏等上古先民们自愿接受"尝百草"的药物实验，才逐渐认识和掌握了中药的治疗作用。正如《史记·补三皇本纪》所谓："神农氏……始尝百草，始有医药。"与此同时，先民们发现体内某些病痛因体表偶然被碎石、荆棘碰刺，或被火烤灼后得以减轻或消失，于是遭遇同样的疾苦便反复实践，逐步学会使用"贬石"以及由此基础上改进、发展而来的针具刺激，或用火点灼灸体表的一定部位，以减轻或消除体内的病痛，从而产生了针灸疗法。

至于中药与针灸等治疗病人的临床疗效，古民们则以医案（诊籍）的形式对其加以记录和总结。如《史记·扁鹊仓公列传》记有西汉淳于意所述的诊籍25例，其中15例治愈，10例死亡；涉及的疾病以内科居多，并有外、妇、儿、伤、口腔诸科；较为详细地记载了有关病情、治疗方法和疗效等方面内容。如淳于意治"蹶证"一案，针对其发热、头痛，用"寒水拊其头"，配以针刺阳明脉而获显效。医案对保存中医临床资料、提高中医临床疗效起着积极的作用。

古民们正是通过反复地医疗实践和实验，积累起丰富的中医药知识，为中医学理论体系的形成和发展奠定了坚实的基础。

成书于战国至秦汉时期的中医学奠基之作《黄帝内经》，则积极倡导解剖方法，提出"若夫八尺之士，皮肉在此，外可度量切循而得之，其死，可解剖而视之。其脏之坚脆，腑之大小，谷之多少，脉之长短，血之清浊……皆有大数"。（《灵枢·经水》）其在解剖学方面颇有建树。如食管与肠的比值，据《内经》记载为1∶35，现代解剖测量结果则为1∶37，二者非常接近；又《素问·五脏生成》云："心之合，脉也。"《素问·脉要精微论》曰："夫脉者，血之府也。"心、脉、血三者密切相连，形成一个密闭的循环系统。中医学经典之作《难经》在人体解剖学方面也有详细的论述，如"胆在肝之短叶间"（《难经·四十二难》），表明胆相邻于肝；"唇为飞门，齿为户门，会厌为吸门，胃为贲门，太仓下口为幽门，大肠小肠会为阑门，下极为魄门，故曰七冲门也。"（《难经·四十四难》）对消化器官结构之间的连接和过渡作了详尽的记载。借助于人体解剖学，《内经》、《难经》等不但确立了五脏六腑、形体官窍诸组织，而且一些较为简单的脏腑功能。如"心主身之血脉"（《素问·痿论》）；"胃者，水谷之海也"（《难经·十五难》）；"小肠者，受盛之官，化物出焉"（《素问·灵兰秘典论》）等也大多在解剖形态学的基础上得以确立。

值得一提的是，《难经·三十三难》记载之"肺得水而浮……肺熟而复沉"这一实验方法，对证明"肺司呼吸"、"肺藏气"的生理功能具有重要价值。此外，《灵枢·客邪》之"秫米半夏汤"注明"治半夏"，表明《内经》时代即有中药炮制；东汉《伤寒杂病论》的药物炮制方法更多，涉及炮、炙、熬、煮、酒洗等法；东汉魏伯阳著《周易参同契》，他经过长期的炼丹实验研究，得出了"同类才能相变，异类不能相成"的结论。如炼制丹砂只能用硫和汞，而不能用别的原料。

魏、晋、隋、唐时期，随着社会的发展和科学的进步，中医学实验得以不断地创新和提高。西晋葛洪《抱朴子》是较东汉魏伯阳《周易参同契》内容更为详细的重要丹书。葛洪亲自参与炼丹实验，对实验中的各种变化进行细致的观察和研究，如"丹砂烧之成水银，积变又还成丹砂"和"铅性白也，而赤之以为丹；丹性赤也，而白之以为铅"。《雷公炮炙论》则在《内经》、《伤寒杂病论》等基础上，对中药炮制加以总结和归纳，形成了系统的中药炮制理论，记载了许多炮制方法，如"凡修事巴豆，敲碎，以麻油并酒等可煮巴豆子，研膏后用"。此外，中医学还开展了临床和动物实验研究，如唐代王焘《外台秘要》记载，用白帛浸染法检验小便颜色的方法，以观察黄疸的疗效；消渴病人尿味甘甜。陈藏器《本草拾遗》记载白米"久食令人身软，缓人筋也，小猫犬食之，亦脚屈不能行，马食之足肿"。《食疗本草》记载："黍米……不得与小儿食之，令儿不能行。若与小猫、犬食之，其脚变踽曲，行不正。"自晋至唐，中医临床医案多散见于各方书之中。

宋、金、元时期，随着我国政治、经济、科学和文化的发展，中医学实验有了一定的进步。宋代人体解剖学得到较大发展，不但积累了丰富的人体解剖知识，而且出现了人体解剖图谱。如宋代吴简《区希范五脏图》，是根据对区希范等人尸体解剖后绘制而成。该书以图绘脏腑为主，指出脏腑之间的关系，如肺之下有心、肝、胆、脾，胃之下有小肠，小肠下有大肠，大肠旁有膀胱；脏腑之内容物，如大肠有滓秽；脏腑之病理变化，如区全少得目疾，其肝有白点。宋代《存真环中图》，则由杨介根据尸体解剖结果整理而成，主要有"人身正面图"和"人身背面图"，以及各系统的分图，如"肺侧图"、"心气图"、"气海膈膜图"、"脾胃包系图"、"分水阑门图"、"命门大小肠膀胱之系图"，各图配有详细的文字说明，在中医解剖学中占有较重要的地位。

宋代官药局设专人从事药物炮制、药剂制作的研究工作，使当时的中药研制达到了空前水平。如药物炮炙方面，已有水飞、醋淬、煅、蒸、烧存性等方法。宋代许叔微《普济本事方》则专立"治药制度总例"，胪列一百多种药物的炮制方法，以示规范。《幼幼新书》记载了眼科制剂的配制方法，如配制滴眼剂，已注意到用新棉过滤，低温沉淀后取其上清液，药粉须用密绢筛罗。寇宗奭《本草衍义》常用实验和调查的方法，如亲自检视鹳巢、观察鸬鹚、饲养斑鸠等，以辨认药物的优劣真伪。

宋代医家非常注重临床实验。许叔微《伤寒九十论》是许氏治疗伤寒的医案集，每论皆以病案为先，然后立论分析，较之淳于意诊籍更为全面和详细。王执中著《针灸资生经》，常亲自体验针灸疗效。如谈及囟会穴时曰："予少刻苦，年逾壮则脑冷，或饮酒过多则脑疼如破。后因灸此穴，非特脑不复冷，他日酒醉，脑亦不复疼矣。"所以"凡脑冷者宜灸之"。宋慈《洗冤集录》提出在红油雨伞遮掩下验骨之方法。此外，宋代《图经本草》记载："相传欲试上党人参者，当使二人同走，一与人参含之，一不与，度走三五里许，其不含人参者必大喘，含者气息自若者，其人参乃真也。"表明中医学在古时既已开展了中药临床分组对照实验研究。

明、清时期是中医学发展的重要时期，中医学实验取得了许多重要的进展与成果。明、清时期的医案记载较为规范、全面和详细，同时，不断有专著问世。明代韩懋《韩氏医通》提出病案应"六法兼施"，即望形色、闻声音、问情状、切脉理、论病原、治方术，具体内容有30余项，制定了较详细的病案格式。吴崑《脉语》依据韩懋的格式加以修正补充，对病案规定七大内容，即：①书某年、某月、某地、某人；②书其人年之高下，形之肥瘦长短，色之黑白枯润，声之清浊长短；③书其人之苦乐病由，始于何日；④书初时病症，服某药，次服某药，再服某药，某药少效，某药不效；⑤书时下昼夜孰甚，寒热孰多，喜恶何物，脉之三部九候如何；⑥引经旨以定病名，某证为标，某证为本，某证为急当先治，某证为缓当后治，某证当补，某证当泻；⑦书当用某方，加减某药，某药补某脏，某药泻某脏，君臣佐使之理，吐下汗和之意，一一详尽，末书某郡医生，某某撰。从吴崑对病案所规定的上述具体项目看，当时的病案格式已相当详尽。明代江瓘父子编著的《名医类案》，总结和整理了前人比较有特点的医案，所收医案大部分载有证候与治疗方剂，成为一部内容丰富而又较系统的医案专著。此后，除不断有汇集医案的专书问世之外，如清代俞震的《古今医案按》、魏之琇的《续名医类案》和柳宝诒的《柳选四家医案》；涌现了不少个人的医案专集，其中以清代叶天士的《临证指南医案》、徐灵胎的《洄溪医案》、程杏轩的《杏轩医案》、王孟英的《王氏医案》、谢映庐的《得心集医案》、王泰林的《王旭高医案》、张聿青的《张聿青医案》和余听鸿的《诊余集》等较为著名。病案格式的规范和医案集的出现是中医临床实验的一大进步，对中医临床经验的总结、中医学理论的发展，以及中医疗效的提高具有重要的作用。

明、清医家对中医学实验态度严谨，如明代龚信《古今医鉴》认为"今之庸医……孟浪一试……可耻可忌！"清代吴尚先《外治医说》自云："初亦未敢谓外治必能得效。逮亲验万人，始知膏药治病无殊汤药，用之得法，其响立应"；观察细致，如明代《普济方》记述："久则其病变为小便频数，其色如浓油，上有浮膜，味甘甜如蜜，淹浸之久，诸虫聚食，是恶候也，此名消渴"；并能亲身体验，如明代李时珍著《本草纲目》，对某些药物亲自栽培（如薄荷）、试服（如何首乌），以取得正确的认识；清代赵学敏著《本草纲目拾遗》，也亲自栽种和尝试了一些药物，认为"草药为类最广，诸家所传不一其说，予终未敢深信……以曾种园圃中试验，故载之。"此外，《本草纲目》还涉及一些化学实验方法，如认为石胆"但以火烧之成汁者，必伪也。涂于铁及铜上烧之红者，真也。又以铜器盛水，投少许人中，及不青碧，数日不异者，真也。"

通过对人体和动物的观察和研究，明代吴有性著《温疫论》，创立"戾气"学说，认为人类的疫病和禽兽的瘟疫是由不同的戾气所引起。如"至于无形之气，偏中于动物者，如牛瘟、羊瘟、鸡瘟、鸭瘟，岂当人疫而已哉？然牛病而羊不病，鸡病而鸭不病，人病而禽兽不病，究其所伤不同，因其气各异也。"清代王清任著《医林改错》，非常重视解剖学知识，认为"业医诊病当先明脏腑"。他亲自观察小儿及成人尸体，请教他人，察明脏腑结构；在没有尸体供解剖研究时，王清任则饲养一些家禽进行解剖观察，开展比较解剖研究。在解剖中，他发现了一些过去没有发现的组织结构，如会厌、幽门括约肌，纠正了前人的一些错误论述，如关于肺、肝的结构和脑的功能等，并根据观察到的脏腑形态，绘成《亲见改正脏腑图》。

近、现代时期，中医学开始由中西医汇通逐步发展至中西医结合，目前已形成运用现代科学技术多学科、多层次研究中医学的局面，有力地促进了中医学实验的发展。西医解剖学的传入，促进了中医学对人体解剖学的认识。近代陈定泰《医谈传真》在研究西医解剖图谱的基础上，修正了王清任的某些观点。朱沛文《中西脏腑图象合纂》汇集《内经》、《难经》、《医林改错》等中医有关人体结构、脏腑图象内容以及西医生理解剖知识和解剖图谱，相互参照加以论述。此外，还有刘廷桢《中西骨骼图说》、王有忠《中西汇参医学图说》等。现代，借助于先进的科学技术和手段，人体解剖学有了长足的进步。但是，中医学对人体结构的一些独特的认识，如对经络结构的理解是现代解剖学所无法解决的，需要采用多学科结合的方法得以解析。

临床实验是几千年来中医学实验的主要内容，历代大量的方书、医案集中反映了这一研究成果。近代张锡纯非常重视病案的书写，后人评论他的志诚堂医案是"而于立案法度，记载项目，尤能要言不烦，简而不漏，首尾完整"。他为了体验药物性能，每每亲自尝试，而后施之于人，如细辛、麻黄等，均亲口尝验过。何廉臣辑《全国名医验案类编》，汇集了当时八十余名名医的治案300余例，医案记录完整，病案后面附加按语评述，有综合分析，也有临证经验。曹颖甫《经方实验录》则是曹氏应用经方治疗疾病的临证经验总结。建国以来，中医开始运用现代科学方法和技术进行临床实验研究。如制定统一的诊断和疗效标准，引进先进的检测技术，开展前瞻性、大样本、多中心协作研究，采用随机、双盲、对照原则，排除可能的干扰因素，进行计算机统计处理，保证了研究结果的客观准确。通过中医学的现代临床实验研究，不但验证了传统中医药防治疾病的疗效，探明了其部分疗效形成的机理，而且取得了许多重大的中医药防治疾病的临床新成果。

古代直至近代，中医学动物实验研究开展不多，且极其简单粗浅。20世纪60年代以来，中医学动物实验研究发展迅速，日趋成熟。中医动物证候模型相继问世，覆盖了八纲、脏腑、气血津液、卫气营血等诸方面，并在此基础上开展了中医理、法、方、药等动物实验研究，取得了丰硕的成果，开创了中医药学发展的新局面。动物实验研究已经成为中医学研究不可缺少的重要手段。

现在的中医学实验研究对象涉及人体和动物，层次从宏观发展到微观，领域扩展到中医学的各个分支，取得了一些成功的范例和初步的规律。但由于中医学实验许多研究属于探索性的工作，在某些方面尚不够完善，存在局限性，有待于进一步的改进。随着中医学实验研究工作的深入开展，实验中医学将会不断地完善和提高，成为中医学诸多学科中充满生机活力的一门新型学科。

第三节　实验中医学的主要内容

实验中医学的内容较为广泛，本教材的主要内容为：

一、实验中医学研究的概况

实验中医学研究可按课题专业的性质、研究工作的性质、取得资料的手段等进行分类，研究的方法主要有观察法、实验法、调查法，研究的步骤包括提出问题、文献查阅、假说形成、陈述问题、实验设计、实验观察、数据资料处理及统计分析、提出结论。

二、常用实验动物的基本知识与技能

实验动物的基本知识与技能包括实验动物的分类、选择、生物学特性及应用，实验动物的抓取与固定、麻醉、给药、采血、尿液采集、处死等，中医实验动物模型研究的意义、思路和评价，中医实验动物模型在中医药研究中的应用及主要中医实验动物模型的复制研究。

三、中医动物实验研究

中医动物实验研究应以中医药理论为指导，突出中医药特色、注重机体的整体协调作用；主要内容包括中医基础理论的实验研究，具体涉及藏象、气血、病因病机、体质等实验研究；中医诊断学的实验研究，具体涉及舌诊、脉诊、八纲证候、气血证候、脏腑证候、卫气营血证候等实验研究；中药学的实验研究，具体涉及解表药、清热药、泻下药、祛风湿药、利水渗湿药、温里药、理气药、止血药、活血化瘀药、消食药、驱虫药、化痰止咳平喘药、安神药、平肝息风药、开窍药、补虚药、收涩药等实验研究；方剂学的实验研究，具体涉及解表剂、泻下剂、和解剂、清热剂、温里剂、补益剂、固涩剂、安神剂、开窍剂、理气剂、理血剂、治风剂、治燥剂、祛湿剂、祛痰剂、消食剂、驱虫剂等实验研究。

四、中医临床实验研究

中医临床实验研究应遵循科研设计的一般原则，并应充分考虑到自身的特点。开展中医临床实验研究对提高人群健康水平、发展中医学术、推动中医药走向世界，以及促进现代生命科学理论的发展具有十分重要的意义。中医临床实验以中医有关疾病预防和临床诊疗的基本理论、方法为主要研究内容，具体涉及理、法、方、药诸方面，因此，中医临床实验研究主要体现在证候研究、病证研究、中药及复方研究和针灸研究等方面。

五、现代医学技术在实验中医学研究中的应用

现代医学技术在实验中医学研究中应用非常广泛，主要包括形态学实验技术在实验中医学研究中的应用，具体涉及解剖学方法、组织学方法、电镜技术等；机能学实验技术在实验中医学研究中的应用，具体涉及刺激系统、生命维持系统、信号引导和转换及调节系统、显示记录系统等；免疫学实验技术在实验中医学研究中的应用，具体涉及体液免疫检测法、细胞免疫检测法等；分子生物学实验技术在实验中医学研究中的应用，具体涉及凝胶电泳、基因组 DNA 的提取、聚合酶链式反应（PCR）扩增、RNA 的提取和 cDNA 合成（RT－PCR）、RAPD 技术、RFLP 技术等。

六、实验指导

验证性实验主要采用实验方法以验证中医理论及方药疗效，是开展中医实验教学的基础。综合性实验是多学科知识在实验中医学的具体应用，对培养学生的中医药科研意识与思路，提高学生观察、分析和综合判断水平，加深理解中医学的科学内涵具有重要的意义。探索性实验则使学生通过运用所学的中医药理论知识与实验方法解决实际问题，以达到进一步

促进其科学思维的目的。实验研究的基本程序包括立题、设计、预备和正式实验、实验资料的收集、整理和统计分析、总结和完成论文等步骤。

此外，本教材附录"实验动物常用生理参数"，以备实验查用。

参 考 文 献

1. 辞海编辑委员会. 辞海. 第1版. 上海：上海辞书出版社，1980
2. 郑小伟. 论中医动物模型的造型依据与研制方法. 浙江中医学院学报，2004，28（6）：1~3
3. 李德新. 中医基础理论. 第2版. 长沙：湖南科学技术出版社，2002
4. 李如辉. 发生藏象学. 第1版. 北京：中国中医药出版社，2003
5. 邵义祥. 医学实验动物学教程. 第1版. 南京：东南大学出版社，2003
6. 傅维康. 中国医学史. 第1版. 上海：上海中医学院出版社，1990

第二章

实验中医学研究的概况

实验中医学研究的内容，从总体上介绍实验中医学研究的分类，如何用现代的实验手段去研究中医的理论方法，以及实验中医学研究常用步骤的概括，着重阐述中医药研究的一般规律和要求，以及经验和得失。

第一节 实验中医学研究的分类

实验中医学研究的类别，可根据课题专业、研究工作的性质及取得资料的手段不同来分类。

一、按课题专业的性质分类

1. 基础医学研究 基础医学研究旨在增加科学、技术知识和发现的医学探索领域的任何创造性活动，而不考虑特定的实际目的。

中医学基础研究主要包括基础医学各科，如中医基本理论（阴阳五行、藏象、病因病机）、中医诊断方法，以及中药、方剂、伤寒、温病、金匮等学科的理论性研究。

2. 应用医学研究 应用医学研究是指任何旨在增加医学科学、技术知识的创造性的系统活动，但它考虑到某一特定的实际目的。

区分应用研究与基础研究的主要标志是目的性。应用研究既是针对一定的实际应用目的去发展基础研究的成果，又是为达到某些特定的和预先确定的实际目标提供新的方法或途径。

中医学应用研究主要指临床研究，如中医内科、外科、骨伤科、妇科、儿科、针灸科等疾病的诊治方法的研究等。

3. 应用基础研究 应用基础研究包括基础与应用两部分内容的研究。

二、按研究工作的性质分类

1. 探索性研究 探索性研究指前人没有进行过和首次开拓性的研究课题。此类研究的价值较大，但失败机会也可能大些。

2. 发展性研究 发展性研究指在前人研究的基础上继续进行的研究，或引进他人的研究成果用于实践等。此类研究难度一般较前者要小，其价值也相对小些，但二者都是必要的。

三、按取得资料的手段分类

1. 调查研究　调查研究多属于流行病学、地方病、卫生以及社会卫生学等方面的研究课题。诸如人口构成、疾病分布、居民寿命、健康调查学、自然疫源，以及基础各科生理数据的获得等。单纯的临床病例报告和分析，也属于此类研究。研究对象一般为人。

2. 实验研究　实验研究多属于中医基本理论、病理学、生理学、药理学、生化、解剖学等基础医学方面的研究，以及临床的疗效观察、临床病理学观察和各种新技术的临床应用等方面的研究。

（1）**临床实验**　临床实验以病人为研究对象，通过严格的科研设计，控制条件，对志愿者进行无损伤性实验室测试，并对其出现的现象进行观察、记录和分析，作出推断或结论。

由于临床实验只能限于无损伤性实验室测试，故不能用于深层次的机制研究。它可以提供一些现象，但未必能阐明本质的、内在的变化规律；它可以证实药物的疗效，但难以说明为什么有效；在实验条件控制方面也只能做到部分控制。但是在临床疗效评估和理论验证方面，临床实验是不可缺少的阶段。

（2）**动物实验**　动物实验是用动物来进行生命科学的实验研究。现代医学研究中制作了许多动物病理模型以供各类医学研究的需要。在实验动物身上可以根据需要设立各种对照组，可以抽比较多的血，采集各脏器的组织标本，进行多学科、多层次、多指标的综合研究，是医学、生命科学研究不可缺少的手段。

（3）**离体实验**　离体实验是一种体外实验观察的方法，包括对各种动物离体器官、离体组织，以及体外培养的细胞、细菌、病毒等病原体或癌细胞的实验等。

体外实验有很多优越性，例如可以严格控制实验条件，对比性、重复性、稳定性较好，实验过程短，大大简化了分析过程，用药量少，节省了试剂和动物饲养开支等，且所得结果较易分析。随着细胞和分子生物学技术的广泛应用，离体实验已成为实验室常用的方法。

3. 文献研究　文献研究是指专门从事对既往资料进行分析、整理、综合、统计性的研究。

第二节　实验中医学研究的方法

中医科学研究是兼自然科学与社会科学二者综合性研究。科学研究方法既包括自然科学本身所特有的，并为完成科学研究任务所要遵循的程序、技术途径和具体的专业技术性方法；同时又包括哲学方法和逻辑方法，正确运用思维方式和规律，正确进行比较、分析、抽象、综合和概括的方法。实验中医学由于常用研究的对象是人或动物，研究方法的要求就更加严格了。下面重点介绍常用实验方法。

一、观察法

科学的观察，并不是指人们对观察的一般理解，即不仅仅是"仔细察看"。

1. 观察法的概念　观察法是指研究者根据一定的研究目的、研究提纲或观察表，用自己的感官和辅助工具直接观察被研究对象，从而获得资料的一种方法。科学的观察具有目的性、计划性、系统性和可重复性。

2. 观察法的作用　观察法是科学研究中最常用的一种方法，是收集第一手材料的最基本的方法，贯穿于研究过程的各个阶段。第一手原始材料具有极其重要的价值，它是一切科学研究的起点，由于人们的一切认识，包括产生的一切问题均来源于观察所得到的事实，科学始于观察。

《灵枢·经水》中早已有"若夫八尺之士，皮肉在此，外可度量切循而得之，其死可解剖而视之，其藏之坚脆，府之大小，谷之多少，脉之长短……皆有大数"的解剖记载。《难经》对五脏的形状、重量、容积、长度等也均有详细描述。没有这些研究作为基础，就不会有华佗应用麻沸散进行剖腹手术的临床成就。这正如爱因斯坦所指出的那样：理论所以能够成立，其根源就在于它同大量的单个观察关联着，而理论的"真理性"也正在此。巴甫洛夫以"观察、观察、再观察"作为座右铭，还告诫青年，不学会观察，就永远也当不了科学家。

3. 观察法遵循的原则和一般要求　观察法要遵循全方位原则和求实原则。观察法的一般要求有：

（1）培养观察的灵敏性　形成观察的习惯，集中精力进行全面、多角度观察。

（2）制订观察提纲　观察者必须对所要观察的问题先有基本的了解，观察的目的要明确；观察提纲应力求简便，列出观察内容、起止时间、观察地点和观察对象即可，为使用方便还可以制成观察表或卡片；对观察人员做好组织分工；如果观察要借助仪器，就必须事先对仪器进行检查、安装，以及做好使用的安排；印制观察记录表格，以便迅速、准确和有条理地记录所需要的材料，便于日后的核对、比较、整理和应用。

（3）按计划实行观察　做好详细记录，利于最后整理、分析、概括观察结果。

4. 观察法的优点和局限性　观察法在收集非语言行为的资料方面优于其他方法，伸缩性较大，有较充裕的时间与被观察对象接触。观察法局限性在于研究者对于环境因素难以控制、大量的观察资料难以数量化、样本比较小时观察者难以进入观察环境等。

5. 运用观察法应注意的问题

（1）注意观察与分析相结合　科学的观察不仅仅是被动地收集事实，更重要的是对事实进行分析研究，因此，在观察过程中，一定要与分析研究相结合，通俗地说，即要求一边观察一边思考。要摒弃一切先入之见，细察深思，按照观察对象的本来面目提出问题，进行分析，在不断的分析研究中把观察引向更深的层次。不分散注意力，不漏掉细节。如此循环往复，才能得到高质量的观察结果。

（2）敏锐地捕捉观察对象的变化　敏锐地捕捉观察对象的变化，及时捕捉各种细微变化，从中找出联系，以使观察结果更加丰富，或从中引出新的研究课题。

6. 观察法在医学研究中居重要地位　　观察法在医学研究中居重要的地位，正如巴甫洛夫认为"事实就是科学家的空气，没有事实，你们永远不能飞腾起来"；贝弗里奇所说"在研究工作中养成良好的观察习惯比拥有大量的知识更为重要，这种说法并不过分"。青霉素的发现者弗莱明也认为"我唯一的功劳就是没有忽视观察"。

19 世纪末，俄国生理学家道林斯基在实验中观察到：把一定浓度（相当于胃酸）的盐酸放入动物十二指肠内，引起胰液大量分泌。因为当时"神经论"思想很时髦，所以这个现象被认为是一种神经反射。按照这个结论，那么在去掉神经之后，这种现象是不应该出现的。但事实并非如此，在他们去掉支配肠管的一切神经，捣毁神经中枢之后，仍发生上述反应。这是怎么回事？"神经论"已明显不能解释这个现象了。但俄国学者过于自信，他们坚持认为这是一种神经因素起作用的"局部反射"。英国科学家裴利斯和施塔林重复了上述实验，也观察到上述同样现象。他们没有被传统的神经论所束缚，提出了新的解释，即引起胰岛素分泌的不是神经反射，而是一种化学物质，这种化学物质后来被命名为促胰液素。继而，1905 年，他们提出了"激素"的概念，开创了激素及体液调节的新领域。

可以说，医学即起源于临床观察，没有对疾病现象的直接观察，也就没有医学的产生和发展。尽管人们逐渐认识到不能单靠临床观察来解决医学发展中的全部问题，但医学上的许多发现仍然是从临床观察开始的，例如内分泌病的临床表现，也是在发现内分泌激素之前就已观察到了。中医尤其如此，中医对人体生理、病理的认识，正是通过大量的临床观察而得出的。

对中医研究来说，由于证还没有能用理想的动物模型复制，证的规范化、指标化、定量化的研究工作还处于探索阶段；动物和人终究有差别，动物实验的结果不一定与人体的情况相符；有些疾病如心理疾患等是人类所独有的，有许多疾病至今尚未建立动物模型，这类疾病的研究只能靠临床观察和临床实验的方法；有些疾病的规律如某些疾病的流行规律等，只有通过临床观察才能阐明。因此，通过这种宏观的整体层次的观察显得格外重要。整体观察和动态观察，是现代临床观察了解疾病的两种主要方法，前者是从空间观察疾病，后者是从时间观察疾病，把二者紧密结合起来，才能比较全面。虽然近代实验医学发展后，以电子技术为先导的大量新技术、精密仪器涌进医学中来，如超声成像技术、电子计算机断层摄影（CT），以及免疫荧光技术等使观察研究方法的技术手段更加精确和深化，但依赖于医生的感觉器官的观察仍具有重要价值。细致的临床观察是中医传统特色，目前还不能为其他方法所取代，我们不应该忽视而应该加强。

当然感觉器官的观察是有局限性的，感觉器官的生理状态的变化以及观察者的主观意识的干扰，都会影响观察结果。将病人作为观察对象时，既可能受医生提问的"引导"，又可能受病人本身的主观意识和表达能力的影响。因此，在运用临床观察方法时，就要自觉地意识到观察者和观察对象的局限性对观察结果的影响，应尽可能地减少这种主观因素的影响，以保证观察方法的客观性要求；而实验观察也应如此。

二、实验法

由于人体以及疾病具有极大的复杂性，现有的仪器设备和技术方法还不能完全满足临床观察的实际需要，观察者对观察客体的依赖性，也使观察法具有一定的局限性。在观察中，观察者不能在观察范围内改变客体，不能控制某些过程的条件和进程，不能无限制地再现观察条件，即不能支配观察的客体并对其实行严格的控制。观察法的这种缺陷，被后来发展起来的实验法所克服。

1. 实验法的概念　实验法即是在人为地控制条件下，通过实践，观察某些事物的变化和结果，验证某种假说或新方法的过程。

2. 实验法的作用　实验方法的主要作用是简化、强化和模拟。实验方法具有简化和纯化自然现象的作用；可以强化实验对象，使之处于某种极限状态，以利于揭示新的特殊自然规律；可以为人们模拟某些不能直接观察的自然现象提供条件。

实验法是主动的、高级的科学研究方法，是通过主动变革、控制研究对象来发现与确认事物间的因果联系的一种科学活动，是人们对自然现象在实验条件下进行考察的一种方法，是从人为地发生在实验条件下的现象中索取科学资料的一种重要手段，是为揭示隐蔽在事物内部的现象和现象间的联系而采用的一种活动方式。

3. 实验法的特点

（1）**主动变革性**　观察与调查都是在不干预研究对象的前提下去认识研究对象，发现其中的问题。而实验却要求主动操纵实验条件，它可预先设计，控制条件，施加因素，主动引起、复制或变革事物的自然过程，人为地改变机体的一些条件，把复杂的生理和病理过程简化进行研究。实验是科学实践活动和创造性思维的有机结合，以便获得探求的信息，确定事实，或验证假说。因此，实验法比观察法更主动，效率更高，所获得的资料更精确深刻。

实验方法因为研究的对象、目的和手段不同，研究方法之间的差异很大。如对一般反应速度的计量，或遗传方面从细胞到分子复杂的研究，或所用仪器从简单的立停秒表、速示器到现在激光血球分析仪、微量荧光检测仪、磁共振仪器等，都存在很大的差异。

（2）**控制性**　科学实验要求根据研究的需要，借助各种方法技术，减少或消除各种可能影响科学的无关因素的干扰，在简化、纯化的状态下认识研究对象。

（3）**因果性**　实验是发现、确认事物之间的因果联系的有效工具和必要途径。

4. 实验的基本组成　实验研究是实验者应用实验手段作用于实验对象的科学活动，最后获得有关研究客体的信息。因此，任何实验都是由三个基本部分构成。

（1）**实验的主体及其科学活动**　实验的主体及其科学活动，常常指实验者及其实验活动。

（2）**进行实验的手段**　进行实验的手段，通常是指实验中所用到的实验仪器设备、工具、试剂、药品等。

（3）**实验研究的客体**　实验研究的客体，在医学研究中常常是病人和实验动物。

一项实验研究的效果，既取决于这三个因素的成熟度，也取决于主客观两方面的条件。从主观方面看，实验研究的主体水平和能力是决定实验效果的主要因素，特别是实验者的理论水平和逻辑思维能力，其知识水平、文化修养、组织能力；其感觉器官对实验过程中所获得的信息的接受能力以及对实验技术掌握的熟练程度等等，对实验研究效果的影响最大。从观察方面看，其实验手段是否先进、精密，实验客体是否合适，都会影响实验研究的效果。

因此，在进行实验研究之前，要从这两个方面作好充分准备，以便提高实验研究的效果。

5. 实验的类型　实验的类型多种多样，并各有不同的特征和目的。按实验目的区分，实验研究有绝对性实验和相对性实验两种；按实验研究的客体区分，实验研究有临床实验、动物实验和离体实验。

（1）绝对性实验　绝对性实验是用实验技术测量研究对象的某个特征（某项指标）在实验条件下的绝对值的变化，如低温下心率的改变。

（2）相对性实验　相对性实验是两个或两个以上实验组给予不同处理，观察不同处理的效应，每组测得的绝对值要与其他组的绝对值相比较才有意义。因此，相对性实验又称比较实验、对照实验。

相对性实验是医学实验中最重要的概念，也是医学实验研究的重要方法。"有比较才能鉴别"，当我们在比较中鉴别出这个事物与其他事物的差异点和共同点时，就了解到了这个事物的特殊属性和一般属性。抓住特殊属性去创造性思考，是不愁没有发明创造机遇的。因此，对比实验是常用的发明创造技法，被广泛地应用于工农业生产、生物和医学等领域的创新研究中。在临床研究上，常运用对比实验来比较新旧两种药物的疗效，不同的治疗方案和不同的手术治疗等。显然，如果想发明一种新药品、新保健用品或新的治疗方法，不安排对比实验是不可行的。常用的相对性实验方法：

①自身对照：对照与实验在同一受试对象进行。例如用药前后的对比，先用 A 药后用 B 药的对比，都是属于自身对照。由于实验与对照是同一个体，所以个体差异因素能很好地消除，而且可节省样本。

②组间相互对照：是实验研究与临床研究最常用的方法，即按随机化原则，把病人或实验动物分成若干组，施加不同的处理因素，相互对比以观察其实验效应。组间相互对照是以研究对象不同的个体分组而得，由于个体差异的存在，抽样误差是难以避免的，因此在分组时随机原则尤其重要。

③配对对照：是将研究对象按一定条件配成对子，再随机分配每对中的两个研究对象到不同处理组，施加不同的处理因素，对比两者之间的不同效应。这样可提高各处理组间的均衡性。

④空白对照：亦称正常对照，就是把两组研究对象中作为对照的一组不加处理。例如中药研究中，一组用药，一组不用药。

（3）临床实验　见本章第一节有关部分。

（4）动物实验　见本章第一节有关部分。

动物实验由于是对临床实验的人道化，指标任意选取和条件充分可控，因此更能充分体现实验原则。在中医实验中，大量用到动物实验。

实验动物是以实验研究为目的，在一定的环境条件控制下，经过培养驯化，具有明确的生物学特性、清楚的遗传和微生物背景的动物。实验动物种类繁多，在进行实验时，首先要从研究目的和实验要求来选择实验动物，其次要考虑是否容易获得、是否经济及容易饲养等因素来加以选择，使研究目的与动物的种属、特性和个体差异相吻合，才能保证研究工作的顺利进行。否则，不仅会造成不必要的浪费，严重者还会影响到实验结果的判断，甚至导致实验的失败。因此，选择和开发实验动物是动物实验的首要环节，至关重要，应予以足够的重视。在医学研究中常用的动物有蛙、小白鼠、大白鼠、豚鼠、家兔、猫和犬等。

选择动物的根据：①尽量选用与人类各方面机能相近似的实验动物。②选用标准化的实验动物，即指遗传背景明确、饲养环境与动物体内的微生物得到控制、符合一定标准的实验动物。③选用解剖、生理特点符合实验目的要求的实验动物。④根据不同实验研究的特殊需要，选用不同种系敏感实验动物。⑤符合精简节约、易得之原则。⑥遵守动物实验的一般规则：年龄、体重、性别、生理状态与健康状况等。

动物实验的主要特点：在动物模型与人体疾病的相似关系上，既要注意动物毕竟不是人体，也要注意由于任何临床疾病都是一个经过抽象的概念，而在自然的病人身上存在着多种干扰因素，难以纯粹地看到疾病的原貌。但在动物模型实验中由于实验方法的应用，则能高度地实现这一抽象。从这一点来说，疾病模型比临床自然疾病更接近其想模拟的疾病。因为"人类作为实验对象而言，是一种不满意的动物"。

实验动物可以作为研究机体正常生理生化反应的对象。人为改变实验动物的环境条件，可以使实验动物机体发生生理、生化、组织结构，甚至基因表达的改变，这些改变与人体有一定的共性。因此，由实验动物获得的实验资料可以为医学、药学研究提供丰富而有价值的参考。实验动物还是多种疾病的良好模型。由于人类各种疾病的发生、发展十分复杂，要揭示疾病发生、发展的规律，不可能完全在人身上进行，以人为实验对象在道义上和方法学上往往受到种种限制。采用实验动物模拟人类疾病过程，观察药物及其他各种因素对生物体机能、形态及遗传学的影响，既方便、有效、可比性高，又易于管理和操作。比如可以系统观察疾病发展的各个阶段，如癌变过程和癌的浸润与转移；动物寿命短，可以在较短时间内观察全过程，缩短研究周期。因此，在医学基础研究、药物研究及疾病发生与防治手段研究等领域中，动物实验均具有十分重要的意义。

但动物实验也存在明显的缺点，如动物与人差别很大，人工复制的动物模型与人类自发性疾病不能等同，所以动物实验的结果不能简单地在临床上套用，只能作为在人体上进行验证的参考。

中医动物实验研究的主要内容：①证动物模型的开创和发展。自20世纪60年代以来，在中医证的动物模型制作与研究方面做了大量的研究工作。迄今证的动物模型逾150多种。其中包括阴虚证、阳虚证、气虚证、血虚证、血瘀证、寒证、热证、里实证等模型。实验动物疾病模型应用于中医临床研究，为中医诊疗方法研究提供了大量的实验模型，为临床理论的深化与新理论的形成提供了便利。②以动物实验验证临床治疗方法，探求其作用机理。③研究经方的作用机理，如黄芪建中汤治疗脾虚证的作用机理等。④应用于新药开发。

动物实验在中医研究中已渗入到各个领域。如中药药理的实验研究；各类常用中草药有效成分的药理、毒理和代谢的实验研究；中草药原料开发、保健品和化妆品开发，以及对其安全性评价等方面的实验研究。动物实验在探索研究中医理论的科学内涵，提高临床诊断和治疗效果等方面，发挥了重要作用。

（5）**离体实验** 见本章第一节有关部分。

离体实验对应用细胞及分子生物学技术研究中医药，建立细胞模型进行复方研究和药物筛选等均具有十分重要的现实意义，但其局限性也不容忽视，因为离体的实验结果并不代表它在整体中的存在状态。从生物个体取其一小部分时，即可改变它的存在状态，打乱了原有秩序，割断了它与机体其他部分千丝万缕的联系，许多体内动态的联系看不到了。因此，当微观研究积累了相当知识后，一定要把它们整合到个体中去探讨。从微观到宏观任何层次的现象，如果不与整个个体的生命活动结合在一起，就难于透彻地了解其在整体中的含意，不易发现各种反应过程间的复杂与微妙的相互关系。

6. 常用实验方法在中医研究中的应用

（1）组织学方法在实验中医研究中的应用　组织学是应用多种实验技术和染色方法以及各种显微镜对机体细胞、组织和器官的微细结构及其功能之间的关系进行深入研究的学科。近年随着科学技术的发展，特别是分子生物学技术、免疫技术、标记技术、电子学和计算机技术的发展，组织学研究方法在经典技术的基础上取得了巨大进展，对细胞的识别能力、同一细胞不同状态的识别能力均得到加强。用组织学方法研究中医基础理论，可以直观地了解有关系统、器官、组织、细胞，乃至分子水平的变化，并能精确地定位、定量，使中医基础理论建立在可靠的结构基础之上，成为生命科学和中医药研究中不可或缺的重要技术。例如探讨中药治疗后在哪些方面起作用，在实验研究中可以观察许多方面，大到外部组织形态的改变，小到内部细胞的改变等，其中形态学是最常用的观察手段，即使在分子生物学迅速发展的今天也是如此。

（2）细胞生物学方法在实验中医研究中的应用　细胞生物学研究的主要技术，包括细胞培养技术、形态学观察技术、细胞化学技术、细胞结构成分的离心分离技术和分析细胞学技术。在观测不同组织细胞的生物特性及其中医药调整作用方面，在观测不同肿瘤细胞，在了解中医药对生物学特征，包括转移、分化、凋亡等影响方面以及在研究基因的表达与调控等方面，都促进了中医理论的现代化。

（3）生物化学方法在实验中医研究中的应用　生物化学是运用化学理论和技术来研究组成生物体的基本成分及其在生物体内所进行的化学变化规律，从而揭示生命现象的化学本质的一门学科。生物化学技术是研究生物内物质的化学组成、结构、功能，以及在生命过程中化学物质代谢变化规律、调节控制等的实验方法。常用的生物化学技术主要有物质的分离、提纯法，光谱法，层析法，电泳法，离心法及分子杂交技术等。

（4）免疫学方法在实验中医研究中的应用　免疫学检测方法可分为体液免疫和细胞免疫测定。

①体液免疫测定：主要利用抗原与相应抗体在体外发生特异性结合，并在一些辅助因子参与下出现反应，从而用已知抗原或抗体来测知未知抗体或抗原。此外，尚包括检测体液中的各种可溶性免疫分子，如补体、免疫球蛋白、循环复合物、溶菌酶等。

②细胞免疫测定：主要根据各种免疫细胞（T细胞、B细胞、K细胞、NK细胞及巨噬细胞等）表面所具有的独特标志和产生的细胞因子等，测定各种免疫细胞及其亚群的数量和功能，以帮助了解机体的细胞免疫水平。

由于免疫学吸取了细胞生物学、生物化学、生物物理学和分子生物学等的实验方法，所以目前用免疫学方法研究中医也已深入到分子水平和基因水平。除应用常规方法外，已采用放射免疫、免疫酶标、免疫荧光、斑点杂交和印迹法等技术，免疫学检测方法的应用范围越来越广泛，包括传染病、免疫性疾病、肿瘤等领域，也可用于微量蛋白、微量分泌激素、微量抗原等的测定。这对验证中医中药的疗效及机理、某些中医证型与免疫功能的关系、开发中药时的动物实验设计等，提供了一种常用方法。

（5）分子生物学方法在实验中医研究中的应用　分子生物学是20世纪中叶才诞生并迅速发展起来的学科，被誉为20世纪最伟大的科学成就。如今，分子生物学技术已成为医学领域中使用最为广泛的技术，并成为医药学研究的领先学科。中医的实验研究已深入到探讨不同组织基因转录、表达调控的层次上来。比如金匮肾气丸治疗肾阳虚的疗效机制的研究表明，肾阳虚大鼠存在垂体组织ACTHmRNA水平低下的现象，金匮肾气丸可以上调垂体组织ACTH基因表达水平，揭示其治疗肾阳虚的作用机理。与此同时，以分子生物学技术支持的基因工程、生物工程在中药及其有效成分生产上，显示出辉煌的前景。

（6）解剖学方法在实验中医研究中的应用　解剖学是一门研究机体形态结构的重要医学基础学科，属于生物学中的形态学范畴。根据其研究对象及研究方法的不同，可分为大体解剖学、组织学和胚胎学三部分。大体解剖学在中医理论的物质基础研究中得到了广泛的应用，对揭示中医理论如藏象学说、经络的实质及穴位的解剖结构等起着重要的作用，丰富了中医理论的内容，对临床提高疗效发挥了重要的指导作用。

其他常用的还包括生理学、核医学等研究方法，在实验中医研究中的应用也越来越广泛。

7. 观察法和实验法的关系及应用要求　在医学研究实践中，观察法和实验法这两种方法常常是结合在一起加以运用的。事实上，实验法中也包含有观察，观察法中也有实验，二者相辅相成，相互配合，共同完成科学认识过程中的经验层次的认识任务，用科学的方法收集研究客体的信息资料。

应用观察法和实验法收集科学资料，以及对这些资料进行整理加工，都必须采取客观的科学态度。

（1）尊重客观事实　对观察到的现象和实验结果决不允许主观地进行取舍，不能按自己的主观愿望任意"剪裁"事实，必须有勇气实事求是、尊重客观事实。

（2）对掌握的资料作科学的分析　对掌握的资料要作科学的分析，并有正确的理解。在这方面应避免发生的错误有以下几种情况：

①资料片面性：收集资料不全面，只看到了部分，对应掌握的资料不充分。

②操作方法有缺陷：实验观察方法不严密，实验技术不熟练，导致数据不准确，资料不可靠。

③分析不客观：由于知识面和经验不足，或是理解有错误，或是早有成见，夹带有主观个人色彩。

④推断片面性：事物常常是一果多因，而人们往往是根据结果推究原因，这就容易产生片面的理解。

爱因斯坦曾经说过："知识不能单从经验中得出，而只能从理智的发明同观察到的事实两者的比较中得出。"如果把这种"理智的发明"理解为对观察资料和实验结果的正确解释，以及运用正确的理论思维而作出的科学结论，是有深刻道理的。

三、调查法

调查研究是科学研究中一个常用的方法，在描述性、解释性和探索性的研究中都可以运用调查研究的方法。它一般通过抽样的基本步骤，多以个体为分析单位，通过问卷、访谈等方法了解调查对象的有关咨询，加以分析，开展研究。

调查研究是收集第一手数据用以描述一个难以直接观察的大总体的最佳方法。此方法还特别适用于对一个大总体的态度与倾向的研究，比如民意测验。只要是科学的抽样，就可以通过局部有效地反映总体的情况，具有事半功倍之效。当然，我们也可以利用他人收集的调查数据进行分析，即所谓的二手资料分析的方法。对于学生以及缺少经费的人们，这种方法特别合适。

第三节　实验中医学研究的步骤

实验中医学是为解释某一个中医基本理论问题或中医临床现象而做的研究，如验证某一理论，评价中医的诊断方法、治疗方法或技术，观察新的治疗及预防措施的效果，或探讨影响某一个疾病的预后和死亡率的因素等。实验研究的实质是提出问题，解决问题。"提出问题"就是选定研究主题；"解决问题"就是执行课题研究，获得结果或结论。概括地讲，实验中医学科研过程可分为以下八个步骤。

一、提出问题

科学研究过程就是提出问题和解决问题的过程，提出问题就是选题，初步选定一个研究方向或题目。确定研究题目，明确要认识或要解决的科学问题，是科学研究的关键性第一步，是直接关系到能否取得成果的前提，是科研工作成败的关键。德国物理学家海森堡说："提出正确的问题，往往等于解决了问题的大半。"爱因斯坦明确地指出："提出一个问题往往比解决一个问题更重要，因为解决问题也许仅是一个数学上或实验的技能而已，而提出新的问题，却需要有创造性的想象力，而且标志着科学的真正进步。"选错了课题将会使研究工作误入歧途或成效甚微，造成人、财、物的浪费。

1. 选题的范围　医学研究选题范围应根据我国医药卫生科技方针来制定，即医药卫生科学技术必须为防病治病和保护人民健康服务。所以，防病治病和保护人民健康中的一些重大的理论研究或临床关键性技术问题就是选题的重点。在此基础上，中医在基础方面的研究，主要找一些与现代医学提法不同的，而中医临床用这一理论治疗行之有效的，具有创新性和发展前景的课题进行研究，如藏象学说、经络、四气五味、复方配伍、脉诊、舌诊等。中医临床研究方面以当前的常见病或常见证为研究对象，从中选择西医办法较少或疗效不高，而中医办法较多，疗效较好的病证为对象，例如某些病毒感染性疾病、肿瘤、老年性痴呆、免疫性疾病等。虽然在中医实验研究中大量运用动物实验，但其基本目的仍是为疾病的预防与治疗发展所服务的。落实到具体不同学科、领域，选题的形式和内容可以千差万别。

2. 选题的原则 为了最大限度地减少风险，事半功倍，在选题时必须遵循以下基本原则：

（1）适用性 适用性是选题最基本的原则。必须根据国家经济建设和社会实践的需要，根据中医药科学发展的需要，选择卫生保健事业中具有重大意义或迫切需要解决的关键问题。从实际出发，根据实际需要、社会需求及科学发展的需要，选择适当的研究课题。

（2）创新性 选题的起点要高，有所创新。所谓创新可以是全新或具有不同程度的新颖。医学科研题目中包括受试对象、处理因素、实验效应三要素。所以，可以有意识地、有目的地改变这三个因素中任何一个因素，并在理论认识上有一点创新，就可以成立一个新选题。又如各门学科的边缘区域，本来就是研究不充分的地方，而各门学科之间的交叉点，往往是空白。但科学的"无人区"并不是禁区，而是待开垦的科学处女地，这在科研选题上是十分值得注意的。若能查勘到这些"三不管"的"荒原"，并进行辛勤的耕耘，往往就能得到巨大的收获。

（3）重点性 所选择的实验研究课题，要研究什么，采取什么手段，要达到什么目的，必须明确。通常可以从两个方面去选择：①从国家或本地区的临床实践相结合，如围绕国家的重点项目指南，地区中的急需解决的医学问题等；②从中医药自身的优势出发。

（4）科学性 要求选题必须有依据，其中包括前人的经验总结和个人研究工作的积累；选题要符合客观规律，如历史上有不少人要研究永动机，但最终都失败了，虽然想法很新，但违背了能量守恒的客观规律，所以难以成功；设计必须科学，符合逻辑性，对整个研究工作的手段、方法、实验、进度、人才等都能做科学的安排，做到人、财、物合理落实和运用。

（5）可行性 选定课题时，要慎重考虑本人的技术水平和单位的设备条件能否保证在方法手段上达到课题要求。

3. 中医古典文献研究在选题中的应用 实验中医学以研究传统中医为主，问题的提出主要建立在千百年积累的文献资料及临床或实验室预初试验基础上。所以，中医古典文献研究在选题中具有重要的地位。

（1）在实验研究中的重要性

①为实验研究提供丰富的素材：中医实验研究的素材来源除了中医的临床实践外，还有中医的古典文献。中医古典文献是古人直接医疗实践经验的记录，蕴藏着古代众多的医药工作者长期努力、不懈探索和积累起来的智慧，是丰富的知识宝库。如砒霜有防治白血病的作用等资料，为我们提供了大量可供实验研究的素材，为深入研究、开发、利用创造了条件。同时，正确把握中医有关理论是实验研究的前提，如果不能准确地理解和掌握所要研究的理论、方法和适应病证，偏离了中医学的本意，实验研究将事倍功半，甚至失去意义。因此，我们要加强对中医古典文献的发掘、收集、整理和积累。

②为实验研究提供理论指导：中医实验研究必然要借助现代科技条件，但如果忽视中医药的特点，摒弃中医理论，就谈不上是中医药研究。在实验研究的设计、数据的分析和推理方面，与西医学相比，中医在整体、系统等方面的考虑更突出些，这对于复杂的生命现象的

研究十分重要，没有一定的古典文献的功底，便难以养成这样的思维习惯。例如许多实验已经说明中药有多层次、多系统、多环节的双相调节作用；大多数研究结果认为复方比单味有效，但究竟是中药多成分、多靶点作用呢？还是其他作用？在这些方面研究的思路还有待于开拓。

（2）文献研究的主要方法

①综合归纳分析法：是对相关中医文献的观点、学说、经验等进行归纳、综合、分析，从而找出规律、要点与本质，这是文献研究中最常用、最基本的方法。

②文献研究法：通过对一批相关文献的分析、综合与推理，可得出有关结论。即通过对文献的分析、判断、综合、归纳等研究，提出有观点、有建议、有事实、有措施、有价值的研究报告，就能发现值得进一步深入研究或开发的素材，就能够指导我们的科研工作。

二、文献查阅

医学科学文献是医学科学知识赖以保存、记录、交流和传播的一切著作的总称。它汇集了既往医学工作者的宝贵经验，因此，它是科学研究必不可少的情报来源，从事科研就需要查阅文献。科研工作的目的就是要有所发现、发明和创造，要在继承和探索的基础上创新。科研的这种发展性和创造性，没有前人的文献是不可能实现的。

1. 查阅文献贯穿着科研工作的全过程

（1）在选题时要查阅文献　在选题时要查阅文献，以寻求选题的依据和价值，并避免重复和走弯路。特别是中医古典文献研究在选题中具有重要作用。

（2）在实验设计时要查阅文献　在实验设计时，查阅文献可有助于确定实验对象、样本大小、动物品系、施加因素，以及实验方法和指标选择等。

（3）撰写论文时要查阅文献　撰写论文时也要引用文献资料来分析、讨论实验结果，从广度和深度两方面来加深理论认识，提高论文质量。

2. 查阅文献的常用方法　初始意念提出之后，下一步就要明确这方面已做过哪些研究。对初搞科研的工作者来讲，查阅教科书是必要的，因为教科书中所写的内容大多是已证实的，如果所研究的课题教科书中没有写，或是写得很少，那就说明过去对这方面的研究没有取得结论性的东西。一篇专题综述是更有帮助的，因为综述中可能把你要研究课题的历史及进展讲得很清楚。然而教科书和综述都不能代替查阅杂志上的研究论文，因为综述是第二手资料，教科书则是第三手资料，只有查阅原始研究论文才能得到第一手材料，而后者更重要。得到第一手材料的方法很多，简言之，可分为追溯法和普查法。

（1）追溯法　是在你得到第一篇文章后，根据这些著录提供的线索找到其他有关文献，再把这处文献后面所列的参考文献目录中有用文献的著录抄下来，依此类推，可以不断扩大文献来源；据其文后的参考文献追踪查下去，这样可以在短时间内得到较多有关文献，但这种方法易遗漏文献，如果遗漏的是很重要的文献，那就是很大的损失。

（2）普查法　是通过专门查找文献的工具杂志——索引。索引杂志是一种专门为查阅文献服务的工具性杂志。目前，许多国家都出版这种刊物，逐期收集国内外公开发表论文，以文摘或著录的形式编排出来。各国出版的与医学有关的索引杂志不下百余种，其中较为重要的有 20 余种。在我国图书馆常见的索引杂志有《全国报刊索引》、《中文科技资料目录》、《国外科技资料目录》（医药卫生分册）、《国外科技资料馆藏目录》（医学分册）、《国外医学参考资料》等，常用的计算机检索有"中国生物医学文献光盘数据库"和 MEDLINE 光盘数据库。普查法需要查阅大量的文献，而一般不易漏掉，但需要更多的时间。

一般研究课题较小时可用追溯法，反之则用普查法为宜，或两法并用。

三、假说形成

有了初始意念，提出了问题，查阅文献，还够不上是科研选题，还需要把这种初始意念系统化、深刻化、完善化，将其变成完整的理论认识，从而形成假说。

1. 假说的建立和应具备的条件

（1）假说的建立　假说，亦称假设，就是对科学上某一领域提出新问题，并对这个问题提出未证实或未完全证实的答案和解释。假说是科学研究中的重要步骤和基本程序之一。科学上许多重要发现和重大理论的发现都起源于假说。科学假说是人们从个人或前人的实践经验、科学知识的积累中通过分析和综合，对所选课题可能得到的预期结果与解释。它不是凭空想象，而是基于实践得到的事实或理论为基础，基于对被研究问题的规律性认识的推测。假说的建立需要运用形式逻辑中的类比、归纳、演绎等方法去进行逻辑推理。假说又和科学理论有严格的区别，假说只是科学理论的雏形。假说是未经实践证明的理论，理论则是经过实践证实了的假说。

只有提出一定的假说，才能有意识地设计实验，观察结果，在反复实践中揭示科研对象的客观规律，修正或创立新的科学理论。因此，科学假说必须强调它的科学性与推测性，并在科学研究中正确运用它。科学上最著名的假说之一是德国物理学家魏格纳 1910 年提出的"大陆漂移"的假说，这种假说的初始意念是他在观察世界地图时产生，并经过对当时地球物理学、地质学、古生物学、生物学、古气候学、大地测量学的大量材料作了分析后提出的。假说最终是否能够成立是以实验数据、结果为依据，如果证据不足，就要推翻原来的假说，重新论证。

（2）假说的形成应具备的条件

①具有标新立异的特点：假说的特征是要有一定的确凿事实为基础，同时又具有对原有理论的突破或否定。在建立假说之前，应尽可能地收集事实材料。收集的事实材料越丰富，其建立的基础就越坚实，基本假设的提出就有更多的客观依据。

②重视科学探索中的"机遇"：善于抓住那些已知理论解释不了的事实和现象。例如在提出 DNA 的双螺旋结构前，Waston 和 Crick 就推论 DNA 在生物体内是以半保留的方式进行复制的。

③学科交叉意识及其培养：结合现代医学的综合性特点，扩大知识面，不要只在个人专业知识的局限性基础上建立假说和进行验证。

2. 假说特点　假说是以观察实验收集的事实材料为基础，以科学知识为依据，所以它具有科学性。假说是对事物存在的原因及其规律所做的某种推测性的说明和解释，是对疾病现象本质的推测，推演出来的预言或预见。这就是说假说首先要有事实和实验作基础，并都必然带有猜测的性质。

3. 提出假说应遵循的原则　一般来说，提出假说并使之能成立，必须遵循以下的原则：

（1）解释性原则　解释性原则是指假说与事实之间无矛盾性。

（2）对应性原则　对应原则是指假说与医学理论之间无矛盾性。

（3）可检验性原则　可检验性原则是指提出假说原则上要能够用观察试验进行检验。

（4）循序渐进性原则　提出假说应先易后难，由小到大。初搞科研的人，在选题时应尽量挑选那些简单而且周期较短的课题，但要抓住关键一点，目标越具体越好，这样就易完成，就易出成果。搞科研切忌题目过大或过于笼统，试图在一个科研题目下同时解决多个问题是不可取的。

四、陈述问题

这一部分主要问题是对于提出的假说进行全面系统的说明，提出研究的问题，即研究什么？主要目的是什么？次要目的是什么？在临床及基础上有何理论和实践方面的意义和价值？国内、外对该问题研究的深度和广度怎样？哪些方面已获得结论？哪些方面尚有争议、有缺陷，有待于进一步研究？本课题主要是解决哪方面的问题？如果已有一定的科研假设，应当详细描写这种假设的科学依据是什么，等等，使选题者更清楚地判定选题的合理性，科学性，即假说验证的合理性。

五、实验设计

实验设计是医学科学研究中很重要的一步，是科研课题的实施方案与总体设计，包括研究的具体内容、采用的材料方法、研究指标、进度安排与预期结果的具体考虑。科学研究要事先进行设计，就像盖房子要事先进行建筑设计一样。实验设计的好坏直接关系到科研工作的科学性、先进性与合理性，关系到科研工作的成败。实验设计的中心内容之一是把研究对象分为若干组（包括对照组），以及怎样安排观察与实验程序等，以回答科研构思提出的问题或论证其假说。

实验设计大体可分为专业设计与数据统计设计两方面，这里简要介绍专业设计的问题。

1. 实验设计的一般要求　实验设计要求做到科学性、严密性、合理性和高效性，整个实验设计中需要积极的科学思维活动，需要查阅大量文献或现场调查，收集科学资料，有时还要先进行预试验或可行性调查试验，使实验设计建立在科学可靠的基础上。

中医实验研究要求研究人员必须在中医基础和临床方面苦下功夫，对中医的理论，既要继承又要发扬，同时也要了解现代生命科学和医学发展的前沿，与中医特点关系密切的现代医学理论，如与肾虚相关的"神经－内分泌－免疫网络"等理论。在动物模型制作及指标选择方面，是实验设计中的又一个至关重要的问题，既要充分注意中医特点，又要引进现代的细胞和分子生物学技术。有些实验研究往往就是由于实验指标不科学而无法评定其实验结果。一切现代科学的基础学科如天、地、生、数、理、化等研究方法，当代高新科技的发展成果，均可吸收采用。在实验研究的设计上，应尽量采用客观性指标，就是主观性指标如疼痛也要尽力做到客观化，排除主观因素的影响，以提高实验的科学性。

2. 实验设计的原则

（1）对照原则 对照原则在医学科学研究中十分重要。在生物体中影响实验结果的因素是多方面而复杂的，不仅自然环境和实验条件对研究结果产生影响，而且生物的变异使实验难以控制，解决这个问题的办法是设立对照组。

在医学研究中，由于研究对象的复杂性，往往会有许多意想不到的因素影响着处在不同时间和空间的群体，所以，加以比较的各组如不在同一时间和空间，就难以排除处理因素以外的其他因素对实验结果的影响。科学的实验，不按科学方法设对照，也就不能达到比较和鉴别的目的。故对照组和试验组应受到同等重视，对照组中的受试对象在各个方面均应力求与实验组相同或相等，以保证两组具有可比性，不符合这个要求就没有可比性。因此，在临床实验中，绝不可把病情偏重的作为对照组，而把病情偏轻的作为试验组，或者相反。动物实验中要求相比较的动物的种属、雌雄、体重、健康及观察的因素之外的一切人为因素相一致。

对照组中与实验组中的受试对象在各个方面相等，这样可以减少实验误差，可以辨别处理因素与非处理因素，使实验组与对照组的非处理因素处于相等的状态。另外，在临床上有些疾病可以不经过治疗而病情缓解或自愈；除了药物治疗外，环境、休息、营养、情绪、心理、社会因素等也会对病程发生影响，所以需设对照组以利于疗效的判断。对照的形式有多种，如空白对照、安慰剂对照、实验对照、标准对照、自身对照和相互对照等，可以根据实验研究的目的及内容适当选择。

如对某一新的治疗措施的研究，对照组可以采用安慰剂，也可采用当前被公认的有效药物或措施，用于和试验组的治疗措施相比较，以便作出正确的评价。

（2）随机化原则 随机化原则的目的就是要使实验组与对照组在非处理因素上趋于一致或均衡，因此，采用随机化的手段使被研究的样本是由总体中随机抽取的，以保证分组的客观性。其方法可用抽签或摸球等常用方法进行。

（3）重复原则 重复原则也是很重要的，因为设立对照组和随机抽取样本，虽可在程度上减少非处理因素所造成的偏差，但不可能完全避免，所以要进行重复试验。一般来说，样本数目越大，重复次数越多，结果可靠性越大，但不能无限度追求大样本、无限度地重复，而应做恰当的估计。

中医的实验设计除了要遵循基本科研规律外，还有它自身的特点。在设计过程中要密切结合中医理论、临床表现和课题提出的假说，实验观察指标要具有代表性、先进性和可行性，各指标间要有内在联系。如对脾虚证患者或动物模型，根据"脾主运化"，可考虑选择木糖排泄试验、血清胃泌素含量测定等方面的指标；根据"脾主肌肉"，可进行血清肌酸磷酸激酶及其同工酶活性测定等；根据"四季脾旺不受邪"的论点，可选择有关免疫功能指标，如辅助性 T 细胞（Th）和抑制性 T 细胞（Ts）及 Th/Ts 比值测定等。

3. 实验设计的三要素 医学研究的目的是观察和阐明某个或某些研究因素对研究对象的效应或影响，故研究因素、研究对象和研究效应构成医学研究的三要素。

（1）研究因素 研究因素就是外界（人为的或自然的）施加于研究对象的影响因素，

如生物因素、化学因素、物理因素、社会心理因素、年龄性别因素等。在中医实验研究中，不同的诊断、治疗手段、方法技术、中药处方等均属此列。

①研究因素的性质：在设计时首先必须明确研究因素的性质，即是自然存在的如临床描述性研究和观察性研究中的因素，还是实验中由研究人员所给予患者或动物的各种干预因素（也称人为因素或处理因素），如接种、插管、中药、针灸等。

②研究因素的强度：设计不同的外界条件对研究对象的影响，如中药高、中、低剂量组对灌胃大鼠的症状、指标的影响等。

③研究因素实施方法的标准化、具体化：标准的制定要求参考国家、专业学术团体颁布的有关诊断、治疗、药剂等标准。

（2）研究对象　常用研究对象为人、动物或细胞。

（3）观察指标和效应　观察指标按其性质的不同可分为两类：连续变量与离散变量。

①连续变量：又称计量指标、线性变量、量变量或区间变量。这些变量的大小用整数、分数或小数来表示。变量的大小，在同类同单位之间存在着相等的距离，如身长、体重、温度等的计量。

②离散变量：又称计数指标，是将变量指标按其属性或类别分组，然后数清其个数，它又可分为有序等级变量和无序等级变量。

研究人员在选择指标时应考虑指标的关联性、客观性、真实性、重复性、代表性、先进性和可行性等问题。

4. 临床试验设计　临床试验的对象是病人或正常人，其设计原则除了以上原则以外，还有其特殊性。在试验设计中应注意以下几个问题：

（1）对照组的"盲"试验问题　临床试验的选择对象和观察过程不像实验动物那样容易控制，有许多人为因素的影响，尤其是容易受到受试者的主观感觉与试验者的主观判断与暗示等影响。因此，除了非盲试验外，还要采用单盲或双盲法。

①单盲法：只有试验者知道受试者接受何种处理（如药物或手术），而受试者本人不知道。这种方法可以避免来自受试者的个人因素的影响，但不能排除试验者的主观因素。

②双盲法：受试者与试验者均不知道接受何种处理，这可以防止来自受试者与试验者主观因素的影响，但实行起来比较困难。

（2）动物实验结果与临床应用问题　医学研究中许多实验不允许直接在人体进行，需以动物为对象，建立动物的疾病模型。

（3）安全性及伦理道德问题　临床试验以人为对象，因此必须高度重视受试对象的安全及某些伦理问题。一切试验的出发点都要以病人的利益为重。

5. 数据统计设计　就是从统计学的角度出发，在设计中应该特别注意遵循重复、对照、随机的原则。如果不按照这些原则进行设计，便可能导致错误的实验结果，研究结论也难以令人信服。正确计算样本量是数据统计中的一个重要问题，若样本量过少，往往容易得假阴性的结果，检验效能低，影响结论正确性；若样本量过大，会增加研究的困难，造成不必要的浪费，样本大小计算就是要保证科研结论具有一定可靠性条件下，确定最小观察例数。常用的分组和取样方法，在统计学上有介绍，如随机取样、比例取样、分层取样或分层比例取样等。

六、实验观察

科学研究活动中，应采取完全的老实态度，这是科学实验工作者的首要条件。具体方法及要求，参见第二章第二节有关内容。

七、数据资料处理及统计分析

围绕验证假说安排实验内容和从事实验工作，本着实事求是的态度，累积资料和数据，数据分析的正确性首先来自实验结果的可靠性。如果实验结果不可靠，条件控制不严格或技术误差很大，则在一大堆不可靠的数据上是不可能分析出正确结论的。同时分析和实验设计也密切相关，不少实验到结果分析时才发现设计中的疏忽和不合理性，但为时已晚。因此，严格而周密的科研设计、可靠的实验方法和正确的数据统计是获得正确结论的必要条件。

结果处理主要是指统计处理，实验数据均需经统计处理，其数据统计工作繁重。现在电脑在科研中的广泛应用，已将研究人员从繁重的统计工作中解放出来，我们需要掌握此种技术。

八、提出结论

在整理验证假说所需要的数据的基础上，通过分析、综合、归纳、演绎等逻辑过程，使假说（论点）和资料（论据）有机地按照逻辑规律结合起来，完成具体论证过程，假说成为结论。这一论点和论据的论证是以论文的形式体现出来的，撰写论文并发表，进一步鉴定成果与推广应用，这是工作总结部分。

1. 中医研究报告撰写

（1）书写研究报告的基本原则　研究报告有论著、病例报告、短篇报道及综述等，不同题材的报告要遵循各自的形式与风格；书写研究报告要本着准确、清晰、简洁三项基本原则。

（2）中医研究报告的撰写　通常分为四个部分：序言或引言、材料及方法、结果和讨论。一般前面要求有摘要和关键词。

①序言或引言：序言部分主要讲清楚研究工作的来源及本文的目的，研究什么问题？问题从何而来？准备解决哪个问题？以前工作的背景等。

②材料与方法：包括课题的基本设计方案，研究对象的来源，入选研究对象的方法及分组，样本大小的确定，研究对象的一般特征，诊断标准的确立，实验检测指标以及方法和干预方法确定，资料收集和分析统计方法，疗效标准。

③结果：这部分需要将具体的实验结果或观察结果写清楚。表达方法有文字部分和图表部分，文字部分的表达应当是要点式的叙述，图和表的制作应当按照统计学的要求严格执行。

④讨论：这是非常重要的部分，是全篇文章的精华所在。讨论的内容应当从实验和观察结果出发，实事求是，切不可主观推测，超越数据所能达到的范围。讨论部分是从理论上对

实验和观察结果进行分析和综合，为文章的结论提供理论依据。讨论是为了把本文取得的结果与文献或过去的工作进行对比，寻找事物之间的内在联系。讨论的具体内容可以包括：对阳性或阴性结果作必要的补充说明或解释；对研究结果进行分析讨论，提出新见解，并阐明观点；必要时与前人的结果或结论进行比较，指明本研究的优缺点，及其新的理论或实用价值；提出本研究的体会、经验或存在的问题、教训；若条件成熟，可提出推广应用的建议或今后研究的展望，但对尚未完成的研究不要过早地下结论。

参 考 文 献

1. 梁万年. 医学科研方法学. 第 1 版. 北京：人民卫生出版社，2003
2. 王任安. 医学实验设计与统计分析. 第 1 版. 北京：北京医科大学出版社，2000
3. 王鸿利，洪秀华. 医学实验技术的理论与应用. 第 1 版. 上海：上海科技教育出版社，2004
4. 郑小伟. 中医实验动物模型方法学. 第 1 版. 上海：上海中医药大学出版社，1999

第三章
常用实验动物的基本知识与技能

在实验中医学的开展中，掌握好实验动物学的内容具有重要意义。实验动物学是一门独立的综合性基础学科，它融合了生物学、动物学、遗传学、微生物学、兽医学和医学等为一体，是生命科学的基础和支柱。其研究范畴包括实验动物和动物实验两大部分，其根本任务是建立实验动物和动物实验的标准化，从而培育出优质标准的实验动物，并应用科学精确的实验方法获得高重复性的实验结果。这里我们主要介绍一些关于实验动物的基本知识、动物实验的基本操作技能，以及中医实验动物模型的复制与应用。

第一节 实验动物的基本知识

实验动物的基本知识主要包括：实验动物的分类、实验动物的选择、常用实验动物的生物学特性及应用等内容。

一、实验动物的分类

实验动物的分类主要按遗传学控制和微生物控制来分类。

1. 按遗传学控制分类 实验动物遗传学质量控制是实验动物标准化的主要内容之一，培养适合不同实验目的的健康动物品系，可通过遗传育种和遗传监测获得。根据其遗传特点和基因纯度不同，实验动物可分为四类：近交系、杂交群、突变系、封闭群。

（1）近交系 近交系是指经 20 代以上的全同胞交配或亲子交配培育而成，近交系数达 98.6% 以上、群体基因达到高度纯合和稳定的动物群。目前近交系是生物医药学领域研究中应用最广泛的动物。由于近交系动物个体差异小，对实验反应较为一致，实验结果均一性高，而且个体之间组织相容性抗原一致，异体移植不产生排斥反应，在组织细胞或肿瘤移植的实验中是必不可少的实验动物。近交系由于隐性基因纯合性状得以暴露，可获得大量先天性畸形、高肿瘤发病等动物模型，如糖尿病、高血压、自发肿瘤等。多个近交系同时使用，可分析不同遗传组成对某项实验的影响，还能观察实验结果是否有普遍意义。

（2）杂交群 杂交群即杂交一代动物，是指两个不同近交系之间进行有计划地交配，杂交所产生的第一代动物。严格地讲，杂交一代动物并不是一个品系，它不能繁殖出与本身基因型相同的动物。杂交群具有杂交优势，拥有较强的生命力，很大程度上克服了因近交繁殖引起的近交衰退现象，适用于各种长期慢性实验。杂交群具有更高的一致性，广泛地适用于营养、药物、病原和激素的生物评价。杂交群能接受两个亲本品系的细胞、组织、器官和肿瘤移植，适用于免疫学和发育生物学等研究领域。

（3）**突变系**　突变系是指正常染色体的基因发生了突变，而具有某种特殊性状表型的各种遗传缺陷的品系。具有突变基因的动物按照科学研究的要求进行定向培育，育成的具有突变基因的近交系称为突变系；或用遗传学方法将突变基因导入已育成的近交系，这种具有突变型基因的近交系也称为突变系。突变系动物可作为人类疾病动物模型应用于医学研究中，如肥胖症和糖尿病突变系小鼠，可作为糖尿病模型用于研究。又如裸小鼠，能接受多种人类肿瘤细胞的移植，是应用极为广泛的人类肿瘤移植动物模型，同时又是免疫学研究的重要动物模型。

（4）**封闭群**　封闭群是指在不从外部引入新个体的条件下，以非近亲交配方式至少连续繁殖4代以上的种群。封闭群动物具有遗传杂合性，有较强的繁殖力和生命力，成本低，可大量供应，因而广泛应用于预试验、教学和一般实验中。封闭群遗传组成接近自然状态下生命群体结构，因此常用于人类遗传研究、药物筛选和毒性试验等方面研究。封闭群动物突变种常因基因突变而导致动物某些方面异常，其突变型可作为医学研究模型。

2. 按微生物控制分类　实验动物标准化的另一主要内容是微生物学质量控制，参照国际标准和我国实际情况，按微生物学控制标准或微生物净化程度，将实验动物分为四类：普通动物、清洁动物、无特定病原体动物及无菌动物和悉生动物。

（1）**普通动物**　普通动物要求不携带主要人畜共患病和动物烈性传染病病原。饲养在开放系统的动物室中，动物本身所携带的微生物状况不明确，是微生物学控制上要求最低的动物。普通动物生产成本低，一般场所即可饲养，对实验结果的反应性较差，多用于生物医学教学示范，或作为预试验用，不适合进行科学研究。

（2）**清洁动物**　清洁动物要求除普通动物应排除的病原外，不携带对动物危害大和对科研干扰大的病原。它是根据我国国情设定的等级动物，目前在我国已成为科研用的标准实验动物，来源于剖腹净化，饲养在半屏障系统中，不允许出现临床症状、病理改变和自然死亡。在动物实验过程中可排除动物疾病的干扰，其敏感性和重复性较好，根据我国实际情况，可作为一种标准实验动物用于生物医学研究领域。

（3）**无特定病原体动物**　无特定病原体动物要求动物体内没有特定的微生物和寄生虫。不带有对实验有干扰的微生物，属于健康无疾病的动物。来源于无菌动物，饲养在屏障系统中，实现严格的饲养管理和微生物控制。由于排除了对实验研究有干扰的一些特定病原体，适合进行长期慢性实验，实验结果可靠，广泛应用于生物医学研究各个领域。

（4）**无菌动物和悉生动物**　以封闭的无菌技术取得，用现有的检测技术不能检出任何微生物和寄生虫的动物，称为无菌动物。悉生动物来源于无菌动物，是指在无菌动物体内植入已知的特定微生物的动物。根据植入菌种数目的不同，悉生动物可分为单菌、双菌、三菌和多菌动物。无菌动物和悉生动物均饲养在无菌隔离系统中。无菌动物在生物医学中具有独特作用，在微生物、免疫学、放射医学、营养代谢、抗衰老、肿瘤学等研究中得到了广泛应用。悉生动物是研究微生物与宿主关系的理想实验动物，也应用于医学研究的各个领域中。

二、实验动物的选择

实验动物的选择应把握好实验动物选择原则、实验动物选择时应注意的问题等内容。

1. 实验动物选择原则 进行生物医学研究时，正确选择实验动物应遵循以下原则：①选用与人类结构、机能、代谢及疾病特征相似的动物；②选用解剖生理特点符合实验目的的动物；③选用患有类似人类疾病的近交系或突变系动物；④选用结构简单又能反映研究指标的动物；⑤选用标准化的实验动物，能满足科研需要，保证实验结果的重复性和均一性等。

2. 实验动物选择时应注意的问题 动物对外界刺激的反应存在着个体差异，为了减少实验误差，在动物的选择上还应注意动物品系、等级、年龄、体重、性别、生理状态和健康状况等。

（1）**品系与等级** 品系与等级分别表示实验动物按遗传学控制和微生物控制的标准化条件。一般情况下，近交系动物的生物反应性和实验重复性较封闭群好；杂交群生命力强，带有两个亲代品系特性，其遗传型是杂合的，但个体间的遗传型和表现型都是一致的，应用时能获得正确结论。封闭群和杂交群动物在实验的重现性上有一定问题。

无菌动物是一种超常生态模型，选用这类动物排除了微生物对背景的干扰，也减少了免疫功能的影响。无特定病原体动物是正常的健康无病模型，它能排除疾病或病原的背景性干扰。而选用普通动物应考虑微生物对实验结果有无影响。

（2）**年龄与体重** 幼年动物敏感性高，老年动物则反应不灵敏，除非有特殊实验目的和要求，一般实验都选成年实验动物。动物一般可按体重推算年龄，这种相关性依赖于一定的营养水平及饲养条件，而不能笼统对待。

急性实验选用的动物种类，最好与药效学、药动学及长期毒性实验一致。但也有例外，如慢性实验由于实验周期长大多选用年幼的动物，老年医学研究多选用老年实验动物。同一实验中，各动物年龄或体重尽可能一致，若相差悬殊，易增加动物反应的个体差异，影响实验结果的正确性。

（3）**性别** 不同性别的实验动物对药物毒性反应有差异，主要表现在成年动物上。有雌性敏感的，也有雄性敏感的。雄性动物的基础代谢率比雌性动物一般高 70% 左右，雌性动物在妊娠期代谢率也会提高。对麻醉药的敏感性也很不一样，如对阿米妥钠，怀孕大鼠最敏感，$10mg/100g$ 体重即可麻醉，未孕雌鼠次之，雄鼠则需 $20mg/100g$ 体重才能麻醉。小鼠对戊巴比妥钠麻醉没有性别差异，但去卵巢动物较正常雌性动物要敏感，麻醉时间长且毒性加大，说明性激素影响麻醉药的作用。因此，若实验对动物性别无特殊需要，一般宜雌雄各半。若发现有明显的性别差异时，则应分别测定不同性别实验动物的半数致死量 LD_{50} 值。

（4）**生理状态** 动物的生理状态如怀孕、哺乳等对实验结果影响很大。因此，在一般实验研究中不采用处于特殊生理状态下的动物。但当为了某些特殊实验目的，如为了阐明药物对妊娠及胎前产后的影响，就可以选用这类动物。

（5）**健康状况** 一般情况下健康动物对药物的耐受量要大，而患病动物在实验过程中易中毒死亡。实验动物处于衰竭、饥饿、寒冷、炎热、疾病等情况下，其实验结果很不稳定。动物潜在性感染，对实验结果的影响也很大。

三、常用实验动物的生物学特性及应用

用于生物医学研究的实验动物种类很多，而常用和用量大的品种主要有：小鼠、大鼠、豚鼠、地鼠、家兔、猫、犬、猴、小型猪等。选择实验动物时，应先明确其生物学特性及主要应用。

1. 小鼠　小鼠属于哺乳纲，啮齿目，鼠科。小鼠全身被毛，面部尖突，嘴脸前部有触须 19 根，耳耸立呈半圆形，眼大尾长，尾部有短毛和环形角质鳞片。性情温顺，昼伏夜动，喜群居。对外界环境反应敏感，适应性差。适宜生活在清洁而空气新鲜，温度 18℃ ~20℃，相对湿度 50% ~60% 的环境中。

小鼠性成熟早，雌性 35 ~50 天，雄性 45 ~60 天；繁殖适龄期为 60 ~90 天；性周期 4 ~5 天；妊娠期 19 ~21 天；年产 6 ~9 胎，每胎生仔 8 ~15 只；哺乳期 20 ~22 天；生育期约 1 年；寿命约 2 年。

小鼠是医学实验中最常用的动物。在各种药物的毒性实验、药物筛选和效价比较、肿瘤学、微生物寄生虫病学研究中，常选用小鼠。小鼠的繁殖能力强，妊娠期仅 20 天左右，适合作避孕药和营养学实验研究。纯种小鼠还常用来研究骨髓造血功能。在各种血清、疫苗等生物制品的鉴定中也被广泛应用，如百日咳菌苗、乙肝疫苗等。此外由于小鼠体温调节不稳定、气管及支气管腺不发达、无呕吐反应、不易形成动脉粥样硬化病变，故不适用体温变化方面的研究，不宜做慢性支气管炎模型及祛痰平喘药的药效实验，不宜做呕吐实验，不宜做动脉粥样硬化实验研究。

2. 大鼠　大鼠属于哺乳纲，啮齿目，鼠科。大鼠外观与小鼠相似，但体型较大。性情较温顺，行动迟缓，昼伏夜动，喜独居。食性广泛，喜吃熟肉，甚至同类动物的肉，这与小鼠以植物性饲料为主不同。对环境适应能力较强，但湿度低于 40% 易患坏尾病，强烈声响可引起食仔或抽搐。

大鼠为全年多发情动物，雌性 2 月龄，雄性 2.5 月龄达到性成熟；3 月龄达到体成熟；性周期 4 ~5 天；妊娠期 19 ~23 天，平均 21 天；年产 5 ~8 胎，每胎生仔 6 ~12 只；哺乳期 25 ~28 天；生育期为 1.5 年；寿命 2.5 ~3 年。

大鼠在医学实验中是常用动物之一，其用途与小鼠相近。因大鼠体型较大，一些在小鼠身上不便进行的实验，亦可采用大鼠。大鼠的血压反应比家兔要好，常用来直接记记血压，进行降压药的研究。大鼠对炎症反应灵敏，特别是踝关节对炎症反应更敏感，常用来进行关节炎、中内耳炎等的研究和抗风湿药、清热解毒药的研究。大鼠无胆囊，因此常用作胆管插管收集胆汁，进行利胆中药或情志因素对胆汁分泌影响的研究。研究内分泌疾病及内分泌生理，大鼠也是极好的选择，因为有较多相应的自发或诱发大鼠内分泌功能失调的疾病模型，如尿崩症、糖尿病、甲状腺机能衰退及用来研究高脂血症的肥胖大鼠等。大鼠在行为学研究中使用较多，如用迷宫测试大鼠的学习和记忆能力。此外，大鼠在营养学、肿瘤学、老年病学等领域，都有广泛应用。

3. 豚鼠　豚鼠属于哺乳纲，啮齿目，豚鼠科。豚鼠体型小，似鼠又似猪，脚形似豚。

性情温顺，胆小，好动不咬人，喜一雄多雌结群而居。日夜自由采食，餐间时间长，草食性。喜欢安静、干燥、清洁环境，对温度、湿度变化敏感。豚鼠出生后 1 小时即能站立行走，2 ~ 5 天可离乳饲养。抗病能力较差，雌豚鼠妊娠后期最易流产。

豚鼠性早熟，雌性 35 ~ 45 日龄，雄性 70 日龄；一般在 5 月龄达到体成熟；性周期 13 ~ 20 天，平均 16 天；妊娠期 65 ~ 70 天，平均 68 天；年产 3 ~ 5 胎，每胎生仔 1 ~ 7 只，多为 3 ~ 4 只；哺乳期 15 ~ 21 天，平均 18 天；生育期 1 ~ 1.5 年；寿命 4 ~ 5 年。

豚鼠也是医学实验中常用的动物，广泛应用于药物学、传染病学、免疫学、营养学、耳科学等各项医学生物学研究。豚鼠对组织胺极敏感，常用于平喘药和抗组织胺药的研究；对结核杆菌有高度敏感性，故常用于抗结核病药物研究。豚鼠耳壳大，听觉敏锐，常用于中医闻诊及耳穴的研究。豚鼠体内不能合成维生素 C，是目前研究实验性坏血病的唯一动物。豚鼠易过敏，注射马血清即可复制过敏性休克的动物模型。乌头碱、洋地黄类物质可诱发豚鼠心律失常，可复制心律失常模型。但由于豚鼠易感染，皮厚而不易注射，血管、神经不易分离，故在某些急性功能实验中应用较少。

4. 地鼠 地鼠属于哺乳纲，啮齿目，仓鼠科。地鼠尾短，有颊囊，可将食物存贮于颊囊内。牙齿十分坚硬，可咬断细铁丝，受惊时会咬人。昼伏夜动，一般晚 8 ~ 11 时最为活跃，有嗜睡习惯，熟睡时全身松弛如死亡状，且不易弄醒。为杂食性动物，食性广泛，有贮存食物的习性。地鼠好斗，难于成群饲养，初胎时有食仔的恶习，雌性比雄性大且凶猛。在室温 18℃ ~ 20℃，相对湿度 40% ~ 60% 的环境中生存为宜，室温低于 9℃ 时可出现冬眠。

地鼠性周期开始出现年龄为 30 ~ 32 日龄，9 月龄后受孕率下降；离乳后雄鼠 2 月龄，雌鼠 1.5 月龄可配种；妊娠期为 15 ~ 17 天，为啮齿类动物中妊娠期最短者；哺乳期 20 ~ 25 天；每年可产 7 ~ 8 胎，每胎产仔 5 ~ 10 只，平均 7 只左右；寿命 2 ~ 3 年。

地鼠也是医学实验中常用动物之一，广泛应用于肿瘤学、生理学、遗传学、糖尿病、营养学、药物学、毒理学、致畸等各项医学生物学研究。地鼠的颊囊是缺少组织相容性抗原的免疫学特殊区，是进行组织培养、人类肿瘤移植和观察微循环改变的良好区域，广泛应用于研究肿瘤增殖、致癌抗癌药物筛选、异体移植及放射线治疗等。地鼠成熟早，动情周期准确，可确切得知其怀孕日期，妊娠期短，繁殖快，适合于生殖生理和计划生育的研究。中国地鼠是真性糖尿病的良好动物模型，可用于糖尿病研究。地鼠对维生素缺乏敏感，可应用于维生素 A、E、B_2 缺乏症的研究。

5. 家兔 家兔属于哺乳纲，兔形目，兔科。家兔体型较小，呈圆球形，密被绒毛，耳大，眼大，尾短，上唇中裂，后肢较前肢长。性情温顺，胆小怕惊，昼伏夜动，喜独居穴居。耐寒不耐热，耐干不耐湿，喜清洁，草食性，喜食青粗饲料。

家兔性成熟期 5 ~ 8 月龄；第一次配种期 7 ~ 9 月龄；性周期 8 ~ 15 天；无发情期，但可有 3 ~ 4 天的性欲活动期；妊娠期 30 ~ 35 天，平均 31 天；年产 7 ~ 11 胎，每胎产仔 5 ~ 6 只；哺乳期 30 ~ 60 天，平均 45 天；生育期 2 ~ 3 年；寿命 8 ~ 10 年。

家兔也是生物医学中的常用实验动物。家兔是制备免疫血清的最理想动物。家兔食用高胆固醇、高脂肪饲料后易形成动脉粥样硬化病变，是复制动脉粥样硬化与高脂血症模型的首选动物。体温变化灵敏，最易产生发热反应，常选用家兔进行药品热源检验的研究。用大肠杆菌注射可复制家兔温病卫气营血的模型。结扎家兔冠状动脉前降支可复制中医心脉痹阻模型。成年雌兔可诱发排卵，常用于避孕药研究。家兔的眼球大，便于进行手术操作和观察，常用于眼科研究。由于家兔缺乏咳嗽及呕吐反射，因此不用于这些方面研究。

6. 猫 猫属于哺乳纲，食肉目，猫科。猫生性谨慎，但对人的平静温柔态度，通常会表现出亲切感。猫对环境变化敏感，对于陌生人或环境十分多疑，因而在环境改变的情况下，应使猫适应后，再进行实验。猫喜孤独而自由地生活，除发情和交配外，很少群居。猫喜舒适、明亮、干燥的环境，不随地大小便，便后立即掩埋。成年猫每年在春夏和秋冬交替的季节各换一次毛。喜食鱼肉，能用舌舔除附在骨上的肉。

猫性成熟期 5～8 月龄，为季节性多次发情动物，除夏季外，全年均可发情，但多发于秋季，属典型的刺激性排卵动物，交配后约 1 天开始排卵，仔猫离乳后 4～6 周，母猫开始发情，离乳后第一、二次发情交配，成功率高，不育的交配可以引起假孕现象。适配年龄雄性 1 岁，雌性 10～12 月龄；性周期约 14 天，发情持续期 4～6 天，求偶期 2～3 天；妊娠期60～68 天，平均 63 天；分娩一般需 2～3 小时；每胎产仔 1～6 只，常为 3～5 只；雄性育龄6 年，雌性 8 年；寿命 8～14 年。

猫在实验中用得相对较少，但由于它有较发达的神经系统和循环系统，因此在进行这些系统的实验时，也较为常用。猫血压恒定，血管壁坚韧，心搏力强，对药物反应灵敏，与人相似，故在研究心血管药物的药理时，猫是十分理想的动物，常用于观察药物对心血管系统的影响，如冠状窦血流量的测定、药物对血压的影响，以及药物的代谢过程。在神经生理学中，常用猫做去大脑僵直、姿势反射实验，以及刺激交感神经时瞬膜及虹膜的反应实验。用猫做针刺麻醉实验研究的效果也很理想。猫体温调节稳定，呕吐反应敏感，故又可研究环境因素引起体温变化的反应，适宜做呕吐实验。猫也是研究聋病、脊柱裂、病毒引起的发育不良等很多人类疾病的良好动物。中医外科疾病有忌鱼腥之措施，对此实验研究就只有选择猫作为受试动物，因为喜食鱼腥是其显著特点。

7. 犬 犬属于哺乳纲，食肉目，犬科。犬嗅觉很灵敏，喜近人，易于驯养。运动敏捷，适应环境力强，能承受较热和较冷的气温。习惯不停地活动，故要求饲养场有一定活动范围。因犬是肉食性动物，喜食肉类和脂肪，喜啃咬骨头以利磨牙。喜清洁，冬天喜晒太阳，夏天爱洗澡。健康犬的鼻尖如油状滋润，触摸有凉感，反之提示即将发病或已经发病。

犬性成熟期 8～12 月龄；适合配种年龄，雌性 1～1.5 岁，雄性 1.5～2 岁；性周期126～240 天，平均 180 天；妊娠期 58～63 天，平均 60 天；年产 1～2 胎，每胎产仔 1～13只，通常 4～5 只；哺乳期 45～60 天；生育期 10～15 年；寿命 15～22 年。

犬在医学研究中应用广泛，是基础医学领域最常用的实验动物之一。犬的神经系统、心血管系统和消化系统很发达，故常用于生理学、病理生理学、药理学等研究，如失血性休克、弥漫性血管内凝血、急性心肌梗死、脊髓传导等方面的实验。由于犬易于驯养，经训练后能很好配合实验，因而也适用于慢性实验，如条件反射、高血压、放射病等实验。犬汗腺不发达，故不宜用作发汗实验。

8. 猕猴 猕猴属于哺乳纲，灵长目，猴科。猕猴是热带和亚热带动物，群栖于接近水源的林区或草原，栖居于树木和岩石坡面上，群居性强。每群猴均有一只最强壮、最凶猛的雄猴即猴王。猴王地位短暂，4～5年更换一次。猕猴为杂食性动物，以植物果实、嫩叶、根茎为主，食物不足时会危害庄稼。善攀岩、跳跃、会游泳。聪明伶俐，动作敏捷，好奇心与模仿力很强。有较发达的智力和神经控制，能用手操纵工具。猴之间经常打斗，受惊吓发出叫声。一般难于驯养，有毁坏东西的特征，常龇牙咧嘴，暴露野性，但通常怕人，不容易接近。

猕猴性成熟雄性3岁，雌性2岁；适配年龄雄性4.5岁，雌性3.5岁；性周期21～35天，平均28天；月经期1～5天，常为2～3天；月经开始后12～13天开始排卵；有明显的繁殖季节，虽一年到头发情，但不繁殖季节为无排卵性周期；妊娠期165天左右；年产1胎，每胎产仔1只，极少2只；幼猴出生7周后，可离开母体，独自游玩；哺乳期半年以上；寿命20～30年。

猕猴在生理学上可以用来进行脑功能、血液循环、呼吸生理、内分泌、生殖生理和老年学等各项研究。猕猴可以感染人类所特有的传染病，特别是其他动物所不能复制的传染病，如脊髓灰质炎和细菌性痢疾等。在制造和鉴定脊髓灰质炎疫苗时，猕猴是唯一的实验动物。猴也是研究肝炎、疟疾、麻疹等传染性疾病的理想动物。猕猴的生殖生理和人非常接近，是人类避孕药物研究极为理想的实验动物。目前筛选抗震颤麻痹药物最有价值的方法是电解损伤引起的猴震颤。应用猴子研究镇痛剂的依赖性较为理想，因为猴对镇痛剂的依赖性表现与人较接近，戒断症状又较明显且易于观察，已成为新镇痛剂和其他新药进入临床试用前必须的试验。猴也是进行药物代谢研究的良好动物。猴与人的情况很近似，适宜于复制慢性气管炎的模型和进行祛痰平喘药的药效实验。猴的主要组织相容性抗原（RhLA）同人的HLA抗原相似，因此也是研究人类器官移植的重要动物模型。

9. 小型猪 小型猪属于哺乳纲，偶蹄目，猪科。猪为杂食性动物，性格温顺，易于调教。喜群居，嗅觉灵敏，有用吻突到处乱拱的习性，对外界温湿度变化敏感。通常成年小型猪体重在30kg左右（6月龄），而微型猪最小在15kg左右。

小型猪性成熟雄性6～10月龄，雌性4～8月龄，为全年性多发情动物；性周期16～30天，平均21天；发情持续时间1～4天，平均2.4天；排卵时间在发情开始后25～35小时，最适交配期在发情开始后10～25小时；妊娠期109～120天，平均114天；产仔数2～10只。

猪在解剖学、生理学、疾病发生机理等方面与人极其相似，在生命科学研究领域中具有重要的实际应用价值。目前在心血管病、肿瘤、糖尿病、外科、牙科、皮肤烧伤、血液病、遗传病、营养代谢病、新药评价等多个方面，常用猪做实验动物。小型猪的应用数量逐年大幅度递增，同时由于动物保护等因素，小型猪有望取代实验猴、犬成为被大量使用的实验动物。小型猪在心血管系统、消化系统、皮肤系统、骨骼发育、营养代谢等方面与人类具有较大的相似性，既能解决人源器官的严重不足，又能克服灵长类动物异种带来的伦理、烈性病毒传染病等问题，因此一直是人类异种移植的首选供体和研究开发的热点。

第二节　动物实验的基本操作技能

动物实验的基本操作技能是开展动物实验的重要手段，明确对各种实验动物的操作方法因种类差异而不同，运用时应灵活掌握要领。其基本的操作技能主要有抓取与固定、麻醉、给药、采血、尿液采集、处死等。

一、抓取与固定

抓取与固定是进行下一步操作的关键，这里主要介绍一些常用实验动物的抓取与固定。

1. 小鼠　小鼠性情较温顺，一般不会主动咬人，但抓取不当也会被其咬伤。抓取可将鼠尾抓住并提出鼠笼，放在笼盖或粗糙台面上，右手轻轻向后拉鼠尾，当其向前爬行时，用左手拇指和食指抓住小鼠两耳和头颈部皮肤，将鼠体置于左手心中，将后肢拉直，并用无名指和小指压紧尾巴和后肢，以手掌心夹住背部皮肤。熟练者也可用一只手。若取尾血或进行尾静脉注射，可将小鼠固定在鼠尾固定器上。若进行解剖、手术或心脏取血，则将小鼠固定在固定板上。

2. 大鼠　大鼠性情较小鼠凶猛，为避免被其咬伤可戴手套，但不宜过厚。从笼内取出大鼠时，需抓住鼠尾基部，右手抓住鼠尾向后拉，左手抓紧鼠两耳及头颈部的皮肤，将鼠固定在左手中，右手即可操作。如操作时间较长，可固定在大鼠固定板上。

3. 豚鼠　豚鼠性情温顺，一般不伤人。抓取豚鼠要稳准迅速，不能太粗野更不能抓腰腹。先用手掌扣住豚鼠背部，抓住其肩胛上方，将右手张开，用手指抓住颈部再慢慢将其提起。怀孕或体重较大的豚鼠，应以另手托其臀部。也可用固定器固定或将豚鼠四肢固定在木板上。豚鼠的固定方法与大鼠基本相同。

4. 家兔　家兔比较驯服，一般不咬人，但应防止被其抓伤。右手抓住颈部皮肤，左手托起兔臀部，或直接用手抓住背部皮肤提起，抱在怀里，便可进行实验操作。不应抓兔的双耳、皮肤、腰部或四肢，以免造成损害。若进行兔耳血管注射或采血，可用兔固定盒固定；腹部注射、手术及测量血压等操作，可用兔解剖固定台，兔头用固定夹固定。

5. 猫　温顺的猫可用与兔相同方法徒手保定，也可装入保定袋，暴露出必要部位进行注射或采血等操作。对性情狂暴的猫，可先用布缠裹后再装入保定袋，麻醉后再进行操作。也可固定于实验台上，然后用一根粗棉绳，将猫的两个门齿拴在实验台的铁柱上。

6. 犬　为避免被咬伤可先将犬嘴捆住，用较宽的纱布带从下颌绕到上颌打一结，然后绕到下颌再打一结，最后将带牵引到头后，在颈顶上打第三结，在这结上再打一活结即可。麻醉后应及时解绑，在进行各种实验及手术前，将四肢也固定好。一般犬头用头固定器固定在手术台上，四肢则用纱布带捆扎后固定在手术台两侧的木钩上。

7. 猴　捉取猴应先用捕猴网将猴罩住。在笼内捕捉时，用右手持短柄网罩，并伸入笼内，自上而下地罩捕，再将网罩转取出笼外，从罩外抓住猴的颈部，再将猴两手臂反背交叉单手固定，使猴无法逃脱。在室内或大笼内捕捉时，则需两人合作，并用长柄网罩。对于体型较小的猴，捉取时应先握紧肘部以上的前臂，并把臂部反扭到背后，同时使它的腿伸直，但应防止臂腿骨折。对于体型较大的猴，捉取前应先将其麻醉。

8. 小型猪　体型较小的猪采用抱住胸部或双手捉起两后肢的方法。

二、麻醉

实验动物的麻醉方法主要有吸入法、注射法、局麻法等。

1. 吸入法　吸入法多选用乙醚进行麻醉，适用于各种实验动物全身麻醉。先将浸润了乙醚的棉球放在小烧杯内，再将其置于相应大小的麻醉盒内，然后将动物放入进行麻醉。该法安全度较大，且麻醉深度易掌握。实验过程中应注意动物麻醉状况，维持其麻醉深度和时间。

2. 注射法　注射法多选用戊巴比妥钠、硫喷妥钠等进行麻醉，小鼠、大鼠、豚鼠常用腹腔注射法，兔、犬等多用静脉注射法。主要适用于需要麻醉 2 小时以上的实验。麻醉过程平稳，但麻醉深度和使用剂量较难掌控，动物苏醒较慢。

3. 局麻法　局麻法以浸润麻醉应用最多，可用盐酸普鲁卡因等注射，适用于大中型动物各种短时间内的实验。它是一种比较安全的麻醉方法，对动物重要器官功能影响轻微，且麻醉并发症少。

三、给药

实验动物的给药方法主要有口服法、灌胃法、皮下注射法、皮内注射法、肌内注射法、腹腔注射法、静脉注射法等。

1. 口服法　口服法是把药物混入饲料或溶于饮水中让动物自由摄取的一种给药方法，此法简单方便，但动物个体间用药量差异较大。适用于小鼠、大鼠、豚鼠、兔、犬等动物。

2. 灌胃法　灌胃法是用灌胃器将药物直接送到动物胃内的一种常用给药方法，此法给药剂量准确。灌胃鼠类时，可左手固定鼠，右手持灌胃器，将灌胃针从鼠角插入口中，沿着咽后壁慢慢插入食管，不可强行进入，以免损伤穿破食管。一般灌胃针插入小鼠深度为 3 ~ 4cm，大鼠或豚鼠为 4 ~6cm。灌胃兔、犬时，先将动物固定，再将开口器固定于动物口中，再将灌胃管从开口器小孔中插入，慢慢沿咽后壁进入食道，将灌胃管的外端浸入水中，如有气泡产生，则说明灌胃管误入气管，需拔出重插。插好后，将药液从灌胃管注入。灌胃结束后，先拔出灌胃管，后取下开口器。常用灌胃量小鼠为 0. 2 ~ 1ml，大鼠 1 ~4ml，豚鼠 1 ~ 5ml，兔 80 ~ 100ml，犬 200 ~250ml。

3. 皮下注射法　皮下注射法宜选取疏松组织部位，一般小鼠在颈背部，大鼠在背腹部及腿内侧，豚鼠在大腿内侧，兔在背部或耳根部，犬多在大腿外侧。注射前常规消毒，左手拇指和食指提起皮肤，右手持注射器，水平刺入皮下即可注射，注意勿将药液注入皮内。拔针时，以手指捏住针刺部位，可防止药液外漏。

4. 皮内注射法　皮内注射法用于观察皮肤血管的通透性变化或观察皮内反应。将注射部位脱毛、消毒，左手拇指和食指压住皮肤并使之绷紧，在两指之间刺入皮内，注射后可见皮肤表面鼓起一白色小丘，若隆起可维持一段时间，则证明药液注射在皮内。停留片刻再拔出针头，以免药液漏出。

5. 肌内注射法 肌内注射法多用于注射不溶于水而混悬于油或其他溶剂中的药物。选肌肉发达、无大血管经过的部位注射，如犬、猫、兔、猴的臀部或股部肌肉，大鼠、小鼠、豚鼠因其肌肉较小，不常使用，如需肌注，可注射入大腿外侧肌肉，小鼠每腿不超过1ml。

6. 腹腔注射法 采用腹腔注射法时，先固定动物，将腹部朝上，在下腹部朝头方向几乎平行刺入皮下，进针3~5mm，再使注射针与皮肤呈45°角刺入腹肌，通过腹肌后抵抗消失，然后保持针尖不动，回抽若无回血或尿液，便可缓缓注入药液，拔针后用棉球按压一下。小鼠、大鼠、豚鼠的注射量为1~2ml/100g体重。注射部位鼠类多在下腹部腹白线两侧，兔在腹部近腹白线两侧1cm处注射，犬在脐后腹白线侧边1~2cm处注射。

7. 静脉注射法 静脉注射法只限于液体药物。大、小鼠常选用尾静脉，尾静脉注射的要点是注射前尾静脉尽量充血，针头要细，刺入要与血管走向平行，必须把针头和鼠尾一起固定好，不要晃动，以免出血造成血肿或药液溢出，注射部位尽量选用尾静脉后1/3处，大鼠在麻醉后也可在股静脉或颈外静脉注射。兔可选用耳缘静脉，将兔固定在固定盒内，拔去注射部位的毛，用酒精棉球涂擦耳部边缘静脉，并用手指弹动兔耳，使静脉充盈，然后用左手食指和拇指压住耳根端，待静脉显著充盈后，右手持注射器尽量从静脉远端平行刺入血管1cm，若感觉有阻力或发现局部发白隆起，表明针在皮下，应将针头稍退回重新刺入，回血后即可注入药物，注射完毕后拔去针头，压迫针眼以防流血。犬和豚鼠可选用前肢皮下头静脉或后肢小隐静脉，注射前先局部剪毛、消毒，在静脉近心端处用橡皮带绑紧，使血管充血，将针头刺入皮下，然后与血管平行刺入静脉，回血后放松橡皮带，缓缓注入药液。已麻醉的犬也可选用股静脉或颈静脉给药。

四、采血

实验动物的采血方法主要有尾尖采血法、眼眶后静脉丛采血法、断头取血法、足背静脉采血法、心脏采血法、耳缘静脉采血法等，以及关于犬、猴、猪等较大动物的采血法。

1. 尾尖采血法 大鼠、小鼠需血量较少时可用此法。固定动物，将鼠尾浸入45℃水中数分钟，也可用酒精涂擦，使尾部血管扩张，剪去尾尖，使血液滴入试管或直接用血红蛋白吸管吸取，取血后伤口消毒并压迫止血，此法每只鼠一般可采血10余次，小鼠每次可采血0.1ml，大鼠0.3~0.5ml。

2. 眼眶后静脉丛采血法 此法采血量较多，又可避免动物死亡，适用于大鼠、小鼠。操作时左手固定头部，并轻轻向下压迫颈部两侧，使眶后静脉丛充血，右手持毛细玻璃管，沿内眦眼眶后壁刺入，并向下旋转，小鼠刺入2~3mm，大鼠4~5mm，当感到有阻力时，旋转毛细玻璃管切开静脉丛，血液即流入试管中，得到所需的血量后，拔出毛细管。同一动物可反复多次交替穿刺双眼多次，间隔3~7日，采血部位大致可恢复，小鼠一次可采血0.2~0.3ml，大鼠0.5~1.0ml。如只进行一次取血，可采用摘眼球法。

3. 断头取血法 此法适用于大鼠、小鼠。可用剪刀迅速剪掉动物头部，将头颈朝下，让血液流入准备好的容器中。小鼠可采血0.8~1.0ml，大鼠5~8ml。采血时应注意防止动物毛等杂物流入容器而引起溶血。

4. 足背静脉采血法 豚鼠常可采用此法。固定后将动物后肢膝关节伸直，脚背消毒，找出足背正中静脉，左手拇指和食指拉住豚鼠趾端，右手将注射针刺入静脉，拔针后立即出血。采血后脱脂棉压迫止血，复取血时可两后肢交替使用。

5. 心脏采血法 小鼠、大鼠、豚鼠、家兔都可采用此法，但鼠类心脏较小，且心率较快，一般较少采用此法，小鼠几乎不用活体心脏采血。先固定动物，心前区部位去毛、消毒，在左胸 3 ~ 4 肋间摸到心搏最强处将针头垂直针刺入心脏，由于心脏的搏动，血液可自动进入注射器。此法要求实验者动作迅速、准确，直接插入心脏。如没刺准应将针头抽出重刺，不要在心脏周围乱探，以免损伤心、肺；要缓慢而稳定地抽吸，否则太大真空会使心脏塌陷；取得所需血量后迅速将针头拔出，可使心肌上的针孔易于闭合。

6. 耳缘静脉采血法 此法为家兔最常用的采血方法。固定家兔，采血部位去毛、消毒，用电灯照射加热或用酒精棉球擦耳壳，使静脉扩张。粗针头刺破耳缘静脉，血液自然流出即可，取血后用棉球压迫止血。一次可采血 5 ~ 10ml，可多次重复使用。

7. 犬 犬多在前肢背侧皮下头静脉和后肢外侧小隐静脉部位采血。其操作步骤与静脉注射相似，一次可采血 10 ~ 20ml，不适于连续取血。在新生仔犬、小型犬大量取血时，可从颈静脉取血。

8. 猴 猴可在指尖、足跟、后肢皮下静脉、颈静脉等处采血。颈静脉采血时，猴侧位保定，头部略低于台面，剪去颈部被毛，消毒，静脉怒张，用左手拇指按住静脉，右手持针取血。

9. 小型猪 小型猪采血部位为耳大静脉、后肢静脉、颈静脉。颈静脉采血时，仰卧保定，两前肢张开使其和胸骨柄前端的左右侧形成三角形的凹陷部，消毒，针头从三角形底边向正中线斜后方刺入采血。

五、尿液采集

实验动物的尿液采集方法主要有代谢笼法、导尿法、压迫膀胱法、膀胱穿刺法、反射排尿法等。

1. 代谢笼法 此法最常用，适用于大鼠、小鼠。代谢笼是为采集动物各种排泄物的密封式饲养笼，代谢笼有两层金属层网底，下底网眼细小，将粪便和掉下去的饲料分开，尿经漏斗流入积尿瓶，将动物放在特制的代谢笼内饲养，便可达到采集尿液的目的。由于大、小鼠尿量较少，操作中的损失和蒸发，各鼠膀胱排空不一致等原因，都可造成较大的误差，因此一般需收集 5 小时以上的尿液，最后取平均值。成熟小鼠尿量为 1 ~ 3ml/24h，大鼠为 55 ~ 75ml/24h。

2. 导尿法 此法常用于雄性兔、犬等动物。用导尿管直接插入尿道可采集到无污染的尿液，一般不需麻醉，但麻醉后动物安定，更易于操作。

3. 压迫膀胱法 此法适用于兔、猫、犬等较大动物。有时为了观察药物的排泄情况，要求间隔一段时间，收集一次尿液。动物轻度麻醉后，用手在动物下腹部加压，手要轻柔而有力，当加的压力足以使动物膀胱括约肌松弛时，尿液会自动排出。

4. 膀胱穿刺法 动物麻醉后仰卧固定于实验台，剪毛、消毒后，用注射器接针头直接穿刺，穿刺点位于耻骨联合之上腹正中线，入皮后针头应稍改变一下角度，以避免穿刺后漏尿。

5. 反射排尿法　此法适用于小鼠，因小鼠被人抓住尾巴提起时排尿反射比较明显。采取少量尿液时，可提起小鼠尾巴，同时迅速用带有刻度的容器接住尿液。

六、处死

实验动物的处死方法主要有脊椎脱臼法、断头法、击打法、放血法、空气栓塞法、化学药物致死法等。

1. 脊椎脱臼法　大鼠、小鼠常用此法。操作时一手抓住尾巴用力向后拉，同时左手拇指与食指用力向下按住鼠头，使脊髓与脑髓拉断，而体内脏器无损，故适于采样时使用。

2. 断头法　此法适用于鼠类等小动物。可用剪刀或断头器在鼠颈部将鼠头剪断，立即死亡，且脏器含血量少，便于取样。

3. 击打法　此法适用于大鼠、家兔等。抓住动物尾部，提起，用力摔击头部或用小木槌用力击打头部，即可致死。

4. 放血法　大鼠、小鼠可采用眼眶动脉和静脉急性大量失血法致死，豚鼠可用粗针头一次大量心脏采血致死，犬在麻醉状态下可暴露颈动脉或股动脉放血致死。兔、猫的急性失血方法基本和犬相似。

5. 空气栓塞法　此法主要用于大动物的处死。用注射器向动物静脉内注入一定量的空气，使之发生栓塞而死。一般兔、猫等静脉内注入 20 ~ 40ml 空气，犬由前肢或后肢皮下静脉注入 80 ~ 150ml 空气即可致死。

6. 化学药物致死法　此法适用于各种动物。可吸入 CO_2、乙醚、氯仿，均可致死，也可静脉注射氯化钾溶液、福尔马林溶液或皮下注射士的宁溶液致死。

第三节　中医实验动物模型的复制与应用

一、开展中医实验动物模型研究的意义

中医学几千年来发展较为缓慢的主要原因之一，就是由于其研究主要通过临床观察来实现，而忽略了基础理论实验研究。目前应用现代科学技术来研究中医药理论已成为医学界的共识。实验动物学是现代医学研究的常用方法和手段，中医药学利用动物实验方法，在一定范围内能揭示一些中医理论本质，为中医理论提供实验科学依据，从而更好地应用于临床，促进中医学的发展。运用中医实验动物模型开展中医药研究具有重要意义。

1. 替代人体进行中药毒副作用研究　药物使用的三个基本原则是安全、有效、适用。古今中外有关中药毒副作用的记载并不少见，而对于某一药物的毒副作用强度和性质、中毒发展过程以及所造成的损害是否可逆、能否防治等问题还缺乏比较精确的认识。要解决这些问题，不可能也不允许在人体身上直接进行试验，因此对这些会危害生命和健康的因素进行

研究，最好的方法就是使用实验动物进行实验研究。

2. 缩短中医实验研究周期　中医学发展的有些问题单凭临床经验积累需要花费很长时间才能得到解决，或者仍得不到解决，而某些实验动物的生命周期比较短，通过动物实验尤其是中医实验动物模型的研制应用，有些问题就可以得到迅速解决，能大大缩短研究的周期，如中医"证"本质的研究、中药复方和新药开发研究等。

3. 严格控制中医学实验条件　人类疾病的转归除药物治疗外还受着多种因素的影响，如体质状况、气候环境、精神情绪、饮食劳逸等。要比较可靠地评价药物的治疗效果，就需要在严格控制各种影响因素的条件下进行，但是由于人类的高度复杂性，在多数情况下很难严格控制，而对于动物来说就比较容易。在复制中医实验动物模型时可选择品系、等级、年龄、体重、性别、生理状态和健康状况等完全一致的标准实验动物，并能严格控制微生物和环境条件，可以排除其他因素对疾病发生、发展及研究过程的影响，从而具有较好的可靠性和重复性。

4. 为验证和发展中医理论提供实验科学依据　中医学是在长期的医疗实践经验积累的基础上，以整体观察方法，在不干扰原有生理病理的情况下逐渐形成和发展起来的高度概括的医学理论，在其形成和发展过程中由于缺乏科学实验和其他研究手段，造成中医理论难以深入地揭示更为具体的规律，出现了一些较为抽象模糊的概念，使丰富的实践经验与笼统、抽象、模糊的理论结合起来。通过实验动物学研究可深入认识到肉眼观察难以达到的更深层次，揭示一些更为具体确切的规律。通过动物实验不仅可以验证中医理论，提供科学的实验依据，而且可以为进一步发展中医理论提供科学的实验依据。

二、中医实验动物模型的研究思路和评价

中医实验动物模型的研究主要应该把握好研制方法、造模依据、造模思路等方面，以确保实用有效地进行科学研究。

1. 中医实验动物模型的研制方法　中医诊治疾病的核心是辨证施治，研制中医实验动物模型是研究中医的重要手段，其研制方法大致可归纳为三种方法：模拟中医传统病因建立动物模型、采用西医病因病理复制动物模型、依据中西医结合病因学说塑造动物模型。运用时应根据不同的实验目的与要求，扬长避短进行取舍。

（1）**模拟中医传统病因建立动物模型**　此类模型是依据中医传统理论，以研制开发"纯"中医病证动物模型为目的，一般不与现代医学疾病模型相等，造模时可采用单因素和复合因素。造模因素的选择主要根据中医学的发病学原理，模型的病因、症状、客观指标和药物反证比较一致，故利于揭示中医"证"本质，验证并探讨中医中药的疗效和机理。但由于中医实验动物模型要研究的"证"本质本身是一个未知数，决定了所复制出的动物模型具有模糊性。同时中医病因学说的一种方法只能从某一角度塑造模型，虽然同是一个证，但病因不同，其病理变化仍可能存在差异。此外，在模型复制的重复性上也不够稳定。

（2）**采用西医病因病理复制动物模型**　此类模型是在特定的物理、化学、机械和生物致病因素作用下，复制出西医或中医病名的动物模型，或再用中药或中医疗法观察疗效及监测病理改变，其在造模时重视动物组织、器官或全身的病理损害，这是目前应用最广泛的一

种实验形式。该种模型的建立比较成熟，其造模方法稳定，实验结果可靠，重复性好，与现代医学研究结果有可比性，尤其在中药新药药理研究中发挥了较大的作用。但它用西医的思路来探讨中医的理论，使中医处于被研究被解释的状态，缺乏辨证论治特色，且与临床药理难相一致，不利于中医"证"本质的研究。

（3）依据中西医结合病因学说塑造动物模型　此法同时运用了中医发病学说和西医致病原理，实际上是综合了上述两类模型的造模特点而塑造的动物模型，这是目前应用较少的一种实验方法。这类模型吸取了中、西医在造模方面的成功经验，发挥了各自对某些病证产生的致病特色，既与中医理论相联系，又与现代医学的某些疾病较一致，有利于中西医结合理论研究的深入发展。但由于中西医毕竟是两个不同概念的医学体系，两者之间的接触点还发现的较少，联合作用的机理尚待完善，且此模型复制难度较大，开展不多。

2. 中医实验动物模型的造模依据　中医实验动物模型的研制应在中医理论的指导下，运用实验动物学方法来实现，其基本要求主要包括：模拟病因、模拟症状、客观指标、药物反证等。在复制模型时应综合参照上述四项造模基本要求，在造模方法的设计上应尽可能靠近中医传统病因，在症状诊断上要制定符合动物特性的统一的"证"诊断标准，在客观指标的确定上应根据中医理论选择与"证"相关性更高、特异性更强的实验指标，在反证方药的选择上应力求标准化，才能塑造出理想可靠的中医实验动物模型。

（1）模拟病因　模拟病因是指模拟中医传统病因建立动物模型，要求做到符合多因素自然致病原则。如复制脾虚证动物模型可采用饥饱无度法、饮食失节法、过食肥甘法、五味偏食法、耗气破气法、苦寒致虚法和伤湿法等中医传统病因，以及利血平法、秋水仙碱法和新斯的明法等一些能引起与脾虚证临床症状和实验指标相近的西医致病因素；复制肾阳虚证动物模型可采用恐伤肾法、皮质激素法、甲减法（包括药物和手术）、羟基脲法、腺嘌呤法、去势法、环磷酰胺法等。

（2）模拟症状　模拟症状是指在动物身上出现的与人类疾病相近似的症状和体征。对动物症状的诊断，应参考中医界公认的统一证候诊断标准，并结合动物的生理病理特征，尽量客观准确。如大鼠出现食欲不振（食量减少）、消瘦（体重下降）、大便溏泄（拉尾排便次数增多，便形溏稀，肛门污秽）、倦怠乏力（悬空拉尾抵抗力减弱）、毛发不荣、萎靡嗜睡、眯眼等症状体征，可以作为大鼠脾气虚证的主要诊断因素。

（3）客观指标　客观指标是指在中医理论指导下建立的与"证"相关的各项实验室检查指标。在选择指标时，应选择与中医"证"相关性较高且特异性较强的客观指标。如脾虚证动物模型，临床发现唾液淀粉酶活力测定、小肠木糖吸收试验等是比较有意义的指标；血瘀证动物模型，常观察微循环障碍、血液流变性异常、凝血功能亢进、血小板聚集、瘀血性病理形态学改变等指标。

（4）药物反证　药物反证是指当建立稳定的动物模型后，再用该模型相对应的基本方药进行观察治疗，如果治疗能改善或消除模型的症状和某些检测指标，则佐证了此模型成立，故又称以药测证。测证药物的选择均属自定，或单味中药或复方，可以自拟，也可取经典方。如脾虚证动物模型可用四君子汤、补中益气汤等健脾理气方药反证；肾阳虚证动物模型可用右归丸、肾气丸等温补肾阳方药反证。

3. 中医实验动物模型的造模思路　研制中医实验动物模型的思路大致是：对动物机体使用一些能引起病证临床表现和客观指标相仿的致病因素，使其产生类似症状及病理改变，或用相应的中医方药进行复健治疗有效。中医实验动物模型只要符合造模依据四项基本要求中的三项（其中模拟病因是必须要求的），模型便可成立。目前研制中医实验动物模型的思路大致有下列几种形式：

（1）以病因、症状和指标为依据建立模型　如采用气管内注入脂多糖两次及熏香烟4周的复合刺激法建立大鼠肺气虚证模型，出现了活动量减少、拱背蜷卧、体重增幅减少、呼吸急促、咳嗽频作、撮毛、食量减少、行动迟缓等肺气虚证症状，并通过HE染色和电镜观察其病理形态学改变来判定肺气虚证模型的成功建立。

（2）以病因、症状和反证为依据复制模型　如通过模拟"苦寒伤脾"病因对小鼠灌服生大黄水煎剂而出现精神萎靡、食欲不振、便溏、毛色枯萎、活动减少等脾虚类似症状，而黄芪建中汤能对小鼠的脾虚症状起到明显改善作用。

（3）以病因、指标和反证为依据塑造模型　如采用饥饿法结合灌服心得安和静注高分子右旋糖酐法作用于家兔，造成"气虚血瘀"模型。检查气虚血瘀组全血黏度高、中、低切均较空白组明显增高，而重用补阳还五汤干预作用较好。

（4）以病因、症状、指标和反证为依据研制模型　如采用多种不同应激方法（包括冰水游泳、热环境、断食、断水、昼夜颠倒等）随机组合起来的慢性不可预知应激程序，模拟临床情志异常引发肝郁证的过程，以复制中医肝郁证大鼠模型，在实验的第2周后持续出现1%蔗糖水摄取量减少，形成病程较长，与临床肝郁证发生情况相似，同时较好地模拟了抑郁症的核心症状（精神抑郁、快感缺失）。实验中大鼠体重增长明显减慢，并使模型大鼠血浆应激激素ACTH浓度升高，提高下丘脑－垂体－肾上腺皮质轴活性，这些均是抑郁症以及肝郁证病人常见的表现，而服用逍遥散能改善这些情况，从而验证了该肝郁证模型的合理性。

三、中医实验动物模型在中医药研究中的应用

中医实验动物模型的运用是以中医学理论为指导，能促进"证"本质的探讨，揭示辨证论治的基本规律，规范中药及复方的使用，使实验中医学与临床能有机结合，从而有助于更有效认识人类疾病的发生、发展规律和研究防治措施。目前，中医实验动物模型研究经过40余年的发展，在中医药研究中已得到广泛的应用，研制出了百余种证型，覆盖面包括八纲、脏腑、气血津液、六经、卫气营血辨证等。

中医实验动物模型的研究始于20世纪60年代初，当时邝安堃等注射醋酸氢化可的松造成动物体重下降、萎靡、耐寒力低等一系列病态与阳虚临床特征基本符合。之后又发现用助阳药（附子、肉桂、淡苁蓉、仙灵脾等）能减轻或纠正过量醋酸氢化可的松引起的动物耗竭现象，并对助阳药作用机理进行了初步探讨。1976年以后，中医实验动物模型研究重点从病向证转移，中医界开始认识到研制动物模型的重要性，因而此项工作得到快速发展。其后肾虚、脾虚、血瘀三证模型的建立，确定了中医实验动物模型研究的基础。随着中医实验动物模型研究工作的深入，研究内容不断增加，学术上逐渐走向成熟，中西医结合界对已开

展的工作进行了总结，并在组织上被正式纳入中医科研体系，从而进入新的发展时期。1984年杜如竹等受卫生部科教司的委托，编辑了《医学实验动物模型及细胞系研制与应用》，首次收录了23个中医"证"的动物模型，此虽非专著，但也首开其端。1987年成都中医学院中医实验研究组编著《中医证候动物模型实验方法》，详细介绍了当时已有的几十种中医模型，并在总结中论述了证候动物模型的定义、研究原则、动物选择、研制思路和方法等。1988年以后，中医实验动物模型实验研究继续呈现加速发展，造模为实用性服务的目标逐步得到确立，并向多方面拓展。1993年陈小野主编的《实用中医证候动物模型学》为此学科首部综合性专著，对中医实验动物模型的研究进行了系统的总结，标志中医实验动物模型学已经逐步形成一门独立的学科。此后各种病证动物模型纷纷建立，造模方法和技术也趋于实用细致。1999年郑小伟主编的《中医实验动物模型方法学》问世，其在对各类中医实验动物模型研究现状进行系统分析和整理的基础上，对各类模型的造模方法、造模特色、优势与不足进行了评价，并对中医实验动物模型的研制思路进行了探讨与展望。随着中医研究工作的深入发展，中医实验动物模型的研制不断完善和提高，已成为中医诸多学科中充满生机活力的一门新型学科。

四、主要中医实验动物模型的复制研究

总的来说，由于动物的种属品系不同，其生理、病理特点及对各种药物、刺激的反应都不尽相同，因此在复制中医证候动物模型时，应选择适当的动物，使复制的动物模型能基本接近人类病证的病理改变和临床表现。

目前复制动物模型使用的动物主要有以下几种：

①脾虚模型：多用大鼠、小鼠、金黄地鼠或家兔。

②血虚模型：多用大鼠。

③血瘀模型：多用家兔。

④肝郁模型：多用小鼠。

⑤气虚模型：多用大鼠。

⑥温病卫气营血模型：多用家兔。

⑦脉微欲绝模型：多用猫。

⑧亡阳模型：多用较大的动物，如犬等。

下面介绍一些主要中医实验动物模型的复制方法研究情况。

1. 肾阳虚证动物模型的复制 肾阳虚证动物模型是建立最早的中医证候动物模型，20世纪60年代初，邝安堃等开创了中医动物模型的研究，第一次将科学实验方法引入传统中医药学的研究领域，成为中医药现代化发展方向的新的突破口。在中医临床诊疗中，肾（阳）虚还是最常见证型之一，有其特殊性。目前，肾阳虚证动物模型的研制方法主要有：

（1）依据肾阳虚证的病理来研制肾阳虚证动物模型 大量研究结果表明，下丘脑细胞损害和功能紊乱是肾阳虚证的主要病理基础，因其损害而致下丘脑－垂体－肾上腺轴、甲状腺轴、性腺轴不同程度的功能紊乱，同时其代谢器官、免疫系统也出现功能及病理的改变。其中肾阳虚证的许多表现与肾上腺皮质功能低下显著相关。利用临床上已取得的肾阳虚

证病理研究成果作为依据，将能够造成该种证候特异性病理改变的因素（如物理因素、化学因素、生物因素等）作用于实验动物以复制肾阳虚证动物模型。这一类模型的复制方法主要有：

①肾上腺皮质功能受抑制模型：糖皮质激素法，是较为经典的肾阳虚证动物模型，所用药物有氢化可的松、皮质酮、泼尼松、地塞米松等，其中有 79.6% 的造模方法选用氢化可的松作为造模药物；氨鲁米特法，氨鲁米特可使类固醇激素合成受阻，同时还影响皮质激素的降解代谢，造成肾上腺皮质功能阻滞，性腺轴的功能减退；肾上腺切除法，包括肾上腺次全切除和双侧肾上腺全切，通过手术造成肾上腺皮质功能低下的病理改变。

②甲状腺功能受抑制模型：硫脲类药物法，甲巯咪唑、甲硫氧嘧啶、丙硫氧嘧啶等硫脲类药物可妨碍甲状腺激素的合成，所造模型在症状、体征上基本符合肾阳虚证，其病理改变既有垂体、甲状腺、肾上腺、性腺及内脏器官的实质病变和机能降低，又有胸腺、脾脏等免疫器官病理和功能损害的依据，其中以甲状腺功能低下为主。此外，还有甲状腺切除法等。

③性腺功能受抑制模型：腺嘌呤法，高浓度的腺嘌呤代谢产物对肾脏及睾丸生殖细胞及间质细胞有直接毒性作用；性激素法，包括对雄性动物应用雌激素，如肌注苯甲酸雌二醇，己烯雌酚等；对雌性动物应用雄激素，如肌注丙酸睾酮、甲睾酮等，是较有效的肾虚性功能障碍模型。此外，还有去势法、雷公藤多苷法等。

④DNA 合成抑制肾阳虚模型：肾虚病人多有 DNA 合成率下降，温补肾阳方能提高其DNA 合成率。从该理论角度出发制作的肾阳虚动物模型造模方法主要是羟基脲法。

⑤除上述多种方法外，还有环磷酰胺应用法、缺铁饲养法、氨基糖苷类抗生素法、肾切除加阿霉素诱导法、锁阳水提物灌服法、吗啡戒断法等。

（2）模拟肾阳虚证的病因来复制肾阳虚证动物模型　这类模型的复制方法主要有以下四种：

①恐伤肾致肾（阳）虚动物模型：中医情志致病理论中有"恐伤肾"、"恐惧而不解则伤精……精时自下"之说，根据该理论建立惊恐伤肾肾虚证动物模型主要有猫吓鼠、人吓猫、爆竹吓犬等方法，造成的病理损害以生殖腺损伤最为显著。类似的还有皮肤烧伤法、悬吊应激法等。

②老年肾阳虚动物模型：临床研究结果显示，老年人与肾阳虚病人在内分泌轴（主要是甲状腺与性腺轴）及免疫功能上具有相似的反馈调节能力异常，只是肾阳虚病人功能紊乱的程度较老年人更为明显。老年人虽不一定具有肾（阳）虚外象，却具有肾（阳）虚证的内涵，因此，可称之为生理性肾虚。据此，人们亦选择老龄动物作为肾（阳）虚证模型来使用。

③房劳伤肾动物模型：根据中医劳倦过度，房事不节致肾虚的理论，利用啮齿类动物的colldege 效应（雄性啮齿类动物可在短时间内与同一动情期雌性动物连续交配数次，当出现呆滞疲劳状态时，再放入另一只新的动情期雌性动物，又可立即兴奋起来，而进行交配，称colldege 效应），使其频繁交配，同时配合强迫游泳或注射苯丙酸诺龙或配合恐伤肾造成肾（阳）虚证模型。

④先天肾虚动物模型：根据初生儿体弱瘦小属胎禀怯弱、肾精不足之胎怯的中医理论，

筛选初生 3 天内、体重显著不足的动物，或利用中医恐伤肾理论用恐吓孕鼠造成子鼠先天肾虚。胎怯者机体宫内发育未成熟，先天禀赋不足，表现为生长发育迟缓，生理功能低下。其证候为脾肾两虚，尤以肾虚为突出。实验研究发现胎怯模型存在垂体－甲状腺、肾上腺等内分泌失调，而恐吓孕鼠造成的子鼠先天肾虚存在行为学方面的异常，用金匮肾气丸等温补肾阳药能预防和改善。

2. 脾虚证动物模型的复制 脾脏学说是中医理论体系的一个主要组成部分，为阐明机体的某些生理活动、病理机制和临床辨证施治提供了主要的理论依据。中医动物模型的建立是脾脏学说理论深入发展的内在动力，脾虚模型是开展较早，研究工作最多的一种中医动物模型，是脏腑虚证的代表模型之一。目前，脾虚证动物模型的研制方法主要有：

（1）模拟脾虚的病因病机建立脾虚证动物模型 早期脾虚证造模方法多采用单因素造模，由于脾虚证可见于许多疾病中，病因也很复杂，其临床表现、生理病理变化等会随着病位、病因、病性、病势等的不同而改变，复合因素造模能弥补单因素造模的不足。目前脾虚证动物模型复制方法主要有：①苦寒泻下法，是以"苦寒之药损其脾胃"的论述为依据，运用大黄、芒硝、番泻叶、大承气汤等苦寒泻下方药喂饲动物复制脾虚证动物模型；②限量营养法（包括饮食失节法和饥饱失节法），是以"谷不入，半日则气虚，一日则气少"、"饥则损气，饮食自倍，脾胃乃伤"为依据；③在苦寒泻下法基础上，进一步衍生了以《本草经疏》"脾虚忌下，降泄破气，劳则耗气"为根据的耗气破气法；④劳倦过度法，是以《景岳全书》"脾胃之伤于外者，惟劳倦最能伤脾胃"为依据；⑤伤湿法，是以"脾喜燥恶湿"为依据；⑥复合因素造模法复制脾虚证动物模型的方法主要有劳倦过度加饮食失节法、劳倦过度加饥饱失节法、耗气破气加饥饱失节法、苦寒泻下加饥饱失节法、苦寒泻下加劳倦过度法、劳倦过度加饮食失节加苦寒泻下法等。

（2）根据脾虚证研究中出现的病因病理复制脾虚证动物模型 这类模型的复制方法主要有：①根据临床某些脾虚患者出现植物神经功能紊乱而创立的新斯的明法和利血平法。新斯的明可逆性抑制胆碱酯酶，引起内源性乙酰胆碱积聚，使副交感神经功能偏亢，而利血平能耗竭中枢及外周的儿茶酚胺递质使副交感神经功能亢进，从而建立脾虚证动物模型；②根据环磷酰胺使用后出现骨髓抑制所造成的白细胞减少及食欲不振、恶心呕吐、全身乏力等类似中医"脾虚证"的症状，创建了环磷酰胺法；③根据秋水仙碱长期使用可导致吸收不良综合征，还可引起肌无力和肌病，以及血小板减少而见各种出血等副作用创建了秋水仙碱造模法；④根据 X 线可使肌体电解质发生电离作用，使人体体液及细胞发生生化反应，损伤细胞的生化及生理功能，采用 X 射线照射大鼠腹部复制脾虚证动物模型。

3. 血瘀证动物模型的复制 血瘀证是中医学常见证候，目前对其研究正趋深入，已从临床表现、影像学、血液流变学、病理组织学、生物化学、分子生物学等方面进行了许多的研究。根据不同的需要，研究者制作了不同的血瘀证动物模型。血瘀证动物模型的成功制作是各项活血化瘀实验研究的基础。随着现代医学知识的融入以及现代科学技术在中医药学上的广泛应用，血瘀证及活血化瘀疗法取得的成果尤为丰硕，其中作为实验研究中重要工具的动物模型的研制也取得了很大进展。目前，血瘀证动物模型研制方法主要有：

（1）根据血瘀的病因病机来建立动物模型 通过运用各种造模因素如情志失调、气虚、寒凝、湿滞、出血等，导致"血行失度"，产生"血凝而不流"、"血泣而不通"的病理状态。这一类的动物模型主要有：①外伤法复制外伤血瘀证动物模型；②大肠杆菌内毒素法复制热毒血瘀证动物模型；③电针刺激引起恐惊怒过度法复制气滞血瘀证动物模型；④高脂饮食法复制气虚血瘀动物模型；⑤寒冷刺激法复制寒凝血瘀证动物模型；⑥持续低温受冻法复制阳虚血瘀证动物模型；⑦放血法复制血虚血瘀证动物模型；⑧自然衰老血瘀证动物模型；⑨离经之血型血瘀证动物模型。

（2）根据血瘀证研究发现的病理生理异常复制动物模型　在血瘀证研究中发现，其病理生理主要有血液流变学异常、血液凝固性增高异常等，以此为依据可以复制血瘀证动物模型。这一类动物模型主要有：①冠状动脉或脑动脉结扎法造成心肌梗死或脑梗死作为局部血液循环的血瘀模型（此方法为现代医学中急性心梗或脑梗模型）；②耳缘注入去甲肾上腺素造成局部循环障碍复制血瘀证模型；③高分子右旋糖酐法复制血瘀证模型；④放射线损伤复制血瘀证模型。

4. 温病动物模型的复制　在中医温病学的研究中，复制动物模型的方法是必不可少的，特别是近年来，建立动物模型方法已被运用到温病学的研究中。中医温病动物模型的研究，对于拓宽中医温病学研究途径，开展中医温病学的理论和诊治方法等研究将起到重要的作用。目前，在中医温病学实验研究领域中对动物模型的运用主要有以下两个方面：

（1）模拟中医温病的病证　温病学有一些独特的"证"，往往没有现成的现代医学动物模型可以借鉴，如"腑实证"、"卫分证"等，这就需要进行温病病证动物模型的复制。目前，在中医药学研究中，对复制中医"证"的动物模型作了许多尝试，如卫气营血证、太阴病、暑厥等温热病的实验动物模型等。通过"证"的动物模型复制，不仅对"证"的许多内在本质有了新的认识，而且对中医治法方药对"证"的作用机理也有了深入的了解。

（2）直接引用现代医学的各种疾病的动物模型　这类动物模型对中医药研究来说，主要是用于验证中医方药的作用，并探讨方药的作用机理。现代医学的疾病动物模型几乎涉及所有的疾病，其中与温热病有关的，如呼吸系统疾病方面有上呼吸道感染、急慢性支气管炎、肺气肿、肺水肿、肺纤维化、肺心病、肺结核、胸膜炎等动物模型；消化系统疾病方面有肠炎、胰腺炎、肝炎、黄疸、胆囊炎等动物模型；心血管疾病方面有病毒性心肌炎、心功能不全、休克等动物模型；泌尿系统疾病方面有泌尿系感染、急性肾功能衰竭等动物模型；神经系统疾病方面有发热、惊厥等动物模型；其他还有弥散性血管内凝血、病毒感染、细菌感染、痢疾、疟疾等动物模型。

5. 其他　其他常用的中医实验动物模型的复制方法还有：烟熏法加寒冷刺激法复制肺阳虚证动物模型，激怒刺激法复制肝郁证动物模型，睡眠剥夺法复制心虚证动物模型，限制蛋白质和热量摄入法复制气血两虚动物模型，痢疾杆菌法复制大肠湿热动物模型，链脲佐菌素法复制消渴病动物模型，风寒湿法复制肢体痹证动物模型，乌拉坦麻醉法加人工呼吸法加戊巴比妥钠法复制"脉微欲绝"动物模型等。

参 考 文 献

1. 施新猷. 现代医学实验动物学. 第 1 版. 北京：人民军医出版社，2000

2. 陈主初，吴端生. 第 1 版. 实验动物学. 湖南：湖南科学技术出版社，2002

3. 陈小野. 实用中医证候动物模型学. 第 1 版. 北京：北京医科大学、中国协和医科大学联合出版社，1993

4. 郑小伟. 中医实验动物模型方法学. 第 1 版. 上海：上海中医药大学出版社，1999

5. 李广曦. 肾阳虚证动物模型的造模方法及其相关指标回顾. 中国中医基础医学杂志，2000，6（4）：256

6. 陈小野，武晓冬，蔡永春，等. 脾气虚证动物模型规范的初步探讨. 中国中医药信息杂志，1998，5（12）：7

7. 李泽庚，彭波，张杰根，等. 肺气虚证模型大鼠的建立. 北京中医，2005，24（1）：53～55

8. 石卓，杨世杰，王冰梅，等. 黄芪建中冲剂对实验动物脾虚模型影响. 长春中医学院学报，2003，19（1）：42

9. 闫润红，王世民，闫志芳. 不同剂量的补阳还五汤对"气虚血瘀"家兔血黏度的影响. 中药药理与临床，1999，15（1）：7～9

10. 金光亮，南睿，郭霞珍. 慢性应激肝郁证大鼠模型的建立. 北京中医药大学学报，2003，26（2）：18～20

11. 陈英华，孙琪，欧阳轶强，等. 肾阳虚证动物模型造模方法综述. 中国医药学报，2003，18（6）：370～372

12. 刘越洋，周亨德. 脾虚证动物模型的研究进展及不足. 陕西中医，2002，23（4）：337～338

13. 闫珊珊，窦维华，董少龙，等. 血瘀证动物模型的制作及存在问题的探讨. 中国中医基础医学杂志，2004，10（2）：35～37

14. 杨进. 中医温病动物模型的研制. 中国实验动物学杂志，2002，12（1）：61～64

第四章

中医动物实验研究

动物实验研究是医学研究的重要方法，是生命科学发展的基础，具有许多优点，如可以严格控制实验条件，根据特定的实验目的进行各类实验；可以开展多系统、多指标和损害性的观察；允许重复实验，减少伦理和法律的诸多限制等。但它的局限性也不容忽视，如动物在生理、生化、遗传等方面与人类的种属差异；人的主观感觉在动物身上难以了解；由于动物的实验性疾病与人类的自然发病有差异等原因使得动物实验结果不能直接等同于临床实验。中医动物实验研究是在中医药理论的指导下，运用现代科学实验技术研究中医药理论的科学实践。开展中医动物实验研究有助于探讨中医证的本质，揭示辨证论治的基本规律，阐明中药及复方的治疗效果和作用机理，使中医理论的发展得到新的突破，从而有助于更方便、更有效地认识人类疾病的发生、发展规律和研究防治措施，为中医药现代化及走向世界作出贡献。

第一节 中医动物实验研究的特点

中医动物实验研究是一门新兴的学科，自 20 世纪 60 年代以来，伴随着中医动物模型的发展得到了快速的进展而日趋成熟，随着研究实践的发展，其特点逐渐呈现。

一、以中医药理论为指导，突出中医药特色

中医药病理条件下的实验动物研究，有赖于动物模型的"证"基本符合中医临床实际，较好反映中医病因病机理论特点的动物模型的建立，即必须符合中医理论特点，以中医学的基本理论为指导。目前，复制真正中医"证"的动物模型难度较大，尤其是复合性证候或以一个证候为主、兼夹其他证候的动物模型，因为中医的"证"是疾病的病因、病位及病邪性质的概括，中医"证"动物模型不标准将无法体现中药的作用功效，因此在复制符合中医"证"的临床辨证标准的动物模型时应该考虑到自然环境、精神状态等相关因素，复制方法能体现中医的发病学机理，符合中医基础理论，突出中医特色。

二、注重机体的整体协调作用

中医学对疾病的治疗通常立足于通过对脏腑、经络、气血的整体机能的调节，泻有余，补不足，使机体恢复平衡。因此中医动物实验研究也应该重视药物对机体的整体协调作用，中医药的疗效评价不能只停留在特异的生物学指标、实物或局部的结构或功能的改变上；更

应强调实验动物对于干预措施的整体反应。中医理论强调"辨证论治","证"是中医临床实践的核心,方药的运用必须是以"证"为指导的,因此中医的"证"是连接中医动物实验研究和中医临床的桥梁和纽带。

三、观察指标的选择具有一定难度

在中医动物实验过程中,动物模型及实验的观测指标应力求客观性、直观性及重复性,既能如实反映实验所提问题的特征变化,又便于操作。如把小鼠的体温、心率、活动度、精神表现、眼球的凹凸、耳郭色泽、游泳时间作为"阳证"、"阴证"的观测指标,两者呈鲜明的对比,形象地显示了"阳"与"阴"的外在特征。但许多主观感觉在动物实验中无法辨别,这对于证候性质的界定是一大损失,失去了中医辨证中的许多精华。对观察指标的选择始终是中医动物实验研究的难点所在。

因此,中医动物实验研究的方法应该多样化,只有通过多个方向、多个层次、多种方法以及多个学科领域的联合开展,才能在真正意义上推动中医药的进步和发展。所采用的研究方法应注意传统研究方法和现代研究方法相结合,宏观指标与微观指标相结合,并在继承的基础上进行创新,才有望在中医动物实验研究领域取得丰硕的成果,推进中医药的现代化步伐。

第二节 中医基础理论的实验研究

中医基础理论是中医学的基础学科,其所阐述的理论是临床实践的重要指南,具有高度的抽象性、概括性、系统性和全面性。从科学的层面去解释中医基础理论的科学性是一项艰巨的任务,开展中医基础理论的实验研究有助于更形象、更具体、更直观地理解中医理论所涵盖的生命规律。本节主要以藏象为中心内容,同时对气血、病因病机和体质的实验研究也有介绍。

一、藏象理论的实验研究

藏象理论是中医基础理论体系的重要组成部分,是采用"以象知藏"的研究方法,从整体角度认识人体生命活动规律的理论。研究藏象理论有助于发掘和深化中医理论的科学内涵,加深对中医理论的理解,有利于和现代自然科学技术接轨,以克服中医理论的直观性、朴素性,促进中医理论的现代化。其研究内容主要是围绕心、肝、脾、肺、肾五脏的功能开展。

1. 心系统的实验研究 心系统的实验研究主要有心主血脉、心主神明、心与小肠相表里等方面。

(1) 心主血脉 心主血脉是指心气推动血液在脉中运行,发挥营养和滋润作用。心脏能分泌心钠素,现代实验证明心钠素可使血管舒张,降低外周阻力,拮抗肾素-血管紧张素-醛固酮所引起的缩血管反应;改善心肌的血液供应,调节每搏输出量及心率。此外,心钠素对抗利尿激素的分泌也有抑制作用。由此可见心脏不仅是血液循环的动力器官，又是一个内分泌器官，心钠素与心主血脉的功能有关。

（2）**心主神明**　心主神明是指心具有主宰人体脏腑活动的作用。于成瑶等对 SD 大鼠通过持续水环境站台剥夺睡眠 192 小时，从心率、呼吸频率、收缩期血压、力竭性游泳时间、心功能、体重和耳温等 7 个方面进行量化观察，并对一般情况进行非量化观察。结果模型组心率增加，呼吸频率增加，力竭性游泳时间缩短，心功能增强，体重下降（$P < 0.05$，$P < 0.01$）；神萎靡少动，但又极易激惹，抓取反抗剧烈，说明此模型存在心气虚证等多种证的表现，并突出地表现了心主神明功能的紊乱。

（3）**心与小肠相表里**　心与小肠相表里是指心和小肠的经络相互络属，在生理上表现为相互协调的密切联系。方志斌等采用静脉滴注垂体后叶素造成心肌缺血动物模型，以左心室内压峰值（LVP）、左心室内压变化上升最大速率（LVP dp/dtmax）、心力环面积（AC-FL）、心肌收缩成分最大缩短速度（Vmax）、小肠电图及脑电图为指标，分别观察电针心经、肺经循行路线上的 3 个测试点以及不电针的对照组对心功能、小肠及脑电活动的影响。结果电针心经对心功能、小肠及脑电活动的调节作用比电针肺经显著，有相对特异性。说明心经作为一条经脉，与心功能、小肠及脑电活动有密切关系。本实验说明了心与小肠功能的相关性，从对脑电活动的影响上也可以说明心主神明的科学性。

2. 肝系统的实验研究　肝系统的实验研究包括肝主疏泄、肝主藏血、肝开窍于目等方面。

（1）**肝主疏泄**　肝主疏泄是指肝对人体具有疏通、调畅全身之气的功能。严茂祥等采用夹尾法激怒建立肝郁证模型，以大剂量（每日 26g/kg）和小剂量（每日 13g/kg）的调肝实脾方进行干预，并设肝郁模型组和正常组进行对照；采用大黄灌胃法建立脾虚型模型，以大、小剂量（同上）的调肝实脾方进行干预，并设脾虚模型组和正常组进行对照；用放免法分别测定各组大鼠血及结肠组织中神经肽 Y（NPY）、P 物质（SP）、血管活性肠肽（VIP）、生长抑素（SS）、胰高糖素（Glu）的含量。结果表明，实验性肝郁证和脾虚证均存在着胃肠激素的改变，神经内分泌调节的紊乱是肝郁证、脾虚证发生发展的重要基础。中药调肝实脾方能调节肝郁证和脾虚证大鼠出现的神经内分泌紊乱，从而纠正其胃肠功能的紊乱。此实验说明肝的疏泄功能与脾的运化功能有密切关系。赵歆等采用慢性束缚应激大鼠模型，通过行为学实验评估大鼠应激状态下的行为变化，并测定大鼠肾上腺、胸腺指数及体内单胺递质含量变化，通过柴胡疏肝散的防治作用的观察探讨中药复方的作用机理。结果表明，柴胡疏肝散可对抗应激引起的体能及情绪改变，并对各种单胺递质有不同的调节作用，说明柴胡疏肝散在一定程度上调节了慢性束缚应激模型动物的行为表现，而且使不同组织单胺递质含量呈现动态变化趋势，提示其参与慢性束缚应激的内在调节。严灿等以束缚制动作为应激源复制应激反应大鼠模型，检测模型大鼠下丘脑－垂体－肾上腺轴功能和免疫功能的变化，并观察调肝方药的调节作用。结果：束缚应激大鼠下丘脑－垂体－肾上腺轴（HPAA）兴奋亢进（$P < 0.01$ 或 $P < 0.05$），脾淋巴细胞增殖反应降低（$P < 0.01$），腹腔巨噬细胞（MΦ）释放 H_2O_2 功能下降（$P < 0.01$），而调肝方药能抑制 HPAA 的兴奋性，提高大鼠的免疫机能。肝脏对情志具有重要的调节作用，是肝主疏泄功能在情志方面的体现。

（2）肝主藏血　肝主藏血是指肝具有贮藏、调节、收摄血液的功能。史丽萍等采用小鼠力竭性运动疲劳模型，观察对小鼠肝脏超微结构、肝糖原、肌糖原含量的影响。结果小鼠力竭性运动可造成其肝脏的损害，肝糖原、肌糖原的减少，且随着力竭次数的增加其程度加重，从一个侧面证明了中医"肝主藏血"的理论。

（3）肝开窍于目　肝开窍于目是指肝的经脉上联目系，目的功能有赖于肝的疏泄和濡养。段成英等在清肝泻火汤治疗家兔实验性葡萄膜炎的病理和生化研究中，采用家兔足底皮下注射内毒素复制的急性葡萄膜炎模型，以评估清肝泻火汤对葡萄膜的病理改变以及房水中白细胞数、蛋白含量、PGE_2 和 $PGF_{2\alpha}$ 的影响。结果表明清肝泻火汤能减少眼内 PGE_2 及 $PGF_{2\alpha}$ 的含量，减轻葡萄膜的炎症反应，从治疗学的角度反证了"肝开窍于目"的科学性。现代医学已证实肝脏的窦周间隙内有一种贮脂细胞，具有贮存维生素 A 的功能，维生素 A 又名视黄醇，是合成视紫红质的重要原料，后者能感受暗光和弱光的作用，肝病时维生素 A 减少，会影响暗适应的感光能力而发生"雀盲症"。

3. 脾系统的实验研究　脾系统的实验研究主要有脾主运化、脾主统血、脾主肌肉、脾在液为涎等方面。

（1）脾主运化　脾主运化是指脾具有把水谷化为精微，并转输至全身的生理功能。郑小伟等以大黄法、游泳力竭法、饥饿法三因素复合的方法复制脾气虚证大鼠模型，造模大鼠随机分成模型组，补中益气汤低、中、高剂量组，以及四君子汤组，在干预后不同时间（7、14、21 天）观察各组血清胃泌素等指标。结果与模型组比较，补中益气汤中、高剂量组血清胃泌素含量升高（$P < 0.05$，$P < 0.01$），以中剂量组疗效显著；低剂量组变化不明显；四君子汤组血清胃泌素含量亦升高（$P < 0.05$），但效果不如补中益气汤中剂量组（$P < 0.05$）。认为补中益气汤提高脾气虚证大鼠血清胃泌素含量可能是其治疗脾气虚证的机理之一。许多研究表明脾虚大鼠胃肠黏膜形态学发生变化，肉眼观察发现脾虚大鼠胃黏膜面苍白，肠的光润度差，色泽较浅，小肠显著充气，肠壁变薄，腔内有较多黏性物质；光镜下脾虚大鼠胃肠黏膜上皮局灶坏死脱落、炎性渗出，胃腺肠腺萎缩；投射电镜下，脾虚大鼠胃肠黏膜上皮细胞坏死脱落，上皮细胞内见大量自噬泡，腺体萎缩，黏膜下层水肿，细胞排列疏松。王孟清等采用番泻叶浸剂灌胃制作大鼠脾虚泄泻模型，通过扫描电镜观测发现模型大鼠小肠黏膜超微结构明显受损，微绒毛变稀疏及脱落消失，绒毛顶部上皮细胞结构变形，细胞间隙增宽，内质网、线粒体不同程度改变，胞浆内出现空泡。刘黎青等发现脾虚组小鼠内分泌细胞与正常组比较，EC 细胞、G 细胞内的反应物含量均降低，这与脾虚证诸多证候的发生有关；经四君子汤治疗后，治疗组比自然恢复组更接近于正常组。我们对大黄制作的脾虚模型大鼠血浆和胃窦组织中的生长抑素含量进行测定，研究结果发现，脾虚模型大鼠血浆和胃窦组织中的生长抑素含量均高于正常对照大鼠（$P < 0.05$），表明脾虚证的临床表现与小肠黏膜内分泌细胞的变化有关。还有研究表明脾虚动物胃肠运动紊乱，如曲瑞瑶等报道，与正常对照组比较，实验性脾虚动物胃电慢波节律无明显改变，慢波振幅显著减小，快波振幅也减小，胃运动明显减弱；自然恢复组胃电波振幅和胃运动波仅有轻度恢复，经四君子汤加味治疗后的大鼠胃电波和胃运动波恢复接近正常对照组水平；表明实验性脾虚证动物的胃电波和胃运动波有明显变化。通过上述实验，可以肯定地说明脾虚状态下实验动物在胃肠黏膜

形态、胃肠内分泌、胃肠运动方面都有异常改变，并经四君子汤治疗后改善，在病理及治疗上反证了脾主运化的科学性。

（2）脾主统血 脾主统血是指脾具有统摄血液在脉中运行的功能。田维毅等采用腹腔注射外源性抗血清，结合番泻叶灌胃建立脾不统血型 ITP 小鼠模型，分别运用加减归脾汤（大、小剂量）、泼尼松治疗，观察各组小鼠红细胞免疫功能的变化。结果显示大剂量加减归脾汤能明显提升实验小鼠红细胞免疫功能，提示大剂量加减归脾汤对脾不统血型小鼠模型有明显治疗作用，其疗效机制与该药对实验动物红细胞等免疫功能的调节作用有关。包力观察了利血平化与饮食失调型脾虚大鼠模型的肠系膜微循环，并对其肠系膜微血管进行了电镜形态学观察，结果表明脾虚大鼠的肠系膜微循环无明显改变，而微血管超微结构出现了明显异常，肠系膜微动脉内皮细胞出现缺氧、细胞损伤的表现，提示微血管超微结构改变可能是脾虚证微循环障碍的前期表现。黄雪琪等采用游泳、番泻叶、水蛭同时施加于大鼠塑造原模型，水蛭施加于脾气虚大鼠塑造新模型，从凝血酶原时间（PT）、活化部分凝血活酶时间（APTT）及血常规几个方面进行研究，结果显示两模型组大鼠均有出血倾向，后者作用最为明显。可见脾气虚状态对于出血因素（水蛭粉）更加敏感。该实验在脾气虚状态的病理及药物治疗上充分论证了脾主统血理论的正确性。

（3）脾主肌肉 脾主肌肉是指肌肉的正常功能与脾的运化功能密切相关。熊海等研究发现脾虚大鼠肌糖原含量显著低于正常大鼠，对脾虚大鼠用健脾益气糖浆进行治疗 7 天后，其肌糖原含量虽然仍低于正常动物，但其回升速度显著快于自然康复组。孙恩亭等研究表明，"脾气虚" 动物模型的 ATP 含量和能荷值、肌糖原和脂肪的含量较正常对照组显著减少，通过服用健脾益气类药物后其含量较自然恢复组明显增高，说明 "脾气虚" 大鼠骨骼肌存在着能量产生及能源物质的不足；"脾气虚" 动物模型的骨骼肌中乳酸脱氢酶（LDH）和磷酸果糖激酶（PFK）的反应较对照组增强，通过服用健脾益气类药物，LDH、PFK 的酶反应活性明显低于自然恢复组。杨维益等通过对运用大黄泻下法所致 NIH 小鼠的脾气虚模型进行研究发现，脾气虚组动物血清及骨骼肌内 CPK 酶活性明显低于正常对照组。贾旭用组织化学方法探讨脾气虚状态下骨骼肌腺苷三磷酸（M - ATPase）含量的变化，表明大鼠脾气虚证模型骨骼肌 M - ATPase 含量呈规律的下降趋势，影响兴奋收缩耦联，使肌肉的运动能力减弱。以上的大量研究证明，脾气虚时机体骨骼肌能量代谢障碍。另外，脾气虚时骨骼肌的形态会发生变化，杨维益等研究发现，"脾气虚" 大鼠骨骼肌肌纤维明显变细。根据 I 型纤维和 II 型纤维骨骼肌细胞的平均截面积（A）的测量，脾气虚组大鼠两种肌纤维 A 值均下降，通过服用健脾益气类药物复健后，肌纤维 A 值增加，说明肌纤维的蛋白质分解以 II 型纤维为主。骨骼肌蛋白质的分解增强，反映了在脾气虚状态时，机体的代谢异常不仅表现在能量代谢方面，也影响到蛋白质的物质代谢，使肌肉组织的蛋白代谢呈负平衡状态。骨骼肌的上述病理改变，是脾气虚时肌肉不耐疲劳和剧烈运动的原因之一。杨维益等研究发现，"脾气虚" 大鼠比目鱼肌超微结构可见 Z 线增宽、肌浆网扩张，骨骼肌线粒体的形态与数量发生如下异常改变：伴随着肌原纤维间线粒体的数密度减少，线粒体的体密度增加，线粒体数量减少，大小不一，肿胀（可为正常线粒体的数倍），嵴部分或全部消失，基质透明，甚或溢出线粒体外，线粒体外膜结构破坏等。通过服用四君子汤，其结构恢复接近正常对照组，而自然对照组有所恢复。说明"脾气虚"所致肌肉失养的病理机制之一为骨骼肌线粒体结构损伤，从而影响骨骼肌的有氧代谢。另外，有学者从骨骼肌运动神经传导的状态，分析脾主肌肉的运动神经传导机制。王淑娟等研究发现脾气虚大鼠在轻收缩时多项波电位明显增多，最大用力收缩时运动单位电位波形多表现为干扰性，且平均峰值显著降低。肌电图的递减试验表明，脾气虚组大鼠在重复刺激时表现为明显的波幅递减，而运动神经传导速度及潜伏时与正常组大鼠无明显区别，可见脾气虚时表现的骨骼肌无力，与运动神经元及运动神经传导无关，而与神经肌肉接头的传递及骨骼肌本身有关。

（4）**脾在液为涎**　脾在液为涎是指涎的分泌反映了脾的生理功能。李霞用番泻叶喂饲大鼠法复制出泄泻型脾虚证动物模型，然后应用组织化学、生物化学、电镜观察等研究方法检测造型动物腮腺的某些客观指标，并探讨其与腮腺功能状态的相关性。实验表明，AKP、ATPase、SDH 及 α-淀粉酶活性均显著低于对照组（$P < 0.01$）；电镜观察造型动物腮腺腺细胞内线粒体、内质网、高尔基复合体都有异常形态改变，主要表现为水样变性。结果提示，造型动物腮腺腺细胞的形态学改变与腮腺功能低下是一致的，主要是腺细胞的物质转运、能量代谢功能低下，导致淀粉酶合成与分泌障碍。

4. 肺系统的实验研究　肺系统的实验研究包括肺主气、肺主治节、肺主皮毛、肺与大肠相表里、肺主通调水道等方面。

（1）**肺主气**　肺主气是指肺主呼吸之气和一身之气。王元勋将大鼠和家兔造成肺气虚动物模型，对其免疫功能进行研究。结果显示炭粒廓清试验模型组 OD 值下降缓慢，嗜中性粒细胞噬菌率、淋转率、吞噬率、红细胞 C3b 受体花环率及血清 IgG、sIgA 等均降低，表明不仅体液免疫功能低下，细胞免疫功能也受到影响。T 细胞免疫功能降低，尤其当辅助 T 细胞功能低下时，必然会影响到抗体的形成，这与检测结果模型组血清 IgG 低于正常组相符。sIgA 是机体黏膜抗感染的重要因素，所以肺气虚患者常易反复发生急性感染，致病变迁延不愈。

（2）**肺主治节**　肺主治节是指肺具有协助心调节血液运行的生理功能。杨牧祥等通过补气活血类组方对实验性肺气虚大鼠血液流变学指标的观察，发现补气活血方、补气方、活血方能抑制血液高黏、高聚状态，但前两方能降低红细胞刚性，增强红细胞变形能力，改善微循环，而活血方对此则无显著影响，从而在抑制该模型血液高粘、高聚状态的作用方面，补气活血方组优于补气方组和补血方组，补气与活血同用，既降低了高黏、高聚，又增强了血液运行的动力，而显示出最佳效果。因此，可以认定对于肺气虚证的血瘀状态，只有补益肺气，辅以活血化瘀，才能最有效地促进气血运行，改善组织器官的供血供氧。进一步证实了肺气对血的推动作用、生化作用的科学性。

（3）**肺主皮毛**　肺主皮毛是指皮毛功能状态与肺之间的密切关系。杨作成等采用烟熏大鼠复制肺气虚动物模型，检测大鼠背部皮毛中微量元素含量。结果显示，模型组大鼠 Zn、Fe、Ca、Mg 含量明显低于对照组（$P < 0.01$），而 Cu 含量高于对照组（$P < 0.01$），提示肺气虚证与皮毛中微量元素之间有一定的相关性，与中医学"肺主皮毛"相吻合。

（4）**肺与大肠相表里**　肺与大肠相表里是指肺的宣发肃降与大肠的传导功能之间具有密切的相关性。王今达等选用钳夹家兔肠系膜上动脉的方法，探讨实验性肠道功能紊乱所致的肺脏损害有无特殊性。实验结果表明，钳夹肠系膜上动脉组的全部家兔，均出现了严重的肺损害，非钳夹组的全部家兔均无肺损害；并且钳夹肠系膜上动脉组的全部家兔，均只有严重的肺损害，肺脏以外的组织，包括心、肝、肾、肾上腺、胰腺等均无肉眼及显微镜下的异常，而钳夹肠系膜上肾动脉和股动脉的全部家兔，没有出现肺损害，说明"肺与大肠相表里"有一定的实验依据。在上述试验的基础上，选用具有清热解毒、活血化瘀作用的不同中药，观察其对缺血性肠道功能紊乱造成的肺损害的防治作用，发现清热解毒、活血化瘀Ⅵ号方有一定的疗效，说明"肺与大肠相表里"学说的本质在一定程度上与中医的热毒、瘀血有关。韩国栋等发现人工致直肠狭窄后模型鼠出现反应性脏腑损害，尤其是超微结构改变，大承气汤对上述肺损害有明显促修复作用。同时指出肺充血、水肿、出血以及肺泡壁Ⅰ、Ⅱ型上皮细胞的肿胀变性等是肺失肃降的病理学基础之一。连续对大鼠经口投予大剂量次碳酸铋造成便秘模型，观察大承气汤通过攻下而对肺清肃功能产生的影响。结果显示，大承气汤处理组大鼠的肺脏肺泡巨噬细胞数量增加，电镜观察发现大承气汤能极大地增强肠上皮细胞的吞噬消化能力，提示肺与大肠之间确实存在功能上的相互影响。

（5）肺主通调水道　肺主通调水道是指水液的输布有赖于肺的宣发和肃降。郑红斌等对家兔通过"Y"型导管行气管插管术及"I"型导管行膀胱插管术，观察呼吸与尿量排泄的关系。当阻塞部分呼吸道时，肺的吸入清气、呼出浊气功能受到限制，宣降功能难以正常发挥，水液清肃下行于肾的功能受制约，表现为尿量明显减少。

5. 肾系统的实验研究　肾系统的实验研究主要有肾藏精、主生殖，肾主水液，肾主纳气，肾主骨，肾开窍于耳等方面。

（1）肾藏精、主生殖　肾藏精、主生殖是指肾有闭藏精气，促进机体生长和生殖的功能。王米渠等采用猫吓孕鼠的"恐伤肾"方法制造子代先天肾虚模型，观察到青年子代先天肾虚鼠睾丸的生精细胞数量异常增生、成熟精子减少、生精细胞浆空泡变等病理改变，提示了先天肾虚在病理形态学上新的意义。李震等采用3~4月龄Wistar雄性大鼠每日皮下注射苯甲酸雌二醇造成肾虚模型，用药10天后处死动物，观察其睾丸重量、包皮腺重量、睾丸及包皮腺重量与体重比，睾丸匀浆乳酸脱氢酶（LDH）总活性及睾丸乳酸脱氢酶X同工酶（LDH-X）相对活性和睾丸组织学的改变。结果表明，肾虚组动物睾丸、包皮腺重量明显减轻，睾丸LDH总活性、LDH-X相对活性明显下降以及有明显的生精障碍。周英等观察到羟基脲制成的肾虚大鼠出现显著变化：动情周期紊乱，甚至消失；生殖器官萎缩；FSH、E_2水平下降；子宫腺体数目减少，卵巢次级和成熟卵泡数减少，生育能力下降。肾虚直接影响下丘脑-垂体-性腺轴的功能。以上实验为"肾藏精、主生殖"理论提供了科学依据。

（2）肾主水液　肾主水液是指肾的蒸腾气化对水液的输布起着重要的调节作用。程志清等选用温补肾阳与滋补肾阴的方药分别测定其对家兔用药前后膀胱尿流动力学变化。结果表明，温肾阳方有增强膀胱逼尿肌收缩力，缩短充盈时间，增加排尿压作用，符合中医"肾阳主开"的经典理论；滋补肾阴方有延长充盈时间，降低排尿压作用，符合中医"肾阴主合"的理论。

（3）肾主纳气　肾主纳气是指肾具有摄纳肺所吸入的清气，使清气深入人体的作用。现代医学研究证实，肺金与肾水在生理上相互依赖、相互滋生，在病理及病机演变上相互影响。如肾上腺分泌的肾上腺素及皮质激素可使呼吸道平滑肌舒张，有利于呼吸的顺利进行；肾脏排泄酸性物质，调节酸碱平衡，有利于肺的呼吸功能正常进行。若功能不及，则血液呈酸性，CO_2 由肺释出明显增多，出现气喘等症状。韩春生等以木瓜蛋白酶雾化吸入造成小鼠肺气肿疾病模型，同时构建中医肾虚证，以此模拟肺肾两虚的中医虚喘证候。造模前后观察小鼠的耐力、耐寒能力，SOD、GSH-PX、MDA 等自由基三项指标的变化与临床一致，用调补肺肾方进行治疗有效，反证了模型的可靠性，说明肺肾功能密切相关。

（4）肾主骨　肾主骨是指骨骼的生长发育及修复都有赖于肾精的滋养。现代医学研究认为，钙的吸收和代谢、骨的摄取和沉积受维生素 D（V_D）的影响，肾小管上皮细胞内的 25-羟化酶系统、24-羟化酶系统，对 V_D 起着激活和灭活的作用，这两种作用只有在肾脏中才能进行。人体的生长发育是靠垂体分泌的生长素来支配的，而生长素必须经过肾脏（或肝脏）处理后变成生长间素，才能沉积胶原和硫酸软骨素，后两者是骨生长发育的必要物质。肾对钙磷代谢也起着主宰作用，被肾激活的 V_D 能使肠管吸收钙磷，肾小管在甲状旁腺作用下有保钙排磷作用，肾能调节血中钙磷浓度等。陈训华等以切除卵巢雌性大鼠复制绝经后骨质疏松症模型，观察肾虚骨痛胶囊对去卵巢大鼠的抗失骨作用。结果表明，肾虚骨痛胶囊可以提高模型鼠全身及股骨骨密度，股骨灰重，腰椎骨小梁体积，股骨无机元素 Ca、P、Mg、Zn、Cu、Mn 含量，通过体内多方位调节作用从而预防和抑制骨质疏松症的发生和发展。沈培芝等研究补肾方预防和治疗地塞米松致雄性大鼠骨质疏松的疗效，并探讨其生化机制。采用 12 月龄 SD 雄性大鼠，随机分组给药，18 周后分别测定全身骨密度、股骨抗弯强度以及血清中骨钙素、甲状旁腺素、睾酮、雌二醇的水平。结果预防组的全身骨密度、股骨抗弯强度指标显著高于地塞米松组（$P < 0.01$），与空白对照组比较未见明显差异，而治疗组高于地塞米松组（$P < 0.05$），但低于空白对照组（$P < 0.05$）；预防组、治疗组的血清睾酮水平高于地塞米松组（$P < 0.01$ 和 $P < 0.05$），血清甲状旁腺素水平低于地塞米松组（$P < 0.05$），血清雌二醇以及骨钙素的水平略高于地塞米松组，但无统计学意义。实验结果说明，应用补肾方可以有效地预防和治疗地塞米松诱导的雄性大鼠骨质疏松，反证了"肾主骨"的科学性。

（5）肾开窍于耳　肾开窍于耳是指肾气通于耳，耳的功能有赖于肾精的滋养。现代医学研究发现，内耳与肾脏在组织形态学与生理特性方面有许多相似之处，某些药物如链霉素、庆大霉素、卡那霉素等对内耳与肾脏均有毒性反应。在抗原特异性方面也有相关性，如肾脏分泌的醛固酮可影响内耳的功能，这些可能是肾与耳相联系的物质基础。刘蓬等为了解肾虚与听力的关系，利用糖皮质激素模拟"肾虚"动物模型，应用耳郭反射阈（PR）及听性脑干反应（ABR）监测"肾虚"模型豚鼠的听力变化，初步发现"肾阴虚"及"肾阳虚"实验豚鼠均出现了听力下降现象，但"肾阴虚"的听力下降以 6kHz 为明显，而"肾阳虚"的听力下降以 2kHz 为明显，且"肾阳虚"时 2~8kHz 听力下降的程度均比"肾阴虚"严重，动物听力下降的程度与其全身"虚弱"症状的程度一致。王东方等通过检测豚鼠脑干听觉诱发电位（ABR），以及观察动物行为反应、壳温与核温、耗氧量、应激能力，研究金匮肾气丸对豚鼠庆大霉素耳蜗毒性的拮抗作用。结果显示庆大霉素能明显提高 ABR 阈值，并使豚鼠表现为萎靡、蜷缩、活动迟缓、反应迟钝、体重及进食量下降、壳温及核温降低、氧耗量降低、耐冻及冷水游泳时间缩短等典型阳虚证候。应用金匮肾气丸后，与模型组比较，听力明显改善，上述阳虚证候得以纠正。另外，王东方等通过血浆尿素氮、血浆肌苷、脑干诱发电位、肾脏组织病理和耳蜗铺片观察金匮肾气丸对庆大霉素所致豚鼠肾和耳损害的影响，结果提示金匮肾气丸不仅可以保护听功能和减轻耳蜗听毛细胞损害，而且还可以保护肾功能和减轻肾脏肾小管细胞损害。

二、气血理论的实验研究

气血理论是研究气血功能及其相互关系的理论，其实验研究主要包括气能生血、气能行血、气能摄血等方面。

1. 气能生血　气能生血是指气的运动是血液生成的动力。孙云等采用环磷酰胺（CTX）加乙酰苯肼（APH）引起大鼠骨髓造血系统抑制性损伤，并用放血法造成大、小鼠实验性失血模型，观察黄芪对化学性血虚和失血性血虚动物模型的补血功效，探讨黄芪补气生血的机制。结果黄芪能明显减轻 CTX + APH 引起的大鼠骨髓造血系统抑制性损伤，使化学性血虚大鼠、实验性失血小鼠的骨髓 DNA 含量、骨髓有核细胞（BMC）和外周血细胞（主要为红系）减少得以回升。动物实验证明黄芪具有升高外周血细胞、增强造血系统功能的作用。王璐等研究人参总皂苷（TSPG）对人早期血细胞产生的影响及其机理，进一步探讨人参"补气生血"的现代分子生物学机理。采用造血祖细胞体外培养、造血生长因子（HGF）生物活性检测、免疫细胞化学、核酸分子原位杂交技术，研究 TSPG 对造血基质细胞表达白细胞介素3（IL－3）的影响及其机理。结果 TSPG 体外作用能明显促进人早期髓系多向性造血祖细胞（CFU－Mix）的集落形成；经 TSPG 诱导制备的人骨髓基质细胞（BMSC）、脐静脉内皮细胞株（EcV304）、单核细胞株（THP）条件培养液对 CFU－Mix 的增殖分化有明显促进作用；经 TSPG 诱导后 BMSC、EcV304、THP 细胞内 IL－3 的蛋白及 mRNA 表达显著提高，说明 TSPG 能促进人早期血细胞的增殖分化，其机理可能与 TSPG 诱导人造血基质细胞表达 IL－3 有密切关系。

2. 气能行血　气能行血是指气的运动能促进血液运行。研究认为人参能防止血液凝固，促进纤维蛋白溶解，降低红细胞的聚集性，增加血液的流动性，改善组织灌注。人参对胶原、花生四烯酸等诱发的血小板聚集均有抑制作用。毛小平等采用高胆固醇饲料喂养家兔法复制高胆固醇血症模型，观察补阳还五汤提取物（BDE）对 TCh、TG 和血液流变学的影响。结果 BDE 处理的兔 TCh、TG 显著降低（$P < 0.01$），全血表观黏度（低切 $10s－1$）、红细胞聚集指数（EAI）均显著降低（$P < 0.01$），说明补阳还五汤提取物能有效降低 TCh、TG 和改善血液流变性，而补阳还五汤的君药为大剂量的黄芪，全方具有大补元气、活血化瘀之功效。本实验从治疗学上验证了"气能行血"的科学性。

3. 气能摄血　气能摄血是指气对血液具有统摄作用，使血液在脉管中运行的功能。刘宏潇等采用现代医学免疫法腹腔注射抗血小板抗血清，结合中医苦寒泻下法灌胃番泻叶水浸剂，建立特发性血小板减少性紫癜（ITP）脾不统血证动物模型，观察小鼠一般体征、外周血象、血清 D－木糖含量、T 淋巴细胞亚群及骨髓巨核细胞计数变化，并予中药复健方加减归脾汤治疗。结果，ITP 脾不统血证动物模型符合 ITP 疾病特点，未改变 ITP 疾病模型的关键指标，未影响血小板减少造模法的主要特点；同时模型小鼠出现明显脾不统血证主症及脾虚客观指标变化，经中药复健方治疗后，脾不统血证主症和脾虚指标明显改善。此实验从动物模型和治疗学角度解释了"气能摄血"的临床应用价值。

三、病因病机的实验研究

中医病因病机主要研究人体患病的原因和疾病发生、发展及变化机理的理论。其实验研究较少，主要是六淫（风寒邪、湿邪、热邪）和七情（恐伤肾、怒伤肝）等方面。

1. 六淫

（1）**风寒之邪** 陈新等将小鼠置于人工风寒环境中刺激 10 小时后，观察到小鼠的网状内皮系统廓清功能及腹腔巨噬细胞释放过氧化氢量均受到明显抑制。这种免疫抑制的高峰发生在风寒刺激后第 3 天，刺激后第 5 天、第 7 天逐渐恢复正常，表现为一过性免疫抑制。免疫抑制可能是风寒刺激过程中应激激素大量分泌所致，提示风寒两气致病的作用机制可能与抑制机体非特异性细胞免疫功能有关。陈克进观察了风寒犯肺证猪模型的眼球结膜微循环，实验结果显示风寒犯肺可导致微血管数减少、血流受阻、微血管扩张等百脉不利现象。倪瑾等对寒凝血瘀证家兔模型进行了血液流变学方面的观察，发现受试动物微循环障碍，血流缓慢，血沉加快，红细胞压积下降，纤维蛋白原和血浆黏度增高，血栓素有明显增加。除局部反应外，也可引起全身反应，主要是微循环障碍，血液流变性异常。

（2）**湿邪** 张六通等在外湿致病机理的实验研究中发现，外湿组大鼠免疫功能性及Th/I 下降，巨噬细胞吞噬功能降低，粪便分泌性免疫球蛋白（sIgA）反应性增高；外湿组 T 淋巴细胞亚群 Th/I、IL－2 降低，Th/s 比值有增高的趋势；外湿组大鼠骨骼肌线粒体氧化磷酸化效率及呼吸控制率降低，胃泌素分泌减少，胃动素和醛固酮分泌增加，肺、肾、胃、大肠、小肠、肝、关节均有不同程度的病理改变。外湿组氧化磷酸化效率和呼吸控制率均降低，ATP 生成减少导致活动减少，四肢无力，机体处于低能消耗状态，肌肉不能获得足够的能源而消瘦。另外，在实验中发现外湿组大鼠的胃与大小肠主要表现为黏膜糜烂，小肠绒毛上皮变性、坏死、脱落以及炎细胞浸润的慢性炎症反应，可能是纳差和稀便的病理基础。佟丽等通过喂饲大鼠高脂糖饮食，在高温高湿环境下建立湿热证动物实验模型的基础上经过研究发现，在多因素的作用下，模型大鼠外周血中红细胞 C3b 受体数目显著降低，而红细胞黏附免疫复合物含量升高，说明湿热证红细胞免疫功能异常与红细胞 C3b 受体数目减少，红细胞黏附免疫复合物不能及时清除有关。吴仕九等发现湿热证大鼠小肠吸收功能受到明显抑制，表现为血清 D－木糖含量下降，发现湿热证大鼠 SOD 活力降低，MDA 水平显著升高，认为湿热证实质与机体氧化和抗氧化失调有关。姜学连观察湿阻证的动物出现食欲不振、饮水量少、倦怠、便溏等症状和体征，并且胃液 pH 值升高，血清胃泌素、肌糖原、小肠 D－木糖吸收率明显降低，胃肠推进运动减慢，说明湿邪可以引起胃肠消化、吸收及运动功能减慢。以上的一些研究提示湿邪致病涉及机体的免疫、胃肠道及能量代谢等方面的功能紊乱，显示湿邪致病具有广泛性。

（3）**热邪** 陈小野等采用成年 Wistar 大鼠和幼年大鼠分别以热性药造模为热性组，并设立对照组，以观察大鼠长期热证造模的活体舌象、舌组织病理和扫描电镜变化。结果显示，热证组动物舌质偏红，舌面苍老，舌固有层乳头密度增加，基底层细胞核分裂相频数增加，颗粒层细胞嗜碱性颗粒粗大，丝状乳头软角质减少，角化上皮剥脱明显，丝状乳头颗粒层细胞核空泡变明显，菌状乳头密度增大；幼年组动物与对照组比较，舌的病理改变也以上皮增殖加快、代谢旺盛为主要特征。因此认为热证组动物有以火热亢盛、代谢加快为主的病理，并与全身性变化一致。

2. 七情

（1）恐伤肾　沈雁等观察了三种不同类型的恐伤肾动物模型后发现，惊恐对小鼠、猫和犬的睾丸和脑垂体等组织在形态上均有不同程度的损伤。电镜观察证实，小鼠的睾丸精子成熟过程受阻，脑垂体促性腺激素细胞等均有胞浆内细胞器变性、坏死，细胞核固缩、核溶、坏死等表现。由此认为，恐伤肾的病理形态上的改变主要在垂体－性腺轴。王米渠等以猫吓孕鼠造成恐伤肾模型，分为一、二、三级恐吓组进行恐的情绪遗传的实验研究，并移植在遗传行为学研究中，计算二便数量作为恐的情绪度的客观表征；同时创立了独立钢管的行为测试方法。以动物在情绪性的应激紧张状态下站立于钢管顶端的时间作为衡量情绪的指标。研究结果表明，在插入猫叫刺激后，一、二、三级恐吓组和非恐吓组的亮盒排便反应均有显著性差异，尤其是一级恐吓组二便粒次数量明显高于非恐吓造模组，其大便颗粒也较非恐吓组小鼠大便颗粒小。在独立钢管试验中，插入猫叫刺激后，虽然各组独立时间都相应延长，但一、二、三级恐吓组与其他组比较，在统计学上更具有显著性差异。

（2）怒伤肝　赵晓林等以束缚制动作为应激源，形成慢性激怒应激大鼠。研究发现慢性激怒应激可致淋巴细胞增殖程度降低，皮肤气管肥大细胞（MC）形态异常，数量减少，而补肾方药对此具有拮抗调整作用。赵氏进一步观察了慢性激怒应激大鼠下丘脑肝脏核糖体聚态的变化。结果显示慢性激怒应激大鼠肝脏多聚核糖体解聚，蛋白质合成速率下降，滋补肝肾方药可拮抗该解聚，使多聚核糖体及蛋白质合成速率增加，而下丘脑核糖体聚态无明显变化。严灿等采用相同方法复制"怒伤肝"大鼠模型，并观察模型大鼠的细胞免疫功能、神经内分泌功能等。结果发现，模型大鼠细胞免疫功能低下，而下丘脑－垂体－肾上腺轴兴奋；在采用调肝方药治疗后，上述病理变化都有一定程度的改善。顾立刚等采用夹尾方法制成大鼠长期激怒应激模型，结果发现长期激怒刺激可使大鼠全血黏度呈高黏状态，腹腔巨噬细胞吞噬功能和分泌 IL－1 受到抑制。根据中医理论，结合现代生理学研究，中医所说的"怒伤肝"与大脑皮层的兴奋及抑制、植物神经特别是交感神经功能、内分泌系统功能等多种因素有关。在激怒状态下，由于激活交感神经－肾上腺髓质系统和内分泌系统，导致神经－内分泌－免疫系统功能失调，从而使肝脏缺血、缺氧，肝糖原耗竭，水钠潴留，免疫功能下降，肝细胞坏死、自溶，造成肝脏受损。

四、体质的实验研究

中医体质是研究正常人体的机能和形态的差异性，及其对疾病发生、发展过程影响的理论。中医体质的实验研究不多，主要介绍匡调元教授的寒体和热体的实验研究。

1. 寒体与热体大鼠的筛选实验　匡调元等选用 Wistar 大鼠为实验动物，以双后掌心温度筛选动物，认为体表温度之高低可以反映阴阳盛衰之实际水平，阴阳平衡者当属常体，阳多阴少者体热，阴多阳少者体寒。实验结果如下：

（1）生化检测　寒体组大鼠腺苷激酶（ADK）活性、细胞能荷及肝脏 $Na^+ - K^+ -$ ATPase活性比热体大鼠低，另外 T_3、T_4、孕酮和睾酮含量方面也比热体大鼠低。

（2）形态学观察　电子显微镜观察：常体组肝组织的超微结构正常；热体组肝细胞内线粒体密集，粗面内质网与核糖体轻度减少；寒体组肝细胞内电子密度减低，线粒体轻度变形，核糖体与内质网显著减少，细胞内脂滴增加。睾丸超微结构变化显示：常体组曲细精管内各级精细胞与支持细胞及间质细胞结构正常；热体组示支持细胞有变性变化，细胞核电子密度减低，有致密染色质缩块，间质细胞内见溶酶体增加；寒体组精细胞及支持细胞内线粒体变性，嵴缺少，溶酶体数量增加，支持细胞内核仁呈浓缩块，间质细胞内线粒体显著变性，细胞核不规则，染色质浓缩。

（3）生理机能检测　寒体组生理功能比热体组低，寒体组反应缓慢，冷水刺激后复温时间延长，热体组则相反。热体组活动频繁，易咬人，游泳试验耐力大，大便干结，在测定脑电图时常被咀嚼肌肌电干扰，解剖时动脉血呈鲜红色，流速快。寒体组活动迟缓，少咬人，游泳试验耐力差，大便溏稀，在测脑电图时未见咀嚼肌肌电干扰，解剖时动脉血呈暗红色，流速慢。

（4）淋巴细胞体外增殖及DNA损伤后修复能力观察　热体大鼠比寒体大鼠具有更高的水平，而常体大鼠居于两者之间。

（5）微量元素测定　在肾脏组织中，寒体大鼠的 K、Ca、Co 含量较常体为高，Br 则低，均有统计学差异（$P < 0.05$）；热体大鼠肾组织中的 K、Ca、Co、Fe、Cu、Zn、Ge、Se 均较常体为低，亦有统计学差异（$P < 0.05$）；热体大鼠肾组织中的 K、Fe、Cu、Zn 含量较寒体为低，Br 则高，均有统计学差异（$P < 0.05$）。

（6）免疫功能检测　总补体、白细胞介素2及脾脏淋巴细胞转化率测定，结果显示寒体组和热体组的免疫反应均高于常体组，经统计学处理均有显著性差异（$P < 0.05$）。

2. 食物对体质形成影响的实验　匡调元等选用 Wistar 大鼠为实验动物，体重 $400 \pm 20g$，经体质筛选方法筛选后，全部用常体动物。随机分成对照组、喂五香粉组和喂冰淇淋组。对照组大鼠喂常规饲料，并每日用水灌胃1次，每次3ml/只。五香粉组大鼠每日喂五香粉0.5g/只（五香粉按比例配在饲料中）。冰淇淋组大鼠每日用冰淇淋灌胃1次，每次3ml/只。造型时间为1.5个月。实验结果如下：

（1）生化检测　五香粉组的 $Na^+ - K^+ -$ ATPase 活性，血清 T_3、T_4 含量都是最高，冰淇淋组的这些指标都是最低，呈显著性差异。另外，血清 T 含量对照组最高，冰淇淋组最低，方差分析有显著性差异（$P < 0.05$）。

（2）形态学观察　电子显微镜观察显示：常体组与寒体组肝细胞的超微结构正常。五香粉组的肝细胞胞质密度减低，线粒体轻度变性，粗面内质网与核糖体稍减少，细胞内有少量脂滴；睾丸曲细精管内各级精细胞与支持细胞均有变性，支持细胞内线粒体肿胀变性，脂褐素数量增加，各种精细胞亦有程度不等的变性，间质细胞接近正常。冰淇淋组的肝细胞变性较五香粉组显著，线粒体轻度肿胀，粗面内质网减少，脂质增加；睾丸曲细精管内各级精细胞及支持细胞均有变性，线粒体肿胀，嵴断裂与缺失，高尔基体减少，细胞质电子密度减低，细胞核内染色质稀疏，电子密度减低。

（3）淋巴细胞体外增殖及 DNA 损伤后修复能力观察　常体大鼠分别喂五香粉或冰淇淋所测得的脾淋巴细胞增殖指数（SLPI）及其 DNA 修复合成指数（PLDRI）都与自然状态之常体不同，其中喂五香粉组 3 天后 SLPI 值提高了 0.27 和 0.55，冰淇淋组也提高了 0.23 和 0.48；外周淋巴细胞经低、中、高剂量紫外线损伤后，喂五香粉大鼠的 PLDRI 值提高了 0.35、0.18、0.01，喂冰淇淋大鼠只有在低剂量紫外线损伤下才有提高。

（4）免疫功能检测　总补体、白细胞介素 2 及脾脏淋巴细胞转化率测定结果表明：在实验条件下对补体影响不大，对细胞免疫有明显影响，冰淇淋使补体趋于升高，但非常明显地降低了细胞免疫功能，五香粉使补体与细胞免疫反应都降低，但幅度小于冰淇淋。

生理机能测定、肝与甲状腺组织化学研究及微量元素测定均未见明显差异。

3. 食物对体质调整作用的实验　匡调元等选用 Wistar 大鼠为实验动物，体重 $250 \pm 50g$，按体质筛选方法筛选出常体、热体和寒体。调整方法：常体组大鼠为正常对照组，饲喂常规混合饮料；寒体组大鼠饲喂五香粉作为寒体调整组，每日喂五香粉 0.5g/只（五香粉按比例配在饲料中）；热体组大鼠用冰淇淋灌胃作为热体调整组，每日用冰淇淋灌胃 3ml/只。调整时间为 1.5 个月。实验结果如下：

（1）生化检测　寒体调整组大鼠的肝细胞能荷值明显上升，肝 $Na^+ - K^+ - ATPase$ 活性，血清 P、B、T_4 含量升到正常对照组水平（$P > 0.05$）。热体调整组大鼠的肝 $Na^+ - K^+ - ATPase$ 活性，血清 P、T_3、T_4 含量降到正常对照组水平（$P > 0.05$）。

（2）形态学观察　电子显微镜下肝细胞超微结构在寒体调整组为胞质电子密度减低，粗面内质网与滑面内质网均显著减少，线粒体轻度肿胀，基质电子密度增加；热体调整组为内细胞器丰富，线粒体嵴清晰，粗面内质网、核糖体、高尔基体结构均清晰可见，近似于常体组。

（3）免疫功能检测　总补体、白细胞介素 2 及淋巴细胞转化率测定结果表明：热性食物五香粉可使寒体动物的免疫反应性增强，寒性食物冰淇淋对热体动物的免疫反应性作用微弱，在本实验条件下差异不明显。

生理机能测定、肝与甲状腺组织化学研究、DNA 修复功能及微量元素测定均未见明显差异。

综上所述，该实验结果表明纯种实验动物 Wistar 大鼠自然群体中存在着体质差异，即寒体、热体和常体。寒性食物冰淇淋及热性食物五香粉可以影响体质之形成及调整体质。

第三节　中医诊断学的实验研究

中医诊断学是中医基础和临床的桥梁，是实践性、操作性、思辨性很强的一门学科，是临床各科的主干课程。中医诊断学的实验研究是比较活跃的领域，有许多研究成果，如证本质的研究、脉象仪的研制等都取得了长足的进步，本节主要介绍舌诊、脉诊及各证候的动物实验研究成果。

一、舌诊的实验研究

中医舌诊是中医诊断的特色方法之一，其动物实验研究主要有气虚舌象、阴虚舌象、阳虚舌象的造模实验，以及不同动物舌面结构的电镜观察等。

1. 气虚舌象的造模实验 上海瑞金医院舌象研究小组通过人工慢性放血而造成家兔气虚模型。气虚的指标根据临床症状如体温、脉搏、呼吸、体重、大小便、肢体温度、毛发光泽度及脱落情况、角膜及睑睫膜光泽度、精神状态以及舌象变化等来衡量。舌象观察约为3天1次，在硫喷妥钠静脉内麻醉或乙醚吸入麻醉下进行，包括肉眼观察及镜检观察。肉眼观察重点在舌质、舌体、舌苔及湿润度等；镜检观察则着重在舌尖、舌中、舌边的丝状乳头、蕈状乳头及其间质的变化，所有舌皆作病理切片检查。实验结果：在第一阶段即放血容量在40～50ml以下时，仅有精神较委顿。而在第二阶段及第三阶段之中，逐渐出现嗜睡，四肢蜷缩，肌肉张力显著减低，体温较正常稍高（39℃～40℃），耳根温度较热；大便量在饮食控制以后，有逐渐增多趋势，其外观较之正常稍湿润；体重一般仅有轻度下降，而临床表现却相反，且视之甚为肥胖，经指压之无凹陷，仅有1只曾出现凹陷性水肿，很短时间即消失。血液生化测定：总蛋白略有减低，球蛋白相对增高，白球比例略有降低；血氯无变化，血钠略偏低，血钾则显著增高。舌象变化：从大体上观察，前7天不易看出变化，而在后期则出现苍白、胖嫩、湿润等特征。裂隙镜下观察：乳头变化非常明显，在早期，主要的变化表现在舌尖的丝状乳头稍现平坦，而蕈状乳头相对表现得较为突出，蕈状乳头内放射形血管也变得较为明显。到后阶段，舌尖部丝状乳头则变得非常平坦，仅存散在性遗迹，在镜检下视之，如一片鱼鳞状，或如织有格形花纹绸缎的外观，蕈状乳头突起度稍低，透明度尚佳，但其中放射状血管明显变细，有的变为点状，红色变淡，有的仅有一条阴影而已；舌中部丝状乳头变化最为典型，尖锐结实的外观变为圆钝而浮肿，整齐排列变为紊乱而拥挤，蕈状乳头偶然夹杂其间，视之较舌尖为小，色也淡，其中血管不易看见，仅见有一团红晕在其间。

2. 阴虚舌象的造模实验 上海瑞金医院舌象研究小组通过人工高位小肠侧瘘而造成家兔阴虚模型。化验则着重血清氯、钠、钾的测定，蛋白定量，红细胞计数及压积等；临床观察则以上述的症状及舌象为主。实验结果：小肠造瘘手术3天以后，逐渐出现精神委顿，食欲减退，口渴欲饮，四肢无力，明显消瘦，皮肤弹性减退，出现皱纹，体温较低，耳根较冷，大便量少而稍干，小便较少，后期出现睑睫膜充血及溃疡，脱毛，有1只兔出现水肿。舌象观察，早期除出现舌尖稍有平坦外，其他变化不明显，到后期相继出现红、干、瘦、舌尖光莹等特征，1例在舌根两侧及舌中一侧出现腐苔，擦之即去，1例在舌中两侧皆呈现光莹区，舌中部的舌苔在所有阴虚组中皆未完全消失，仅最后1例有全舌近乎净舌的外观。裂隙灯观察，舌尖部蕈状乳头较突出，血管较充血，丝状乳头的突起几乎完全消失，仅存点状痕迹，舌中部蕈状乳头少，血管不易见，丝状乳头明显变平、变钝，但舌边尚存有一部分较尖锐的丝状乳头，排列尚比较整齐，腐苔区经过擦掉之后，舌质平坦，丝状乳头全部消失，净舌区可见极平坦的丝状乳头点状残迹。舌黏膜的病理组织学表现，表皮生发层核染色深，核分裂多见增生活跃现象。生发层及棘细胞层均有不同程度的空泡样变性，表皮角化细胞因脱屑过快而仅有1～2层残留，丝状乳头上的角化丝也因而脱落，故整个表皮层变薄，乳头变平，乳头间隙增宽。表皮下结缔组织无水肿现象，有明显充血，乳头中有时可见出血，近表皮生发层处有中度淋巴细胞浸润。综合临床症状，有精神委顿，口渴欲饮，四肢无力，明显消瘦，小便少，大便少而干，以及睑睑膜出现充血、溃疡，结合舌象红、干而瘦等，皆符合阴虚的临床表现，至于体温稍低、耳根温度较冷、脱毛、水肿等症状，是否提示同时具有一定程度的阳虚并存，尚值得进一步研讨。关于舌象乳头的变化，主要表现在丝状乳头萎缩，蕈状乳头的突出、充血，尤其净舌及剥苔的出现更为阴虚舌象的特征。蕈状乳头充血、丝状乳头上皮细胞角化脱屑过度而使下层血管易于暴露，似为舌质转红的直接原因。这一动物实验结果，主要用以说明舌能灵敏地反映机体的各种病理情况，各种致病因素所造成的机体失血、耗阴、营养不良等情况，均能明显地反映于舌黏膜乳头的变化。对于制造动物模型的方法，尚需在今后进一步探索。

3. 阳虚舌象的造模实验　上海中医药大学组织胚胎教研组通过实验制成了阳虚模型的舌象，以探讨阳虚型舌象的变化以及助阳药的作用。方法：以大剂量醋酸氢化可的松造成小鼠阳虚模型，以及用助阳药附子、肉桂、仙灵脾及淡苁蓉进行实验性治疗。实验分正常对照组、氢化可的松组及氢化可的松 + 助阳药物组。依次分别于实验第 6、7、8、9、11 天断头处死动物，取动物舌尖进行组织及化学观察。实验结果：

（1）舌尖的组织结构　氢化可的松组及氢化可的松 + 助阳药物组动物舌尖结构与正常对照组相比较无显著变化。

（2）舌尖的核酸变化　正常舌尖组织中含肥大细胞较多，氢化可的松组动物舌尖组织中肥大细胞较正常对照组显著减少，氢化可的松 + 助阳药物组动物肥大细胞含量显著增加，与氢化可的松组比较有非常显著的差异，至于舌尖组织的 RNA 含量，三组无显著差异。

（3）舌尖碱性磷酸酶（AKP）的变化　正常对照组舌尖丝状乳头角质层 AKP 反应阳性，颗粒层颗粒的 AKP 反应亦为阳性，舌底上皮角质层 AKP 反应则为阴性，三组动物的舌上皮 AKP 反应无显著区别，固有层中及肌间的小血管与毛细血管内皮 AKP 反应为强阳性，毛细血管交织成网，正常对照组中毛细血管数量较多，氢化可的松组舌尖组织毛细血管量增多。

（4）舌尖组织酸性磷酸酶（ACP）的变化　对照组、氢化可的松组及氢化可的松 + 助阳药物组之间 ACP 反应无显著差异。

（5）舌肌的糖原变化　正常对照组糖原较少，氢化可的松组舌肌糖原含量增加，氢化可的松 + 助阳药物组动物舌肌糖原含量有所减少。

4. 不同动物舌面结构的电镜观察　上海医科大学对实验动物舌表面结构进行了扫描电子显微镜观察，认为大鼠、豚鼠、猫、犬舌结构差别较大，不宜用于制作舌象模型，猴舌表面角质化程度与人相似，但价格昂贵，也不宜用于舌象模型。猪舌舌质显露明显，舌表面乳头结构与人舌相似，猪的食性与人的食性相似，是较理想的舌象模型。兔舌结构稍接近于人舌，舌表面结构角质化明显，舌质显露不理想，但来源方便，价格不高，是可供选择的次理想舌象模型实验动物。

二、脉诊的实验研究

中医脉诊是中医诊断的重要内容，其实验研究主要有迟脉、芤脉、弦脉、滑脉、缓脉、涩脉、芤脉的动物实验。

1. 模拟"迟脉"的动物实验 郑小伟等采用寒邪伤阳，血失温运，以致脉迟来模拟中医迟脉形成机理，将大鼠置于低温环境中造型。实验方法：①取100只正常大鼠，用3%戊巴比妥钠溶液按0.1ml/100g剂量由腹腔注射，然后测量心率、呼吸频率、肛温。②随机抽取30只大鼠造模，将其置于有铁网罩的大鼠盘上，放入低温冰箱，箱内温度调至－15℃，待数小时后大鼠出现寒战停止，畏寒喜温，蜷缩竖毛，朦胧欲睡，呼吸微弱，尿清便溏，唇周发黑，舌、目、尾部色淡暗，肌肉僵硬等症状，说明此时动物已处于兴奋减弱期，将大鼠取出冰箱，进行心率、呼吸频率、肛温测量，并进行自身对照；造模后进行药物反证。结果显示：造型后心率、呼吸频率、肛温显著下降，与造型前比较，差别有显著意义（$P < 0.001$）；动物造型后随机取10只迟脉模型大鼠进行腹腔中药注射治疗（称药物恢复组），其余的大鼠腹腔注射0.9%生理盐水（称自然恢复组），观察两组心率、肛温恢复正常的时间，药物恢复组仅用225 ± 84分钟，而自然恢复组为333 ± 85分钟，两组差别有显著意义（$P < 0.05$）。

2. 模拟"芤脉"的动物实验 傅聪远等以犬为对象，用动脉大量放血的方法，复制出失血性芤脉模型，并分析其脉图特征和心血管功能状态。放血前和放血后5分钟，描记肱动脉脉图及心电、胸阻抗微分图，当放血不继续引起降中峡高发生变化，所呈现的芤脉图形稳定时，即终止放血。在19只犬28次实验中，有16只犬23次实验放血后出现实验性芤脉。犬实验性芤脉的出现与失血量有关。开始出现芤脉的最小失血量为$17.8 \pm 8.4\%$（占全血量的百分比），开始呈现芤脉稳态的失血量为$29.8 \pm 13\%$，由芤脉转变为非芤脉的失血量为$46.1 \pm 25.1\%$。但亦有3只犬5次实验，放血量达到或超过上述芤脉的水平，并不出现芤脉，这些犬实验前脉图降中峡位置特别高，总外周阻力和心每搏指数分别大于及小于正常。而出现芤脉的犬，实验前的总外周阻力和心搏指数均正常。犬失血性芤脉的脉图特征，基本与人的相同，只是降中波波幅较小，出现失血性芤脉时的心功能指标变化也和人的基本相似，脉图降中峡高度与失血呈负相关。

3. 模拟"弦脉"的动物实验 陈德奎等对犬在静脉麻醉状态下进行上肢动脉的腔内测压，同时记录压力波形，开胸在主动脉根部用电磁流量计测心输出量，用去甲肾上腺素在下肢静脉内滴注，观察并记录心输出量、血压及压力脉搏波形。另外用桑寄生的提取液（扩血管药物）作静脉推注，同上法描记上述指标，发现用去甲肾上腺素时，出现心输出量降低，外周阻力增加，动脉弹性模量增加，脉图波形由平脉逐步向弦Ⅰ、弦Ⅱ、弦Ⅲ过渡；当用桑寄生注射液时，出现每搏输出量增加，外周阻力降低，动脉弹性模量降低，脉图波形由平脉逐步向滑脉过渡。弦脉中重搏前波由弦Ⅰ向弦Ⅲ的逐步抬高，是由于压力波在周围血管中反折叠加而成，随着血压的升高，外周阻力增加，引起终端血管的反射系数增大，以及血管壁在高压状态时的弹性模量增大，引起压力波传播速度加快，两者使反折波来回叠加显著增加，而使重搏前波逐步抬高。陈氏还运用改变动脉顺应性的方法，把降主动脉与腹主动脉换成硬管，与原来的主动脉软管作对照，进行犬的实验观察。结果显示：在自身的软管中，上肢的压力脉波图类似人类的平脉脉图，上升支迅速，重搏前波清晰，与主波的分界明显，重搏波亦很明显。当调换成硬管的通道时，脉图立即改变为类似老年人的动脉硬化性弦脉，上升支缓慢，重搏前波与主波融合呈土堡型，重搏波完全消失。再调换成软管时图形复归。

4. 模拟"滑脉"的动物实验　黄士林等模拟人体滑脉特征，对 12 只犬采用肝素抗凝法（5 只）、稀释血液法（7 只）进行滑脉造型，测量实验前后各组血液黏滞度、全血比黏度、红细胞压积、血流速度、血沉等血液流变学指标的变化。结果显示：除血沉外，以上各参数造型后均降低，与实验前比较，均值差别有非常显著意义，提示血管内膜壁光滑，血管弹性良好，以及各种原因造成的血液黏度降低、血流速度加快是产生滑脉的主要机制之一。

5. 模拟"缓、涩、芤脉"的动物实验　施诚等选用健康雄性犬 3 只麻醉后剥离暴露犬的股动脉、股静脉、颈动脉、桡动脉，用应变片探头固定于左股动脉、右颈动脉、左桡动脉上描记脉波图，并同步记录心电图、心音图、血压，发现正常犬的桡动脉脉波呈三峰形，主波、潮波、重搏波均明显可见，与人的桡动脉脉波相似，滴注去甲肾上腺素后脉图类似弦脉特征，静滴异丙肾上腺素或静推酚妥拉明后，脉图图形与滑脉相似。施诚认为，异丙肾上腺素主要作用于 β_1、β_2 受体，表现为心肌收缩力加强，心率增快，血管扩张，外周阻力降低；酚妥拉明的降压作用是阻断 α 受体，只兴奋 β 受体使血管舒张，外周阻力降低，可见滑脉与外周阻力降低及心率加快有关。注射心得安后犬桡动脉脉波中的上升支及下降支均较缓慢，主波峰顶圆钝或平顶，潮波和重搏波均不明显，脉动周期时间延长，类似缓脉脉图的特点。快速滴注甘露醇及推注速尿后，当排尿 10000ml 以上时，犬桡动脉脉波出现上升支较陡直，下降支缓慢，主波峰顶呈平顶或双峰形，重搏波后有一些小波，类似涩脉脉图，大量排尿后，血容量减少，血液黏度增加，认为涩脉的出现与黏度的增加有关。静滴低分子右旋糖酐时，犬桡动脉出现主波峰较滑脉时相对变宽，潮波位置升高，下降支较缓，类似弦脉脉图，低分子右旋糖酐可增加血容量。结扎犬股动脉，犬桡动脉波出现主波峰较宽，潮波升高，重搏波及降中峡位置明显升高，类似弦脉脉图。将犬颈动脉放血 300ml 时，主波峰变窄，上升支及下降支均陡，重搏波很低或低于基线，波谷不明显，脉动周期时间缩短，类似芤脉脉图。放血 600ml 时，主波波幅明显降低，波形已不规则，放血 700ml 时，已测不出脉波。可见大量出血，血容量骤然降低，由此导致外周血管扩张，血压下降，心率增快而出现芤脉的脉图特征。

三、八纲证候的实验研究

八纲辨证是重要的辨证方法，其不仅是抽象的理论概念，也是机体生理、病理的高度概括。八纲中阴阳、寒热、虚实是定性的，所以研究相对较多，一般阴阳、寒热是结合研究的（因阳虚则寒，阴虚则热），表里是定位的，研究较少。现代研究认为阳虚证存在下丘脑－垂体－肾上腺/甲状腺/性腺轴的功能低下，副交感神经功能亢进，阴虚证存在交感神经功能亢进。热（实）证的能量代谢都比寒（虚）证高。虚证普遍有免疫功能低下的表现。阴虚证存在血浆 cAMP 含量较多，cAMP/cGMP 比值明显高于正常，阳虚证存在 cGMP 占优势，cAMP/cGMP 比值明显低于正常。

八纲证候的动物模型也有研究，主要有：

1. 阳虚、阴虚动物模型　阳虚动物造模方法主要有糖皮质激素法、切除肾上腺法、切除甲状腺法、羟基脲法、腺嘌呤法、甲巯咪唑法；阴虚动物造模方法主要有甲状腺素法、钳夹肾动脉法、小肠侧瘘法。

2. 寒证、热证动物模型　寒证动物造模方法主要利用大剂量寒凉中药如知母、石膏、大黄等喂服法；热证动物造模方法主要利用大剂量温热中药如附子、干姜、肉桂等喂服法。

3. 表、里、虚证的动物模型　表、里证的动物模型很少，如有人用冰块加风扇模拟风寒刺激复制风寒犯肺模型。虚证模型较多，如劳倦、控制饮食法致脾虚模型，放血致血虚模型，睡眠剥夺法致心气虚模型，以及上述的阳虚模型等。以上模型限于篇幅不作具体介绍，可参考相关书籍。

四、气血证候的实验研究

气血证候的实验研究主要包括气虚证、血虚证和血瘀证等方面。

1. 气虚证　气虚证是临床常见的证候，由于其是表述功能态的概念，定位并不明确，所以在研究实践中都是通过脏器虚证的研究结果来说明，具体内容可参阅心气虚证、脾气虚证等的研究结果，此处从略。

2. 血虚证　马增春等采用腹腔注射环磷酰胺制成小鼠血虚证模型，测定小鼠外周血象、骨髓细胞集落形成、CD34$^+$细胞在骨髓有核细胞中的比例、小鼠胸腺指数。结果表明四物汤具有明显促进骨髓造血和增强免疫的作用，并可升高血虚证小鼠的外周血象。金若敏等采用乙酰苯肼 60mg/kg 和环磷酰胺 160mg/kg 联合造成小鼠的血虚状态。取血测定小鼠的外周血象，取股骨测定骨髓有核细胞数量，及以电镜观察骨髓超微结构，观察模型小鼠的游泳时间、体温及用放免法测定血浆 cAMP/cGMP 的比值；同时观察了当归补血汤改善血虚证的作用。结果：当归补血汤能显著增加模型小鼠的红细胞、白细胞、骨髓有核细胞的数量，改善网织红细胞在外周血中的比例及骨髓超微结构，并能延长模型小鼠的游泳时间、升高体温、提高血浆 cAMP/cGMP 比值。说明实验制备的血虚动物模型属于血虚证的范围，反映了血虚证的主要特征，可作为血虚证模型之一；当归补血汤通过补气补血可显著改善模型小鼠的气血两虚状态。郭平等采用 3.5Gy ^{60}Co γ 射线全身一次性照射，制备小鼠血虚证模型，并采用双向电泳、图像分析、胶内酶切、质谱鉴定等蛋白质组学技术。结果：四物汤可以逆转放射线致血虚证小鼠骨髓 10 个上调和 5 个下调的蛋白质。其中 7 个蛋白质可能分别是淋巴细胞特异性蛋白质 –1、蛋白酶体 26S ATP 酶亚组分 4、造血细胞蛋白质酪氨酸磷酸酶、H – ras、3 – 磷酸甘油醛脱氢酶、生长因子受体结合蛋白 – 14 及 Lgals 12。说明四物汤能调节骨髓蛋白质表达，并可能由此促进造血细胞的生长和分化，发挥补血作用。

3. 血瘀证　郑小伟等根据寒邪伤阳、血得寒则凝的理论，利用冰箱的冷环境建立了寒凝血瘀证大鼠呼吸缓弱、血小板减少、微循环障碍、凝血机制异常动物模型。此种依据模拟病因、模拟症状、实验室检查和药物反证四者融为一体建立动物模型，为定量研究寒凝血瘀证的本质和温通活血化瘀作用的原理及其药物的筛选提供了又一新的、成功的动物模型。龙锢等研究中药复方制剂活血通脉片（HXTMT）对急性血瘀证 SD 大鼠血液流变学及红细胞免疫功能的影响。采用 HXTMT 混悬液给 SD 大鼠灌胃 7 天后，于第 8 天晨建成血瘀实验模型，并测定血液流变学及红细胞免疫功能的各项指标。结果 HXTMT 能明显降低瘀血大鼠的全血黏度（ηb）、血浆黏度（ηp）、纤维蛋白原（Fib）（$P < 0.01$）及红细胞比容（HCT）

（$P < 0.05$）；提高瘀血大鼠红细胞 C3b 受体花环率（E－C3bRR），降低红细胞免疫复合物花环率（E－ICR）（$P < 0.05$）；增强血清红细胞免疫黏附促进因子（RFER）的活性，并使其抑制因子（RFIR）的活性减弱（$P < 0.05$）。王奇等复制去甲肾上腺素与牛血清白蛋白诱导的血瘀证兔模型，分离其主动脉血管内皮细胞进行原代和传代培养，检测模型动物体内血浆及体外细胞液中抗凝血酶Ⅲ（AT－Ⅲ）、组织型纤溶酶原激活物（t－PA）和纤溶酶原激活物抑制剂（PAI）等抗凝和纤溶指标的变化。结果与正常组比较，血瘀证组兔血浆 t－PA 和 AT－Ⅲ 的活性降低（$P < 0.01$），PAI 的活性升高（$P < 0.01$）；血瘀证组原代培养液中的 t－PA 活性较正常组降低（$P < 0.05$），PAI 活性升高（$P < 0.05$）；血瘀证组传代培养液中 t－PA、PAI 活性与正常对照组的差异均无显著性（$P > 0.05$）。说明血管内皮细胞抗凝与纤溶功能障碍在血瘀证形成和发展过程中起着重要作用。司秋菊等采用高脂饲喂家兔，建立动脉粥样硬化模型。随机分为对照组、模型组、蜈蚣小剂量组、蜈蚣大剂量组，造模过程中预防性给予蜈蚣治疗，观察中药蜈蚣对动脉粥样硬化（AS）家兔一氧化氮（NO）、内皮素（ET）以及血管内皮细胞生长因子（VEGF）表达的影响。结果模型组 VEGF 的表达量升高，经 5g/kg 蜈蚣治疗后，VEGF 的表达量明显下调，NO 释放增加，ET 分泌减少，与模型组比较有统计学意义（$P < 0.01$），而 2.5g/kg 蜈蚣对 VEGF 的影响无明显变化，表明蜈蚣对 AS 血管内皮细胞生长因子的影响存在一定的量效关系，说明蜈蚣可通过调节 NO/ET 的平衡，从而抑制 VEGF 的表达，提示蜈蚣具有保护血管内皮细胞，防治内皮细胞增生的作用，揭示了中医血瘀证存在的微观物质基础。

五、脏腑证候的实验研究

脏腑证候的实验研究主要是以心、肝、脾、肺、肾五脏证候为中心开展的。

1. 心系证候　心系证候的实验研究主要有心气虚证、心血瘀阻证等方面。

（1）心气虚证　金卓祥等仿照睡眠剥夺法制作心气虚证的大鼠模型，结果表明造模后的大鼠活动量明显下降，平均体重增加量减少，饮食量减少，毛发粗糙，与心气虚证病人的倦怠乏力等临床表现有相似之处。气虚证动物模型的血液黏滞性较正常对照组为高，全血比黏度、全血还原黏度和血沉方程 K 值等明显增加；而肠系膜微循环的改变，主要是血流速度减慢、血流量减少，说明心气虚动物模型的外周处于一种高黏高凝状态。王振涛等在心梗后心衰大鼠心气虚证病证结合模型上，观察活血、益气注射液对心气虚证证候、血流动力学及心肌细胞凋亡和相关基因表达、左室重构的影响，同时设西药组、空白组作为对照。结果显示，活血注射液在以下方面与益气法治疗心衰心气虚证具有同效：①改善心衰大鼠血流动力学参数（SV、CO、CI、LVET）；②改善心衰大鼠心气虚证病证结合模型的心气虚指标（心率、呼吸频率、力竭性游泳时间、心功能参数等）。在某些方面对于以下指标的改善好于益气法：①可减少心衰大鼠心肌细胞凋亡，活血组明显少于益气组（$P < 0.05$）；下调心肌局部 Bax 蛋白表达，上调心肌局部 Bcl－2 蛋白表达；②对心衰大鼠左室重构有一定的干预作用，具体表现为健存区肥大的心肌细胞较模型组少，心肌细胞外胶原成分较模型组减少，心脏与体重比值降低，左室变薄比增大，左心腔面积减小，单位面积内心肌细胞核数较模型组为多。说明心衰心气虚证不仅有其功能的失常，而且还有与心主血脉功能相关的组织

结构的改变。无正性肌力作用的活血药可能通过改善心衰心气虚证相关组织结构的物质基础，最终实现心衰心气虚证的好转。在针对心衰心气虚证的治疗中除用益气法外，活血法的应用有阻止和逆转心衰心气虚发展的作用，从而早期阻止和逆转心衰病理进程。李绍芝等采用连续控食，强迫负重游泳，大剂量灌服心得安和注射垂体后叶素等综合方法制造小鼠心气虚证动物模型。造模动物随机分为实验组和对照组。实验组动物每日加服参芪心复康煎液0.5ml（含参芪心复康生药0.5g/ml）；对照组动物每日加服生理盐水0.5ml。结果心气虚证动物灌服参芪心复康后，负重游泳时间延长，心率加快，心功能改善，SOD活性上升，MDA、LDH、CKW含量降低，与对照组比较有显著性（$P < 0.05$）或高度显著性差别（$P < 0.01$），说明参芪心复康对心气虚证有较好的防治作用。程志清等采用比较医学的方法分别建立了Wistar大鼠、WKY大鼠、SD大鼠、昆明种小鼠、BALB/c小鼠心气虚模型，为心气虚模型的规范化建立及评价研究提供了重要的实验基础。

（2）心血瘀阻证　吴齐雁等建立大鼠动静脉瘘（AVF）、心力衰竭（HF）心气虚和对照组模型（假手术组），检测左心室功能，并检测血浆肾素活性（PRA）、血管紧张素（AngⅡ）浓度及PAI-1变化。结果与假手术组和术前比较，HF心气虚组大鼠术后出现左心功能不全，左室收缩压降低，舒张末压增高（$P < 0.05$），同时血浆PRA、AngⅡ水平及PAI-1活性增高（$P < 0.05$）；随着心功能改善，血浆PRA、AngⅡ水平及PAI-1活性下降，说明HF心气虚时RAS激活对导致机体纤溶系统功能失衡有重要作用，可用以解释严重心功能不全患者血液呈高凝状态，并且发生血栓栓塞疾病危险增高的原因，可能为心气虚致气虚血瘀的病理生理基础。杨卫平通过腹腔注射异丙肾上腺素及进行游泳刺激复制大鼠气虚血瘀证心肌缺血模型，观察不同剂量人参汤粗提液对正常及气虚血瘀证心肌缺血大鼠血液流变学指标的影响。结果表明人参汤粗提液对气虚血瘀证大鼠血液流变学的改善作用，是其临床治疗气虚血瘀型心绞痛的机制之一。高积慧等以冠心病血瘀证兔为实验对象，引入内皮素（ET）和血管紧张素Ⅱ（AngⅡ）及其相关基因在心脏的表达为其客观指标。结果与其他各组比较，冠心病血瘀证组的血浆ET和AngⅡ含量均增高（$P < 0.05$，$P < 0.01$）；与其他各组比较，冠心病血瘀证组ET和AngⅡ基因表达均增强（$P < 0.05$，$P < 0.01$），说明冠心病血瘀证中ET、AngⅡ显著增高，提示冠心病血瘀证与相关基因过度表达有关。

2. 肝系证候　肝系证候的实验研究主要有肝郁气滞证、肝火上炎证、肝阳上亢证等方面。

（1）肝郁气滞证　严灿等研究发现肝郁证大鼠细胞免疫功能呈低下状态，而血浆皮质酮的水平升高，提示肝郁证大鼠血浆皮质酮水平上升，下丘脑-垂体-肾上腺轴兴奋性升高是肝郁证大鼠出现免疫抑制的一个重要的病理因素，同时观察了"肝气郁结"大鼠模型肝组织血浆丙二醛（MDA）和肝组织红细胞超氧化物歧化酶（SOD）水平及肝细胞超微结构变化，并以逍遥散治疗作反证。结果提示肝郁模型大鼠过氧化作用增强，清除自由基能力下降，肝细胞受损；逍遥散能抗脂质过氧化，对肝郁大鼠模型肝细胞及脂质过氧化损伤具有保护作用，认为脂质过氧化增强、肝细胞的破坏可能是肝郁证重要的病理基础。赵益业等检测肝郁实验动物的免疫功能，结果提示，肝郁证模型表现为免疫力低下，而疏肝解郁方剂逍遥散对此有一定的改善作用，认为免疫学的异常、免疫力低下是肝郁证的重要发病环节，是神经－内分泌－免疫网络失调的结果。金光亮等测定了正常及抑郁模型大鼠脑内环核苷酸、P物质及生长抑素含量的四季变化，指出抑郁症春季发病可能是以环磷酸腺苷（cAMP）春季低浓度为基础，由神经递质、神经肽等的季节节律在春季紊乱而诱发，认为肝系统不能应春而旺是抑郁症春季多发的关键，中医肝与神志相关的理论确有其物质基础。

（2）肝火上炎证　张海男等采用内毒素诱发家兔肝火证模型，观察了清肝泻火汤的疗效。实验结果表明该方具有以下作用：减轻肝火证临床症状，如皮肤温度、饮水量、呼吸、尿量、易怒、心率等方面症状明显缓解；改善眼部症状，裂隙灯下虹膜充血与房水浑浊均显著好转；减少房水炎性渗出，房水白细胞数与蛋白含量明显降低；降低血液和房水中炎症介质的浓度；保护毛细血管和血－房水屏障，减轻眼葡萄膜组织病理损害。

（3）肝阳上亢证　黄文权等采用多巴胺静脉注射法模拟肝阳上亢证型实验动物模型，发现肝阳上亢证型实验动物除有心率增快、毛细血管充盈明显、性情急躁易怒等表现外，尚有肾素活性及血管紧张素的明显升高。黄氏等又检测该模型动物的免疫功能，发现此证型动物其T淋巴细胞亚群中之T_3、T_4明显低于正常，T_8无明显改变，红细胞免疫中之红细胞C3b受体活性明显下降，其红细胞免疫复合物无明显变化；经镇肝息风汤治疗后，其T淋巴细胞亚群及红细胞免疫功能均恢复正常。肖纯等采用双肾双夹加灌附子汤法复制高血压肝阳上亢证大鼠模型，观察潜阳方的疗效及对其血浆去甲肾上腺素（NE）、肾上腺素（E）、血管紧张素Ⅱ（AngⅡ）及脑干NE、5－羟色胺（5－HT）的影响，并与西药卡托普利进行对比。结果显示潜阳方、卡托普利均能减轻模型大鼠的各种症状，而以前者效果较佳，二者均能显著降低模型大鼠血压，而以后者为优；二者均能使模型大鼠血浆NE、E及脑干NE降至正常，前者可同时升高脑干5－HT，而后者降低血浆AngⅡ作用明显优于前者，提示潜阳方降低实验动物血压、减轻肝阳上亢症状的机制可能与降低血浆NE、E及脑干NE和升高脑干5－HT含量有关。

3. 脾系证候　脾系证候的实验研究主要有脾气虚证、脾不统血证、脾阳虚证等方面。

（1）脾气虚证

①胃肠功能：脾气虚证存在胃肠吸收功能障碍，具体内容可参阅"脾主运化"部分，此处从略。

②免疫功能：谢仰洲等发现驴脾气虚证模型血清葡萄糖醛酸苷酶含量明显低于正常，而血清巨噬细胞及白细胞中酸性磷酸酶含量升高。徐重明等发现脾虚证小鼠全血白细胞吞噬功能下降，认为免疫系统改变是脾虚证内在机制之一，并对利血平造模的小鼠进行脾淋巴细胞增殖功能的测定，结果表明脾虚证小鼠脾脏T淋巴细胞增殖功能较正常组明显下降。章梅观察了脾虚大鼠红细胞免疫和脂质过氧化物的状况，发现脾虚大鼠红细胞免疫功能明显低于正常组和四君子汤治疗组（$P < 0.01$）；脾组织MDA含量在脾虚时升高，明显高于正常组和四君子汤治疗组（$P < 0.01$）；且血清MDA变化与脾组织MDA变化呈正相关（$r = 0.823$），细胞C3b受体形成率与脾MDA呈负相关（$r = -0.834$），说明以上两者为脾虚时非特异性免疫功能失调的重要方面之一。

③能量代谢：李晓霞以劳倦及饥饱失常复合因素造大鼠脾气虚证模型，发现脾气虚证组动物红细胞膜$Na^+ - K^+ - ATPase$活性显著低于正常对照组（$P < 0.01$），提示脾虚大鼠能量

代谢障碍，且认为其与脾气虚机体营养物质吸收障碍有关。季凤清采用破气中药和饮食失节法致成大鼠脾虚模型，分为正常对照组、脾虚组、自然恢复组、中药治疗组。取四组动物胰腺进行 RNA、琥珀酸脱氢酶（SDH）、乳酸脱氢酶（LDH）、三磷酸腺苷酶（ATPase）、葡萄糖 - 6 - 磷酸酶（G - 6 - Pase）和硫胺素焦磷酸酶（TPPase）组织化学反应和观察，并对 SDH、LDH、RNA 进行了测定。研究结果表明，脾虚组胰腺细胞的 RNA、SDH、ATPase、G - 6 - Pase、TPPase 含量和活性均低于对照组，而 LDH 活性高于对照组。治疗组与自然恢复组相比，治疗组胰腺泡细胞 RNA、SDH、ATPase、G - 6 - Pase、TPPase 含量和活性接近对照组，而 LDH 活性高于对照组。本研究表明，脾虚证时胰腺泡细胞上述几种酶活性和 RNA 明显下降，可能在脾虚证发病中起主要作用，中药治疗有显著改善。

④微量元素：孙远岭观察到利血平致脾虚幼年小鼠细胞内外锌的含量均低于正常，同时可见食量减少，体重增加缓慢。赵光用破气苦降药加饮食失节法复制了大鼠脾虚证模型，并检测了血清 Zn、Cu 和 Fe 的含量。实验结果证明，脾虚证大鼠血清 Zn 值明显降低（$P < 0.001$），Cu、Fe 值无明显差异（$P > 0.05$），Cu/Zn 比值上升，用中药加味四君子汤治疗后，血清 Zn 值明显回升并高于正常水平（$P < 0.05$），Cu 值回升（$P < 0.05$），但 Fe 值和 Cu/Zn 比值与自然恢复组及对照组比较无显著性差异，说明脾虚组 Zn 的降低可能与消化吸收障碍有关。

⑤植物神经功能：侯建平采用灌服大黄法制作小鼠脾虚模型，再给予不同的植物神经末梢阻断剂，观察正常和脾虚两组小鼠的心率变化，分析脾虚小鼠植物神经功能的变化。实验结果：给药后脾虚组小鼠的心率明显低于正常组，给予心得安后两组之间的心率差异消失，给予阿托品或切断两侧迷走神经以后，脾虚组和正常组小鼠的心率均无明显改变，两组之间的心率差异仍然明显。本实验结果提示大黄致脾虚对植物神经功能的影响，主要是使交感神经紧张性降低，而副交感神经功能无明显变化。

（2）脾不统血证　郑真等通过设立单纯损伤脾脏功能组（脾组）、单纯损伤胰腺功能组（胰组）和同时损伤脾脏、胰腺功能组（脾胰组），每组又分模型归脾汤干预组和模型生理盐水对照组两个小组（以下简称为模型中药组和模型对照组），即在造模同时一组给予归脾汤干预，一组给予生理盐水对照，观察豚鼠一般体征、出凝血时间、血象、抗体含量以及脾系数的变化，脾脏、胰腺作组织形态学观察。结果：胰组、脾胰组两模型对照组一般体征均表现出神萎、便溏、体重减轻等症状，脾组仅见精神萎靡表现；脾组、脾胰组均见多部位皮下紫癜，胰组无出血症状表现；脾胰组较正常组、胰组、脾组出血时间延长，血小板数量降低，PAIgG 含量增高，脾系数增大。说明同时损伤脾脏、胰腺相关功能建立脾不统血证模型是可行合理的，更符合脾不统血证的本质。陈家旭等观察比较脾气虚证模型、脾不统血证模型与单纯出血因素及卵巢摘除大鼠血浆、子宫 PG 的变化。方法：以放射免疫法检测上述模型大鼠血浆、子宫 6 - 酮 - 前列腺素 F1α（6 - K - PGF1α）和血栓素 B_2（TXB_2）含量。结果表明各种造模因素均导致血浆、子宫 6 - K - PGF1α/TXB_2 升高，机体表现为出血倾向，说明 6 - K - PGF1α/TXB_2 比值升高可能是脾不统血证出血的机理之一。

（3）脾阳虚证　刘艳明等以过劳、饮食失节肥甘过度、佐以少量苦寒药 3 个方法来塑造大鼠脾阳虚证模型，测定血液中的丙二醛（MDA）含量和硒谷胱甘肽过氧化物酶（Se -

GSH - Px）活性。结果血液中 MDA 含量显著升高，Se - GSH - Px 活性和 Se - GSH - Px/MDA 比值显著下降，但 Se - GSH - Px 活性和 Se - GSH - Px/MDA 比值下降的程度低于 MDA 含量升高的程度，提示脾阳虚时机体的过氧化速率增强，抗氧化能力下降，但机体仍存在着对过氧化作用进行应激反应的潜在能力，为脾阳虚证是多系统损伤综合证候群的理论奠定了病态膜学基础。刘春明等也采用上述方法复制大鼠脾阳虚证模型，测定其肝脏和脾脏蛋白激酶 C（PKC）活性。结果表明脾阳虚证大鼠模型肝细胞膜 PKC 活性明显下降（$P<0.001$），而健脾药主要提高脾细胞膜 PKC 活性（$P<0.05$），提示健脾药可能通过激活脾细胞 PKC 活性而发挥免疫调节作用。陈学习等研究大建中汤对脾阳虚大鼠血浆血栓素 B_2、6 - 酮 - 前列腺素的影响，结果提示大建中汤能调节大鼠血浆血栓素 B_2、6 - 酮 - 前列腺素水平，且存在明显量效关系。崔家鹏在探讨脾阳虚证 MAPK 细胞信号转导规律的研究中，认为脾阳虚证模型组大鼠肝脏和脑组织 MAPK 活性无明显变化；心脏组织的细胞浆 MAPK 活性较正常对照组显著性升高（$P<0.05$）；脾阳虚证治疗组肝脏组织的细胞浆 MAPK 活性较正常对照组及模型组均显著性升高（$P<0.01$）。说明在脾阳虚证状态下，机体各脏器组织 MAPK 参与的细胞信号转导发生不同的改变。

4. 肺系证候 肺系证候的实验研究主要有肺气虚证、肺阳虚证等方面。

（1）肺气虚证 杨牧祥等采用烟熏法造成肺气虚证大鼠动物模型，对肺组织进行病理切片证实，支气管腔狭窄，黏膜上皮坏死脱落，纤毛脱失，黏膜下及管壁组织疏松、水肿，可见大量炎细胞浸润，肺间质增生，血管明显扩张充血，大量炎细胞浸润，肺泡腔内可见炎细胞渗出及渗出液，多数腔内有红细胞聚集。刘茜等采用气管内注入脂多糖（LPS）和烟熏双因素复合制作肺气肿肺气虚证大鼠模型，结果 1 个月模型组大鼠的脾脏指数和胸腺指数均高于同月对照组，2 个月模型组大鼠的胸腺指数和脾脏指数均低于同月对照组，3 个月左右模型组大鼠胸腺指数和脾脏指数趋于稳定，说明肺气肿肺气虚证大鼠脾脏指数与胸腺指数降低，机体免疫功能下降。黄开泉等研究肺气虚证大鼠的血液流变学变化与内皮素、血栓素 B_2 变化的相关性，实验结果为模型组与对照组比较，全血黏度（高切、低切）、血浆黏度、红细胞比容、红细胞聚集指数及纤维蛋白原均升高，有显著性差异（$P<0.01$）；模型组内皮素和血栓素 B_2 明显升高，与对照组相比，有显著性差异（$P<0.01$）；模型组全血黏度与内皮素、血栓素 B_2 呈正相关（$r=0.957$，$P<0.05$；$r=0.992$，$P<0.01$）。说明肺气虚证大鼠存在血瘀现象，且血浆中的内皮素、血栓素 B_2 含量随肺气虚证逐渐加重而呈上升趋势。

（2）肺阳虚证 王鹏等用烟熏造成肺气虚大鼠动物模型，用烟熏后寒冷刺激法造成大鼠肺阳虚动物模型，观察免疫指标、血液流变、肺组织中环核苷酸含量等改变，发现两组大鼠外周血 T 淋巴细胞转化率和呼吸道 sIgA 均较正常组下降，且肺阳虚较肺气虚组更加明显，提示肺阳虚证的免疫功能更加低下；肺阳虚组全血比黏度、血浆比黏度、红细胞压积、红细胞变形指数比正常组、肺气虚组升高，这是由于肺阳虚的助心行血功能减弱，血液出现黏、浓、聚变性，血流阻力加大所致；肺气虚组和肺阳虚组大鼠肺组织中 cAMP 含量与正常组非常接近，而肺阳虚组 cGMP 含量明显增高，cAMP/cGMP 比值下降，与资料报道的阳虚证可表现为 cGMP 增高，cAMP/cGMP 比值下降类似。病理切片结果显示肺气虚组和肺阳虚组大鼠气管、支气管、肺组织均有不同程度的损害，且以后者为重。

5. 肾系证候 肾系证候的实验研究主要有肾阳虚证和肾阴虚证等方面。

（1）肾阳虚证

①内分泌系统：宋春风等以大量醋酸可的松造成大鼠肾阳虚模型，取其垂体制成超薄切片进行电镜观察，以探讨肾阳虚的本质及益气补肾中药的作用机制。结果：肾阳虚大鼠垂体前叶5种内分泌细胞，除催乳激素细胞因雄性大鼠很少未见明显变化以外，其他4种内分泌细胞，即生长激素细胞、促性腺激素细胞、促甲状腺激素细胞、促肾上腺皮质激素细胞都有不同程度的粗面内质网、高尔基体扩张、线粒体空化、细胞变形、核固缩等超微结构损伤，5种内分泌细胞超微结构损伤程度依次为促性腺激素细胞、生长激素细胞、促甲状腺激素细胞和促肾上腺皮质激素细胞，似乎与中医的肾藏精、主生殖、主生长发育的功能相吻合。由此认为，垂体的各种分泌机能与中医肾的功能密切相关，益气补肾中药能够减轻肾阳虚大鼠超微结构的损伤。蔡连香等采用氨鲁米特复制雌性家兔阳虚证模型，以模型动物体征、卵巢、子宫的组织形态学及β-内啡肽（β-EP）水平等为指标，观察性腺轴功能效应，结果显示养血补肾片对阳虚证动物具有整体改善作用，有调节性腺轴的功能，尤其对卵巢功能有促进和调节作用，从而达到调经目的。马正立等从形态学角度研究了填精补肾中药对老年动物下丘脑-垂体-性腺-胸腺（HPGT）轴的影响。实验表明老年大鼠HPGT各器官随增龄发生明显变化，主要表现为下丘脑视上核、室旁核的甲细胞增加、乙细胞减少；垂体前叶生长激素细胞、促性腺激素细胞数量减少，嫌色细胞增加，并有性别差异，生殖器官萎缩退化，酶反应显著降低，胸腺萎缩等变化。

②免疫功能：郑振等采用电镜、DNA凝胶电泳及TUNEL标记的流式细胞检测技术，对大鼠抗CD、单抗激活诱导的T细胞凋亡进行定性、定量分析，研究老年肾虚T细胞功能减退的机制以及补肾延缓衰老的免疫学基础。结果表现老年组激活诱导的T细胞凋亡百分率为47.0%，年轻组为22.2%；补肾组为31.2%，明显低于老年组；活血组为43.3%，与老年组比较无显著性差异。补肾复方可下调老年大鼠激活诱导的T细胞凋亡，活血复方则无此效应。雷娓娓等采用对比研究的方法，在相同实验条件下，观察和比较了肾阳虚证、脾虚证实验动物的免疫器官脾、胸腺的超微结构改变及补肾方药肾气汤、补脾方药四君子汤对他们的影响。结果显示：脾虚、肾阳虚证动物的脾脏、胸腺超微结构均有明显的破坏现象，肾阳虚证尤甚，提示免疫器官超微结构的这一改变可作为脾虚、肾阳虚证的病理机制之一。

③自由基：衣欣等研究发现醋酸泼尼松龙复制的肾阳虚模型大鼠和老龄大鼠的血清LPO比青龄大鼠明显增高，SOD活力和睾酮含量却明显降低；鹿茸可以使肾阳虚模型大鼠和老龄大鼠升高的血清LPO含量明显降低，使降低的SOD活力和睾酮含量明显升高。潘学会等通过研究发现，肾阳虚大鼠血和眼晶状体的LPO含量增加，而SOD活性降低，说明肾虚可导致SOD活性下降，使机体清除自由基的能力减弱。

④微量元素：孙爱华等从模拟缺铁及单纯贫血的动物实验角度研究肾与脾虚的物质基础，发现近1/3贫血对照组大鼠先后出现脾虚，但无肾虚证形成；而在缺铁组大鼠中，实验17天后即见肾虚证形成，许多大鼠先后出现脾虚，其中近43%的动物由脾虚转化为肾虚或脾肾两虚；缺铁大鼠脾虚证与贫血对照组脾虚证的差异在于前者血清铁含量显著低于后者，而肾虚、脾肾两虚大鼠的血清铁更低于脾虚证者；缺铁诱发肾虚时，红细胞膜蛋白的异常更

为明显。实验结果说明，铁可能是肾与脾关系至关重要的生化物质基础之一。

（2）肾阴虚证　蔡定芳等观察左归丸对左旋单钠谷氨酸（MSG）大鼠下丘脑－垂体－肾上腺轴的影响，探讨肾阴虚与 MSG 大鼠下丘脑－垂体－肾上腺轴亢进的关系。在新生期大鼠出生后的第 2、4、6、8、10 天皮下注射 MSG 4mg/（g·d），成年后以不同浓度的左归丸灌胃 1 个月，观察血中 CORT、ACTH 及下丘脑 CRH 含量的变化。结果：MSG 大鼠血 CORT、ACTH 和下丘脑 CRH 含量明显升高（$P < 0.05$），不同浓度的左归丸灌胃后，能不同程度地减轻 HPA 轴的功能亢进状态，提示 MSG 大鼠所表现的 HPA 轴功能亢进与肾阴虚有关，左归丸能有效地改善 HPA 轴的功能亢进。蔡氏还采用同一实验方法研究弓状核（ARC）毁坏后下丘脑－垂体－肾上腺－胸腺（HPAT）轴的变化以及与肾阴肾阳的内在联系。MSG 大鼠下丘脑室旁核促肾上腺皮质激素释放激素（CRH）阳性细胞及垂体前叶促肾上腺皮质激素（ACTH）分泌细胞数量明显多于生理盐水组，染色较深；肾上腺束状带紊乱不齐细胞数量增多，血窦扩张充血明显；胸腺萎缩，淋巴细胞增殖反应明显低于生理盐水组；血浆皮质酮及血浆 ACTH 和下丘脑 CRH 等浓度高于生理盐水组；左归丸组对上述病理生理变化有明显改善作用，右归饮则无此作用。说明 HPAT 轴功能亢进伴细胞免疫功能低下的病理生理过程可能是肾阴虚证的发病机制。刘彦芳等观察左归丸对 MSG 大鼠胸腺及淋巴细胞增殖反应的影响，给予新生期大鼠左旋单钠谷氨酸（MSG）损害下丘脑弓状核（ARC）。成年后大鼠除表现生长发育迟缓外，还可见到胸腺体积缩小、重量减轻，脾脏 T 淋巴细胞对 Con－A 诱导的增殖反应减弱；滋补肾阴代表方左归丸能明显改善 MSG 大鼠的胸腺与淋巴细胞增殖反应的异常。

六、卫气营血证候的实验研究

四川医学院温病理论研究室的熊启逵等根据临床所见胆源性和血源性大肠杆菌败血性温病患者，可表现出典型卫气营血和痉厥闭脱等证候，用从败血性温病患者血中培养、分离出的同一株普通型大肠杆菌所制菌液，按 0.75ml/kg 体重（每 ml 含大肠杆菌 27 亿个）经耳缘静脉注入健康白毛家兔体内，成功地复制了实验性温病卫气营血证候的动物模型；动物模型的病因、症状、体征，均与人体大肠杆菌暴发性败血性温病相似。实验结果如下：①抓住恶寒或寒战、发热渴饮、神经系统改变、斑疹出血四大症状及体征特点，对辨证诊断的可靠性获得病理佐证；②大肠杆菌败血性温病的一般发生、发展、自然转归，与叶天士"卫之后方言气，营之后方言血"的病机演变过程相吻合；③兔大肠杆菌暴发性败血性温病模型，常有稀便、便溏或水样大便等湿热下注或热结旁流的症状，故认为该组温病动物模型应命名为湿热类温病卫气营血模型更确切；④舌象的变化是临床温病辨证的重要依据，该模型所见舌质变化较明显，但舌苔变化尚不显著。

实验性温病动物模型复制成功之后，曾国祥又分别在卫、气、营、血各证候的不同时相处死动物，经肉眼和组织切片作常规及多种组织化学特殊染色进行观察。实验标本大体观察：卫分组除双肺轻度充血外，4 只动物中的 3 只左肺或/和右肺有少数直径为 0.1 ~ 0.5cm 的出血点，其余与对照组比较未见明显差异；气分组除肺、肝、胃、脾、脑、肠等明显充血外，4 只动物均出现大小不等、多少不一的点状或片状出血，有的相互融合（约 1cm ×

1cm），胆囊均充盈，舌苔淡薄，舌质红；营分组肺、肝、肾、脑、胃、肠、心、腹膜、耳静脉、眼结膜等处重度充血水肿，双肺可见较多的点、片状出血，并间有多少不等的针尖至米粒大小的脓点，有的尚可见肝脏脓点的形成，胃肠、心、脾有点状出血，舌苔多呈淡黄，舌质红绛；血分组各只动物除了营分组所述脏器组织的充血水肿、出血及脓点形成且更严重外，还多伴皮下、心、脑有点、片状出血，肾上腺被膜内严重出血，腹腔内有少量淡红色液体形成，舌质绛紫，舌苔淡黄晦暗。实验的组织切片观察也发现：①肺、肝、脾的切片组织经 HE 染色观察，其病理变化从卫分到血分瘀血逐渐加重；②粘多糖性质的改变，经 AB/PAS 染色观察，在胃幽门腺等处，从卫分到血分，酸性反应呈不同程度的增强；③RNA 在大脑的神经细胞内变化，卫分组与正常对照组相似或偏高，由气分至血分递减，但脾与淋巴结内的 B 淋巴细胞和浆细胞数，则从卫分起递增，营分最高，到血分又下降；④多种胞浆内膜酶、线粒体酶以及溶酶体酶的活性等，在多数组织器官内，从卫分起到营分逐渐增高，到血分虽有不同程度的降低，但有的仍高于正常。上述的观察结果说明温病卫气营血证候的病程演变中，其病理变化具有连续性和阶段性的特点。

王远萍等对上述模型的兔肺与肝进行卫气营血证候模型的超微结构病理变化观察，结果发现肺泡壁上皮细胞内线粒体的肿胀和内质网的扩张程度、胞质内空泡和次级溶酶体的多少、毛细血管的充血和内皮细胞的肿胀及空泡变性等项变化，表现出从卫分到营分损害逐渐加重，以致在血分时细胞器多呈减少而出现拉空现象；肝细胞内线粒体的肿胀、嵴的减少程度、粗面内质网和滑面内质网的扩张及粗面内质网的脱粒现象、肝细胞内次级溶酶体的增减、肝血窦和毛细胆管的扩张、狄氏间隙内微绒毛的增减程度等方面变化，也表现出肝细胞超微结构的损害，是以卫分到血分逐渐加重，而在血分时细胞器多呈减少的衰竭现象。

查忠斌等对实验性温病卫气营血证候兔模型皮层脑电图变化，进行了系统的观察分析。结果表明：代表兔中枢神经活动处于兴奋状态的"θ"波，在温病卫气营血证候演变的不同时相中，呈现"W"形的变化；而代表中枢神经受阻抑的"δ"波，则呈现"M"形的变化，说明卫气营血证候传变过程中，神志变化的时相性具有脑电生理学变化的基础。

第四节 中药学的实验研究

中药是我国传统药物的总称。中药的认识和使用是以中医理论为基础，具有独特的理论体系和应用形式，充分反映了我国历史、文化、自然资源等方面的特点。中药学是研究中药基本理论和各种中药的来源、采制、性能、功效、临床应用等知识的一门学科，是中医学的一个重要组成部分。中药实验研究内容广泛，本节就其与临床应用密切相关的药效学为主要内容，概述各类中药的主要研究内容和成果。

一、解表药的实验研究

1. 发汗作用 解表药具有发汗作用，尤以辛温解表药的发汗作用较强。麻黄、桂枝、生姜挥发油和辛辣成分能扩张血管，促进皮肤表面的血液循环。实验表明，麻黄的水溶性提取物 70～300mg/kg 给大鼠灌胃，使足底部水分散发增加，呈剂量依赖性发汗作用。桂枝能扩张末梢血管，促进皮肤表面的血液循环而发汗，与麻黄合用，能增强麻黄的发汗作用。

2. 解热作用 本类药物大多数具有不同程度的解热作用，使实验性发热动物升高的体温降低，如柴胡挥发油、皂苷、醇浸膏、煎剂等大剂量对伤寒疫苗、大肠杆菌所致的动物实验性发热，均有明显解热作用。对于解表药解热或降温的机理尚未进行深入研究，有的可能是通过中枢神经系统，促进汗腺分泌，使散热增加，如麻黄、桂枝和薄荷等；有的是通过改善体表血液循环，使毛细血管扩张而增加散热过程，如桂枝、生姜、薄荷等；也可能是通过抗炎、抗菌和抗病毒等作用而促进体温下降。

3. 镇痛和镇静作用 解表药中近半数有镇静作用，大多数有镇痛作用，如桂枝挥发油中主要成分桂皮醛，生姜油及生姜中辛辣成分生姜酚或姜烯酮，均能显著抑制小鼠的自发活动，对抗甲基苯丙胺所致的运动亢进，延长环己巴比妥钠的催眠作用时间等。另有实验证明，小鼠醋酸扭体法、压尾法及电击鼠尾法均证明柴胡皂苷有显著的镇痛作用。

4. 抗炎作用 多数解表药有抗炎作用，如柴胡对多种炎症模型有抑制作用，其抗增生性炎症的作用比抗渗出性炎症更强。抗炎作用较明显的尚有麻黄、防风、生姜、升麻、荆芥和羌活等，辛夷、苍耳子和蔓荆子等也有一定抗炎作用。解表药抗炎作用的机制可能是多方面的，柴胡与增强肾上腺皮质功能及抑制组胺等过敏介质释放有关；羌活可能与垂体－肾上腺皮质系统有关；生姜和麻黄的抗炎作用可能与抑制 PG 的生物合成有关。

5. 抗过敏作用 许多解表药对免疫功能有增强作用，如柴胡、防风等。某些解表药有显著的抗过敏作用，有资料表明麻黄及麻黄碱是通过兴奋 β 受体而抑制组胺等过敏介质的释放而发挥此项作用的。荆芥油具有抗慢反应物质和抗被动皮肤过敏反应的作用。此外紫苏、辛夷、防风和羌活等也有抗组胺、抗慢反应物质或抗迟发性变态反应的作用。

此外，有的解表药还有调节免疫功能、镇咳、祛痰、保肝利胆等作用。

二、清热药的实验研究

1. 抗病原微生物 对艾滋病病毒作用筛选性研究发现清热药如紫花地丁、黄连、紫草、虎杖、穿心莲、金银花、千里光、贯众、夏枯草、蟛蜞菊等有抑制作用。清热药中具有较强及较肯定抗病毒活性的药物有黄柏、虎杖、贯众、连翘、蟛蜞菊、喜树果等，它们分别对流感病毒、腺病毒、乙脑病毒、肠道病毒（Cox、$ECHO_{11}$ 灰质炎病毒）、单纯疱疹病毒及乙肝病毒抗原等具有明显灭活、抑制作用，或是具有较高的抗病毒效价，或是经多个实验室研究结果相似，并经临床研究认为大多对相应病毒感染有效。清热药对致病性细菌影响的研究甚多，许多报告都认为清热药大多具有较为广谱的体外抗菌活性，一些清热药组成复方后抗菌活性增强。但一般而言，清热药在体外的抗菌作用并不强，在常用剂量下很难于体内达到最低抗菌浓度，因而对全身感染而言鲜能起效。但对一些局部感染，如肠道感染、皮肤感染等仍可达抗菌浓度。

2. 抗细菌毒素 病原微生物毒素是其致病力的重要组成部分，而内毒素则是革兰阴性杆菌的主要致病因子。用清热药治疗感染性疾病，常可见到毒血症迅速改善。目前绝大多数抗生素对内毒素无效，而一些清热药或能对抗其毒性作用，或能直接使内毒素生物活性降低，以至崩解破坏，抗原性消失，如金银花、连翘、黄芩、牛黄、熊胆等有抗毒素作用；另外，曾报告玄参、地锦草、马鞭草苷在体外能中和白喉毒素，黄连素能拮抗霍乱毒素的致泻作用，射干有抗透明质酸酶作用，使结缔组织的致密性不被破坏，细菌不易侵入组织，阻止细菌毒素在结缔组织扩散，防止感染蔓延；金荞麦有抗金黄色葡萄球菌凝固酶及溶血毒素作用，黄连及黄连素也均可降低金葡菌溶血素和凝固酶效价，黄连、知母等于亚抑菌浓度即可减少金葡菌凝固酶的形成，使细菌易被吞噬，有利于细菌在体内消失。

3. 抗炎作用 急性炎症是里热证的主要表现和病理过程之一，许多清热药具有显著的抗炎作用，对实验性炎症各个阶段有不同程度的抑制作用。其抗炎作用的主要特点是以抑制早期炎症为强；对中期炎症则不一定，有的抑制，有的增强，大多无明显影响；对晚期炎症的抑制作用常弱或无。研究证明，大青叶、板蓝根、连翘、穿心莲、牡丹皮、苦参、青蒿、牛黄等对急性炎性渗出有抗炎效应，黄连、黄芩、金银花、鱼腥草、紫草、北豆根等对急性炎性渗出和慢性炎性增生均有抑制作用。

4. 解热作用 发热是里热证最重要的临床表现之一。许多清热药对不同致热原所致发热有不同程度的解热作用，尤以清热泻火、凉血药作用明显，如石膏、知母、栀子、玄参等有较好的退热作用；清热燥湿、解毒药如金银花、连翘、大青叶、板蓝根、穿心莲、野菊花、黄连、黄芩、苦参等也有一定退热效果，清虚热药如地骨皮、银柴胡对低热不退者往往有效，解热特点与解表药不同，一般退热不伴有明显的发汗。但这些药物解热作用的机制尚不明晰。已有研究提示可能与抑制花生四烯酸代谢、抑制内生致热原生成、抑制下丘脑体温调节中枢热敏神经元活性等有关。

5. 对免疫功能的影响 曾有许多研究表明清热药能增强机体抗感染免疫能力，抑制变态反应，如黄连及黄连素、黄芩、栀子、金银花、大青叶、穿心莲、野菊花、鱼腥草、白花蛇舌草等能提高白细胞对异物的吞噬能力；蒲公英、大青叶、大蒜、白花蛇舌草等能促进单核巨噬细胞系统的吞噬活性；败酱草、山豆根、白花蛇舌草、蚤休、黄柏、金银花等能促进抗体生成；黄连、黄芩、金银花、蒲公英、白花蛇舌草等能促进细胞免疫。另一方面，许多清热药及其成分又能抑制多型变态反应，如黄芩能抑制过敏介质释放并对抗其作用，黄连、牡丹皮能抑制肥大细胞脱颗粒。

6. 抗肿瘤作用 许多清热药具有抗癌作用，如青黛之靛玉红、蚤休之皂苷、苦参生物碱、紫草萘醌类化合物、大蒜之含硫化合物等均具有不同程度的抗癌活性。有人用早幼粒白血病株（HL–60）作为靶细胞观察 39 种清热解毒类中药水提物对其杀伤作用，发现有 25 种中药对靶细胞有明显杀伤作用，其中山豆根、金银花、黄芩、地骨皮、七叶一枝花等 1mg/ml 能完全杀死靶细胞，夏枯草、黄柏、半枝莲、虎杖等在 10mg/ml 浓度可杀死癌细胞，表明一些清热类中药有一定的抗肿瘤作用。

三、泻下药的实验研究

1. 泻下作用 本类药虽成分不同，如芒硝含有硫酸钠，牵牛子含有牵牛子苷，火麻仁含脂肪酸，但均有泻下作用，它们通过不同的作用机理刺激肠道黏膜使蠕动增加而致泻。

2. 利尿作用 甘遂、大戟、商陆、牵牛子等峻下药均能不同程度地增加大鼠的尿量。

大戟对大鼠实验性腹水模型亦有明显的利尿作用；芫花的利尿作用与排钠量增加有关。攻下药大黄也有利尿作用，利尿的同时 Na^+、K^+ 排出增加，机制与其抑制肾小管上皮细胞 $Na^+ - K^+ - ATP$ 酶有关。

3. 抗菌及抗病毒作用　大黄、芦荟所含大黄酸、大黄素、芦荟大黄素对多种致病菌及某些真菌、病毒等有抑制作用；芫花的醇、水提物，商陆煎剂酊剂以及大戟、巴豆对肺炎双球菌、流感杆菌、痢疾杆菌及某些皮肤癣均有一定的抑制作用。大黄对流感病毒、乙肝病毒、柯萨奇病毒等也有较强的抑制作用。

4. 抗炎作用　商陆皂苷甲通过抑制体内血小板活化因子的形成而抗炎。大黄和商陆均有明显的抗炎作用，既抑制炎症早期的肿胀，又能抑制炎症后期的肉芽增生。大黄抗炎作用机制可能与抑制花生四烯酸代谢有关，商陆皂苷能兴奋垂体 - 肾上腺皮质系统，从而发挥抗炎作用。

5. 抗肿瘤作用　大黄、芦荟、芫花、大戟、商陆均有抗肿瘤作用。大黄酸、大黄素、芦荟大黄素对乳腺癌、艾氏腹水癌有抑制作用；芫花酯对小鼠 P388 淋巴白血病有抑制作用。

四、祛风湿药的实验研究

1. 抗炎作用　秦艽、五加皮、粉防己、雷公藤、豨莶草、独活等具有明显的抗炎作用，对各种实验性关节炎均有抑制作用。秦艽、独活、五加皮和粉防己因能降低毛细血管通透性，故能抑制炎症渗出并对多形核白细胞的游走呈剂量依赖性抑制作用。某些药物，如秦艽、五加皮和雷公藤等抗炎作用与其兴奋垂体 - 肾上腺皮质功能有关系。而短梗五加和木防己碱的抗炎作用，可能与抑制炎症介质前列腺素 E 释放有关。

2. 镇痛作用　秦艽、独活、粉防己等均有镇痛作用，可显著提高实验动物的痛阈。研究发现，清风藤碱镇痛作用部位在中枢，这可能是其化学结构与吗啡相似的缘故，但其无成瘾性，虽可产生耐药性，停药后即可消失。粉防己总碱的镇痛效力约为吗啡的1/8。另外，木防己碱的作用部位也在中枢，因其脑室内给药亦有明显镇痛作用。

3. 抑制免疫功能　雷公藤、独活、豨莶草和清风藤等对机体免疫功能有明显抑制作用。雷公藤总碱和木防己碱可使动物胸腺萎缩，豨莶草和细柱五加等可明显抑制小鼠腹腔巨噬细胞的吞噬功能。雷公藤红素能可逆性地抑制 T 淋巴细胞增生，雷公藤总苷可部分抑制局部同种移植抗宿主反应。雷公藤总苷还能降低 IgM 和 IgG 水平，雷公藤甲素能抑制抗体形成细胞的产生。雷公藤抑制小鼠免疫功能，可能与其降低小鼠血浆和脾脏 cGMP 含量，提高 cAMP/cGMP 比值有关。

五、利水渗湿药的实验研究

1. 利尿作用　本类药物中茯苓、猪苓、泽泻、半边莲、玉米须、木通、瞿麦、金钱草、茵陈等都有不同程度的利尿作用，其中猪苓利尿作用较木通、茯苓强。在上述药物中明确利尿成分的有半边莲及茵陈。半边莲的利尿成分为半边莲素 B（总碱的一部分），其利尿作用非常显著，2mg/kg 静脉注射的利尿强度与 10mg/kg 的汞撒利相当。茵陈中的绿原酸、咖啡酸及 6，7 - 二甲氧基香豆素具有不同程度的利尿作用。金钱草、泽泻的利尿作用可能与所含钾盐有关。

2. 利胆保肝作用　利水渗湿药中，有些药物具有明显的利胆作用，如半边莲、玉米须、金钱草、茵陈等，其中茵陈所含利胆成分最多，而且金钱草和茵陈尚有扩张奥狄括约肌的作用。泽泻、茵陈、垂盆草的保肝作用较显著。

此外，茯苓多糖和猪苓多糖可增强免疫功能，具有抗肿瘤作用；泽泻、茵陈等具有降血脂及抗动脉粥样硬化作用；玉米须、泽泻、薏苡仁等具有降血糖作用。

六、温里药的实验研究

1. 对消化系统的作用　干姜的芳香和辛辣成分能直接刺激口腔和胃黏膜引起局部血液循环改善，胃液分泌增加，胃蛋白酶活性和唾液淀粉酶活性增加，胃肠蠕动增强，有助于提高食欲和促进消化吸收，排出胃肠积气；丁香、高良姜、草豆蔻可增加胃酸排出量，提高胃蛋白酶活力；干姜、肉桂、吴茱萸、丁香、胡椒等有健胃祛风作用，对胃肠道有温和的刺激作用，能使肠管兴奋，增加胃肠张力蠕动，利于胃肠积气排出；干姜、肉桂、高良姜等还能促进胆汁分泌，有助于食物的消化和吸收。

2. 镇痛作用　温里药有散寒止痛功效。附子、干姜、肉桂、吴茱萸、花椒、小茴香、丁香、高良姜、荜澄茄及辣椒在采用热板法、扭体法及电刺激法实验时均显示不同程度的镇痛作用。镇痛作用能加强温里药调节胃肠平滑肌活动所产生的治疗脘腹冷痛的效应，表明中医的"因寒凝而痛者，总以温阳散寒为治疗大法"理论的正确性。

3. 对心血管系统的作用　温里药具有"温心阳"和"回阳救逆"的功效，用于"心阳衰微"及"亡阳证"。实验表明，附子、干姜、肉桂等对心血管均有明显作用。

（1）**强心、抗心律失常、扩张血管作用**　附子对动物的离体心脏或在体心脏、正常心脏或药物所致的衰竭心脏均有强心作用，可使心肌收缩力加强、心率加速。附子也能增加培养的心肌细胞的搏动频率和振幅。附子、肉桂能扩张冠脉，增加冠脉血流量，使心输出量、心肌耗氧量增加，异搏定所致小鼠缓慢性心律失常或房室传导阻滞恢复正常，并能改善和恢复病窦动物的窦房结起搏功能。附子的强心成分去甲乌药碱能使希氏束电图 A－H 间期缩短，从而改善房室传导功能，使心率加快，此作用与兴奋 β 受体有关。干姜醇提取物对心脏也有直接兴奋作用。荜澄茄、荜茇也有改善垂体后叶素所致的心肌缺血及抗心律失常作用。附子、肉桂等对一些器官和组织的血管有明显的扩张作用，能增加血流量，降低血管阻力，扩张脑血管，增加脑血流量。胡椒挥发油、干姜辛辣成分、肉桂水煎剂、桂皮油可使体表血管、内脏血管扩张，使周身产生热感。这种扩张血管改善循环的作用符合中医理论的"助阳气"功效。

（2）**抗休克作用**　附子对失血性休克、心源性休克动物能提高平均主动脉压、左心室收缩压力，延长动物存活时间。其作用机理主要与强心、扩张血管、改善微循环有关。

七、理气药的实验研究

1. 调节胃肠功能　理气药既能抑制胃肠道运动，又能兴奋胃肠道运动，主要与消化道机能状态有关，通过兴奋或抑制使失调的胃肠功能恢复正常。

（1）**抑制胃肠运动**　多数理气药具有松弛胃肠平滑肌的解痉作用。如陈皮、青皮、枳实、枳壳、乌药、木香、香附、土木香、沉香等均能降低实验动物离体肠管的紧张性，使收缩幅度减小，节律减慢，能对抗乙酰胆碱、毛果芸香碱、氯化钡引起的肠肌痉挛收缩。青皮、陈皮、枳实、枳壳作用最显著，并在阿托品使肠管紧张性降低的基础上进一步显示其舒张作用。实验资料表明理气药的解痉作用，可能系阻滞 M 胆碱受体及对肠管平滑肌的直接抑制作用。陈皮中所含橙皮苷及甲基橙皮苷能抑制肠肌收缩，是其松弛胃肠平滑肌的有效成分。理气药抑制胃肠道运动，缓解肠管痉挛是其降逆、止吐、止泻、镇痛作用的药理基础。

（2）**兴奋胃肠运动**　部分理气药如枳实、枳壳、乌药、大腹皮能兴奋胃肠平滑肌，增加其运动。枳实、枳壳、乌药可使麻醉动物在位肠肌或胃瘘、肠瘘动物的胃肠运动张力加大，收缩力加强，收缩频率加快，胃肠蠕动加快。理气药的这些作用有利于恢复被抑制的胃肠功能及促进肠内积气积物的排出，与文献所载理气药可"宽中消胀"、"调中宣滞"理论相符。

2. 调节消化液分泌　理气药具有健胃助消化作用，可能与药物中含挥发油有关。有人认为陈皮挥发油对消化道有缓和的刺激作用，能促进胃液分泌，有助于消化。枳实、香附、佛手、木香、乌药、沉香等所含挥发油口服后，对胃肠也有局部刺激作用，乌药还能增加消化液的分泌功能。

3. 利胆作用　枳壳、沉香、陈皮、青皮、香附等都有不同程度的利胆作用，能促进人和实验动物的胆汁分泌，使胆汁流量增加。青皮、陈皮还能增加胆汁中胆酸盐的含量。

4. 对子宫平滑肌的作用　香附、土木香、陈皮、青皮能抑制子宫平滑肌，使痉挛的子宫平滑肌松弛，低浓度的土木香则对子宫有兴奋作用。

5. 松弛支气管平滑肌　陈皮、青皮、佛手、木香、香附、乌药、沉香、甘松、藏茴香均能对抗组胺引起的收缩支气管作用，使支气管平滑肌松弛。其作用机理可能是直接扩张支气管或抑制迷走神经功能亢进。

八、止血药的实验研究

本类药物具有收敛、凝固、清营、凉血等功效。中药止血药如三七、紫珠草、大蓟、小蓟等能收缩局部血管；白及可增加血小板第Ⅲ因子活性，缩短凝血活酶时间；蒲黄、三七可增加血液中的凝血酶；白及、大蓟、小蓟、地榆等可阻碍纤维蛋白溶解酶原转化为纤维蛋白溶解酶，抑制纤维蛋白溶解，防止血浆中纤维蛋白消耗而产生凝血作用；茜草则可纠正肝素引起的凝血障碍，具有抗肝素作用；这些都反映了止血药具有促进血液凝固、缩短凝血时间的功效。此外，三七、蒲黄、仙鹤草、紫珠草、云南白药等能增加血小板数目，提高血小板黏附性、聚集性或促进其伸展伪足，加速血小板内促凝物质释放。有的止血药如三七、蒲黄能抑制血小板聚集，而有活血祛瘀作用；槐花、白茅根还能改善血管壁功能，降低血管脆性，抑制毛细血管通透性。

九、活血化瘀药的实验研究

1. 改善血流动力学　活血化瘀药一般都有扩张外周血管及增加器官血流量的作用。许多活血化瘀药对不同部位的血管，如心、脑、肢体、肠系膜、肾等均有扩张作用。各种活血化瘀药，扩张血管的主要部位有所不同，如22种活血化瘀药对股动脉的扩张以穿山甲、水蛭、益母草、莪术、桃仁的作用较突出。除益母草外，其他均属破血散结药。说明在活血化瘀药中，以破血散结类药物扩张股动脉作用最强，而川芎、红花、当归、赤芍、丹参、延胡索等对冠状动脉的扩张作用最为突出，具有增加冠脉流量及心肌营养血流量的作用。

2. 改善血液流变学和抗血栓形成 川芎、丹参、红花等多种活血化瘀药物，均可降低血小板表面活性，抑制血小板聚集，提高纤维蛋白溶解酶活性，调节血液流变性，改善血液"浓、黏、凝、聚"的倾向。此外，钙离子拮抗剂也能抑制血小板聚集。实验研究表明，具有活血化瘀作用的150种药物，有68种中药具有不同程度的钙拮抗作用。其中川芎、当归、桃仁、红花、丹参、赤芍、三棱等均有较强的钙拮抗作用。活血化瘀药改善血液流变学特性，不仅能减少血小板的黏着和聚集，还可降低血小板的表面活性。如赤芍、鸡血藤、当归（体外试验）均可非常显著地抑制由ADP诱导的血小板聚集，且与浓度呈正相关，其他如川芎、红花、益母草、水蛭、三棱、莪术、虻虫、䗪虫、延胡索、五灵脂等也有这种作用。另外有些活血化瘀药还可以增加纤溶酶活性，促进已形成的纤维蛋白溶解而发挥其抗血栓作用，如益母草、红花有效成分红花黄素等都有这种作用。

3. 改善微循环 临床上某些疾病常表现有微循环障碍，如冠心病、脉管炎、子宫内膜异位症、慢性肝炎、肝硬化、硬皮病等，都普遍存在微循环障碍。实验研究证明，许多活血化瘀药都具有改善微循环的作用，如川芎、丹参、蒲黄、姜黄、红花、当归、益母草等均有类似作用。

此外，活血化瘀药还具有抑制炎症、镇痛、降血脂、调节免疫功能等作用。

十、消食药的实验研究

1. 促进消化 大多数消食药本身含有多种消化酶，可促进食物消化。如山楂含有脂肪酶，可促进脂肪的分解消化；并含有机酸、维生素C等，可提高胃蛋白酶的活性，促进蛋白的分解消化，并能增加胃消化酶的分泌，有助于消化。麦芽、谷芽和神曲均含有淀粉酶，可促进淀粉的消化。鸡内金含维生素B_1、B_2、C和烟酸等，对由于缺乏维生素B而引起的食欲不振，有增进食欲的作用。

2. 促进消化液的分泌 鸡内金含有胃激素等，鸡内金粉末口服能促进人体胃液的分泌，使胃液酸度明显增加，胃液分泌量较正常值提高30%～70%，游离酸增加32%～113%，总酸度增加25%～75%。但是胃液的消化力增加并不与胃液分泌量和酸度增加并行，服药2～3小时后开始明显增加，以后可较持久地维持在较高水平。鸡内金提高消化力的作用出现较迟缓，维持较久。山楂能增加胃消化酶的分泌，有助于消化，麦芽煎液服用后，胃总酸度、游离酸略见增高，对胃蛋白酶分泌也有促进作用。

3. 增强胃肠运动 山楂对乙酰胆碱和钡离子引起的兔十二指肠平滑肌收缩具有明显抑制作用，并能促进弛张状态大鼠胃平滑肌的收缩，显示其对胃肠活动的调节作用。阿魏挥发油能排除胃肠道积气，加强胃的运动。神曲含有乳酸杆菌，在肠内分解糖类产生乳酸，能抑制腐败菌繁殖，防止蛋白质在肠内异常发酵，减少肠内产气。

十一、驱虫药的实验研究

多数驱虫药都是通过麻痹虫体，或先兴奋后麻痹虫体，或兴奋虫体，使出现剧烈收缩，扰乱虫体能量代谢，或者是杀死虫体使之排出体外，从而达到治疗的目的。如使君子煎剂、乙醇提取物能抑制猪蛔虫；使君子仁提取物水溶部分对猪蛔虫首段有麻痹作用。槟榔碱为槟榔驱绦虫的有效成分，对猪肉绦虫全虫各部都有较强的麻痹作用。南瓜子煎剂及其提出液可使牛肉绦虫中后段节片变薄变宽，节片中部凹陷，呈麻痹状态；对犬水泡绦虫－豆状绦虫的头节未成熟节段和成熟段有麻痹作用，因此常排出整条绦虫。槟榔粉剂、煎剂体外实验对小鼠蛲虫有麻痹作用。而使君子对蛔虫先兴奋后麻痹。川楝素在高浓度时对整体猪蛔虫呈现麻痹作用，低浓度时对猪蛔虫有明显兴奋作用，出现剧烈收缩，能扰乱虫体能量代谢，使虫体不能附着肠壁而排出体外。川楝素的主要作用部位是蛔虫头部神经环。苦楝根皮煎剂对犬钩虫体外实验，在高浓度时，能杀死全部钩虫，槟榔片煎剂亦能杀死钩虫。

十二、化痰止咳平喘药的实验研究

1. 止咳、平喘作用 浙贝母流浸膏、浙贝母碱、去氢浙贝母碱等均具有止咳作用。半夏、苦杏仁、浙贝母等其镇咳作用与抑制咳嗽中枢有关。苦杏仁含苦杏仁苷，在体内缓慢分解后可产生微量的氢氰酸而抑制呼吸中枢，使呼吸运动趋于平静而达到止咳、平喘的作用。旋覆花黄酮对组胺引起的肠鼠支气管哮喘有保护作用，亦能对抗组胺引起的离体气管痉挛，证明其具有"降气"功效。

2. 祛痰作用 桔梗煎剂灌服，可使动物呼吸道分泌增加，酚红浓度增高。以呼吸道分泌物的量和酚红浓度为指标，多数止咳化痰药有一定的祛痰作用。皂荚含有大量皂苷，对胃黏膜的刺激能反射性引起呼吸道分泌增加，不少药物的祛痰作用与所含皂苷有关。

3. 其他作用 许多止咳化痰药具有心血管活性，如扩张冠脉或外周血管、降压、抗心肌缺血缺氧、抗心律失常以及抗凝、降血脂等，有些已在临床应用，如昆布、海藻、瓜蒌、沙棘等。其他如半夏的抗早孕及致畸效应、海藻抗肉毒素中毒作用、沙棘保肝和增强免疫功能等，均值得重视。

十三、安神药的实验研究

1. 镇静、催眠、镇痛作用 动物实验表明酸枣仁、灵芝、缬草、合欢花等可使小鼠的自发活动减少，呈现安静嗜睡状态，并使小鼠对外界刺激反应迟钝。酸枣仁、缬草、远志、灵芝与多种镇静催眠药有明显的协同作用，可促进小鼠入睡。缬草、酸枣仁有安定作用，酸枣仁可使大鼠表现安静和睡眠，但外界刺激可使之惊醒；同时还能对抗吗啡所致猫的狂躁状态。缬草、灵芝对小鼠有显著的镇痛作用。

2. 抗惊厥作用 酸枣仁、远志能对抗士的宁所致的药物性惊厥。琥珀有效成分琥珀酸能对抗大鼠听源性惊厥、小鼠电惊厥以及士的宁等药物性惊厥，由于琥珀酸的结构与γ－氨基丁酸相似，故推测琥珀酸的中枢抑制机制可能类似于γ－氨基丁酸。

此外，远志、含羞草有祛痰作用。夜交藤、缬草有降血脂作用。缬草、灵芝对四氯化碳引起的肝细胞坏死有一定的保护作用。朱砂主要成分硫化汞，具有防腐、抗真菌等作用。柏子仁润肠，可治便秘。

十四、平肝息风药的实验研究

1. 镇静、抗惊厥作用　天麻、钩藤、羚羊角、全蝎、蜈蚣、地龙、僵蛹、白僵蚕等均有镇静、抗惊厥作用。动物实验对不同致惊剂如戊四氮、咖啡因、士的宁、烟碱等引起的惊厥或电惊厥有对抗作用。已明确有效成分或有效部位的有天麻（天麻素和天麻苷元）、僵蛹和白僵蚕（草酸铵）。

2. 降压作用　本类药物动物实验报告具有降压作用者较多。天麻、钩藤、羚羊角、地龙、蜈蚣、全蝎、白蒺藜等均有不同程度的降压作用。其中有效成分或部位已较清楚的有钩藤（钩藤碱、异钩藤碱、钩藤总碱）、罗芙木（萝芙木总碱、萝芙木甲素）。对天麻、钩藤、地龙等进行的降压机制分析表明，这些药物的降压作用或多或少有中枢抑制作用参与。

3. 解热、镇痛作用　天麻、蜈蚣、全蝎、羚羊角等均有不同程度的镇痛作用；羚羊角、地龙还具有较好的解热作用。

十五、开窍药的实验研究

开窍药能使神志清醒的功效，与该类药物主要作用于中枢神经系统的药理作用有关。如麝香对中枢神经系统有双向性影响。冰片含有少量樟脑，樟脑具有中枢兴奋作用，对呼吸中枢、血管运动中枢均有兴奋作用。冰片所含主要成分为龙脑，其结构与樟脑相似，可能亦具有中枢兴奋作用。而且同位素实验证明龙脑极易透过血脑屏障，在中枢内的浓度高而且持续时间长。石菖蒲及所提取的挥发油具有中枢抑制作用和抗惊厥作用，这是石菖蒲治疗惊厥、抽搐、癫痫等神志昏迷疾病的药理基础。另外，温通开窍的作用与该类药心血管方面的作用有关，如麝香、苏合香、冰片等可增加心肌血流量，降低心肌耗氧量。

十六、补虚药的实验研究

1. 对内分泌系统的影响　人参、刺五加、五味子、甘草等均有促进肾上腺皮质激素分泌作用或对其分泌有双向调节作用；甘草的有效成分甘草次酸，其化学结构与皮质激素相似，对于切除肾上腺皮质和切除垂体的动物，仍能产生皮质激素样作用，说明甘草本身具有肾上腺皮质激素样作用。补血药地黄及补阳药鹿茸对肾上腺皮质功能也有促进作用。补阳药鹿茸、淫羊藿、补骨脂、蛇床子均能增加性激素的分泌，补气药人参和刺五加则具有促性激素样作用。上述表明，调节内分泌功能是补虚药的补益药理作用之一。

2. 对免疫功能的影响

（1）对非特异性免疫功能的影响　人参、黄芪、刺五加、党参、白术、枸杞子等都能升高外周白细胞数及对抗化疗药如环磷酰胺引起的白细胞减少和增强单核－巨噬细胞系统的吞噬功能。黄芪、当归、淫羊藿还能诱生干扰素；人参、黄芪等还能增强自然杀伤细胞的功能。有的补虚药还可以增强补体的功能，提高血清溶菌酶的活性。

（2）对特异性免疫功能的影响　人参、党参、冬虫夏草等能明显促进 T 淋巴细胞的增殖反应，而且冬虫夏草还可以增加淋巴细胞玫瑰花环的形成率，拮抗硫唑嘌呤引起的 T 细胞下降。白芍可增强小鼠迟发性超敏反应。黄芪、女贞子通过抑制 Ts（抑制性 T 细胞）的功能而起到增强 Th（辅助性 T 细胞）功能的作用。人参、白芍、刺五加等能促进 IL－2 的释放。人参还能提高小鼠血清 IgG、IgA、IgM 及 γ－球蛋白水平。黄芪可使正常人血中 IgA、IgE 的含量增加。党参、白术可增加血清 IgG、IgM 含量。

3. 对心血管系统的影响　补虚药对心血管系统的影响可表现为增强心肌收缩力、扩张血管、改善微循环、降压、抗心律失常、抗心肌缺血等。人参、黄芪、麦冬等有强心作用，可增加心肌收缩力，使心率减慢，心脏工作效率提高，心输出量增多。该作用被认为是通过增加细胞内钙含量及儿茶酚胺量而实现的。当归、淫羊藿、补骨脂、麦冬、冬虫夏草等能扩张冠脉，增加冠脉血流量，抗心肌缺血。人参、党参、黄芪、当归、鹿茸等不仅具有抗心律失常作用，还能扩张血管，降低外周阻力。

4. 对物质代谢的影响　补虚药对物质代谢有广泛的影响。各种补虚药能调节失常的代谢过程（如高血糖、高血脂）使其正常化。人参、玉竹、白术、地黄、枸杞子、黄精、淫羊藿等均有降血糖作用；人参、女贞子、当归、何首乌、枸杞子、黄精、淫羊藿等有降血脂作用；人参和鹿茸等对核酸及蛋白质合成均有促进作用。人参对代谢过程影响的研究较为深入，其对肝脏的 RNA 和蛋白质合成有促进作用，主要由于增强了 RNA 聚合酶的活性。人参对生长活动旺盛组织（如睾丸及骨髓）的 RNA、DNA 和蛋白质合成均有促进作用。人参糖肽类化合物则有明显的降血糖作用，主要是由于其能促进糖的有氧氧化过程和及时提供能量。

5. 对造血系统的影响　补气药人参、党参、黄芪、刺五加，补血药当归、阿胶，补阳药鹿茸均可促进骨髓造血功能，使血液中白细胞、红细胞、血小板数量增多，血红蛋白含量增加。

6. 延缓衰老作用　补虚药延缓衰老的作用与上述改善各系统的功能有关。此外，也与该类药物清除体内自由基的作用有关。人参、当归、党参、黄芪、女贞子等具有清除自由基的作用，在动物实验中，可见组织中过氧化脂质、脂褐质含量减少，动物和细胞寿命延长；肉苁蓉可使小鼠红细胞超氧化物歧化酶（SOD）的活性明显增强，使心肌脂褐质含量显著降低；淫羊藿能对抗 D－半乳糖胺造成的亚急性小鼠脾淋巴细胞增殖能力的低下，提高其肝脏 SOD 活性及减少过氧化脂质和脂褐素的形成。

十七、收涩药的实验研究

1. 收敛、止血作用　五倍子、诃子、石榴皮等均含大量鞣酸，后者可与皮肤、黏膜组织的组织蛋白结合，使蛋白凝固沉淀，在局部形成一层保护层，起收敛作用。因此可减少渗出、止血和止吐。

2. 抗菌、抗病毒作用　五倍子、乌梅、金樱子、石榴皮、覆盆子、诃子等均具有抗菌作用，另外金樱子、石榴皮对流感病毒、生殖器疱疹病毒有抑制作用。

3. 抑制腺体分泌作用　大多数收涩药如石榴皮、诃子、金樱子、覆盆子等均含有鞣质，鞣质与分泌腺接触，能使分泌细胞的表面蛋白凝固，导致分泌细胞的分泌功能减弱或丧失。

第五节　方剂学的实验研究

中医方剂是祖国医药学理、法、方、药的重要组成部分，它不仅是中医基础理论与临床实践的中间环节，而且是中医治疗疾病的主要形式。方剂学的实验研究是在中医理论指导下，采用现代科学技术，以实验药理学方法和化学分析为主要手段来研究方剂的组成、配伍作用、药效学、药动学、制剂工艺及临床应用，其目的在于揭示古今方剂防病治病的奥秘，为临床应用的安全有效提供现代科学依据。本节将简单介绍各类方剂的现代实验研究情况。

一、解表剂的实验研究

解表剂分为辛温解表、辛凉解表、扶正解表三类；以桂枝汤、小青龙汤、银翘散为例介绍其实验研究。

1. 桂枝汤

（1）解热作用　本方的解热作用实验研究较多，对由酵母液皮下注射所致的家兔、大鼠体温上升均有降温作用，其持续时间在 5 小时以上；对正常体温的大鼠、小鼠均能显著降低体温，并呈量效关系；另有研究发现本方对大鼠体温具有双向调节作用。

（2）对呼吸系统的影响　本方对由氨水致咳的小鼠具有镇咳作用；小鼠支气管分泌酚红的实验显示本方祛痰效果显著；相关实验研究还证明本方有抑制蟾蜍口腔黏膜上皮纤毛运动的作用。

（3）抗炎作用　动物实验显示本方对甲醛刺激所致小鼠足跖肿胀以及小鼠角叉菜胶性足跖肿胀均有明显抑制作用，研究结果表明本方有较强的抗炎作用；另有研究显示本方有提高小鼠皮肤毛细血管通透性的作用。

（4）抗病毒作用　对由 15LD50 的流感病毒亚洲甲型鼠肺适应株 FM1 滴鼻感染小鼠的研究表明，本方有抑制流感病毒所致肺部病变发展的作用。

（5）对巨噬细胞吞噬功能的影响　研究表明本方能提高小鼠巨噬细胞的吞噬率及吞噬指数。

（6）对免疫系统的双向调节作用　研究表明本方对流感病毒所致抗体水平低下及药物所致抗体水平升高，病毒及药物所致机体血清凝集素的降低或升高，及药物所致免疫水平增高的小鼠 T、B 淋巴细胞率，均具有使其恢复到正常水平的调节作用。

（7）镇痛、镇静作用　采用小鼠热板法实验，结果显示本方可使小鼠的痛阈值提高；对小鼠醋酸扭体反应的实验研究表明，本方对化学刺激痛反应有较强的镇痛作用，其镇痛效能呈明显的量效关系。另有研究表明本方有加强巴比妥类催眠药中枢抑制的作用。

（8）对泪腺、唾液腺和汗腺的影响　实验研究表明本方有增加正常小鼠泪液分泌量和唾液分泌量的作用；对汗腺分泌具有双向调节作用，对汗液分泌亢进动物有抑制作用，并使之降低到正常水平，同时有增加汗腺分泌受抑制的大鼠汗腺分泌的作用，并呈量效关系。

2. 小青龙汤

（1）平喘作用　本方对组胺和乙酰胆碱混合液引起的实验性哮喘有明显保护作用；对小鼠儿茶酚胺反应性影响的研究表明，本方可使小鼠对儿茶酚胺的反应性增强，血浆中 cAMP 含量升高；本方长期经口投予可使 cAMP 升高，从而使支气管平滑肌弛缓，这可能是其平喘的部分作用机制。

（2）抗过敏作用　本方水提取液在人常用量的最小量时即能显著抑制小鼠皮肤肿胀（PC 法）；用被动皮肤致敏反应方法实验，本方可使豚鼠毛细血管通透性降低。

3. 银翘散

（1）解热作用　给家兔耳静脉注入三联菌苗，并同时给予本方，结果在家兔致热后 5、6 小时有明显的解热作用（$P < 0.05$）。

（2）抗病毒作用　研究表明本方在较高浓度时对 PR8 株流感病毒和甲型流感病毒粤防 72 - 243 株（H3N2）有较强的灭活能力。

（3）抗菌作用　研究表明本方对肺炎链球菌、甲型溶血性链球菌、乙型溶血性链球菌、金黄色葡萄球菌、大肠杆菌等均有不同程度的抑制作用。

（4）抗炎作用　在大鼠蛋清性脚肿实验中，给大鼠灌服药后立即用鸡蛋清致炎，排水法测鼠爪体积，结果显示银翘散有显著的抗炎作用。

（5）镇痛作用　口饲小鼠银翘解毒片后，对醋酸刺激致扭体次数明显减少，在所用的 125mg/kg 和 250mg/kg 剂量下，均有明显的抑制作用，其抑制率分别为 52% 和 76%。

（6）抗过敏作用　实验显示本方对二硝基氟苯所致小鼠迟发型超敏反应有明显抑制作用；另有研究表明本方对天花粉所致小鼠被动皮肤过敏反应也有明显的抑制作用，对天花粉所致小鼠速发型超敏反应，可明显降低过敏性休克的死亡率。

（7）对单核 – 巨噬细胞系统吞噬活性的影响　研究结果显示本方对小鼠腹腔吞噬细胞吞噬异物能力有明显促进作用。

二、泻下剂的实验研究

泻下剂分为寒下、温下、润下、攻补兼施、逐水五类；以大承气汤和麻子仁丸为代表方剂介绍泻下剂的实验研究。

1. 大承气汤

（1）对肠道张力和推进性运动的影响　小鼠炭末推进实验显示，其中芒硝主要作用于小肠，而大黄、枳实、厚朴对肠道的兴奋作用主要表现在大肠，随着大黄剂量增加而作用增强。本方对肠道的兴奋作用，是对肠管平滑肌直接兴奋的结果，对切断两侧迷走神经或切除肾上腺小鼠的肠管仍有兴奋作用。

（2）促进肠套叠的还纳作用　实验研究表明，本方对人工肠套叠模型的家兔可以直接作用于肠道，对套叠肠管的还纳作用明显。

（3）对肠道血流量的影响　实验研究表明，本方对大鼠缺血性肠梗阻梗阻肠段的缺血、淤血、坏死情况有明显的改善作用；另外，有实验研究发现本方对肠段血循环和肠祥血流量有明显的促进作用。

（4）促进腹腔内陈旧性异种血的吸收　研究表明大黄、芒硝对注入小鼠腹腔内的异种血均有加速吸收的作用；对实验性粪性腹膜炎脓肿形成，大黄有一定的抑制作用，芒硝则无作用。

（5）对血管通透性的影响　本方对炎症早期毛细血管通透性的升高有抑制作用。家兔皮丘蓝染实验显示，本方能降低与血浆蛋白结合的染料从毛细血管中渗出的能力；小鼠尾静脉注射靛蓝胭脂红，观察色素向腹腔内移行情况，用大鼠实验也得出相同结果。实验表明口服本方对腹腔内血管床毛细血管通透性有抑制作用。另外，有研究表明本方对腹部血管通透性的作用是以减少"异物"为转移的双向调节作用，同时发现拆方研究时作用减弱。

（6）抑菌抗炎作用　研究表明本方对葡萄球菌、链球菌、淋病双球菌、大肠杆菌、伤寒杆菌、副伤寒杆菌、痢疾杆菌等细菌均具有较好的抑制作用。

（7）对肝胆功能的调节作用　对四氯化碳引起的肝炎动物模型，本方具有保肝降酶的作用，可增加糖原和核糖核酸的数量；另有研究发现本方有促进胆囊收缩而增加胆汁排泄的作用。

2. 麻子仁丸

（1）对粪便的影响　家兔在体实验显示本方能增加在体肠最大振幅和平均振幅；小鼠给本方后，粪便粒数、重量均有显著增加，实验结果表明本方有致泻作用；另有实验研究表明本方对便秘模型小鼠有通便作用，可显著增加小鼠排便粒数并软化大便。

（2）对肠管容积的影响　在不伤肠管的情况下，用线将麻醉后的蟾蜍肠结扎成 5 个互不相通的肠段，每段长约 1.5cm。向其中 4 个肠段的肠腔里分别注入生理盐水、液状石蜡、麻仁胶囊、麻子仁丸，然后将小肠放回腹腔，用止血钳夹住腹壁切口，盖上湿纱布，90 分钟后取出小肠，分别收集各段肠内容物，用扭力天平称重，对所获得的资料作方差分析，结果表明本方能显著增加蟾蜍肠内容物重量，本方的作用与液状石蜡相似。

（3）对肠运动的影响　对于麻醉家兔，在距回盲部约 10cm 处的回肠段，从引线管滴入本方 0.2g，记录给药前和给药后 1 小时肠段收缩幅度与蠕动的频率变化，结果显示本药有增加肠段收缩幅度的作用，对蠕动频率则无明显影响。

三、和解剂的实验研究

和解剂分为和解少阳、调和肝脾、调和寒热、表里双解四类；以小柴胡汤和大柴胡汤为代表方介绍和解剂的实验研究。

1. 小柴胡汤

（1）解热作用　实验证明，柴胡及其主要成分柴胡皂苷，对由伤寒、副伤寒混合疫苗引起发热的大鼠具有解热作用，对正常大鼠具有降温作用。

（2）抗炎作用　本方具有明显的抗炎作用，研究表明本方对肉芽肿有较强的抑制作用，抗渗出作用较弱，能提高大鼠血清中皮质酮和血浆中 ACTH 的水平，提高垂体和肾上腺中 cAMP 的含量；此外，本方对大鼠胸膜炎渗出液和白细胞数量均有显著的抑制作用。实验还证明本方与激素的作用机制不同，本方有促进垂体 – 肾上腺皮质作用，其激素样抗炎作用是通过内源性肾上腺皮质激素而间接产生的。

（3）改善肾上腺皮质功能障碍　研究表明本方能改善肾上腺皮质功能，主要对下丘脑－垂体－肾上腺系统有促进作用，其作用是通过促进肾上腺的体液性调节而抑制其神经性调节。

（4）对实验性肝损害的影响　研究表明本方及其有效成分柴胡皂苷能抑制 D－半乳糖胺（此外还有 CCl_4、异氰酸、α－萘酯等）对肝脏的损害作用，且有诱导干扰素的作用；相关研究还表明本方可刺激肝细胞的增殖，降低大鼠肝匀浆的葡萄糖－6－磷酸酶、NADPH 胞嘧啶还原酶和琥珀酸胞嘧啶还原酶活性，可使动物肝细胞的超微结构发生改变，如线粒体发生聚集，线粒体占细胞质容积的体积和密度降低。

（5）对免疫功能的影响　对接触性皮炎病理模型的实验研究证明，本方具有抗 IV 型变态反应活性的作用；相关研究还表明本方有激活抑制性 T 细胞活性和辅助性 T 细胞活性这两种功能，具有免疫调节的功能。

（6）抗癌作用　将小鼠腹腔注射自力霉素 C，连用 5 天，小鼠均在 10 天内死亡，若用本方代替饮料水进行同样的动物实验，则小鼠可延长生命 5 天左右，表明本方对化疗和化学致癌作用有一定预防效应。另有报道表明本方可使巨噬细胞活化，增加白细胞介素 1 的产生，激活自然杀伤细胞以及淋巴因子活化杀伤细胞并诱导其抗肿瘤作用。

（7）对实验性动脉粥样硬化的影响　研究表明本方可改善由高脂血症所致的动脉内皮和平滑肌损伤，特别是本方能有效地降低血浆胶原的上升，减少钙沉积及坏死物的数量，对动脉弹性层的撕裂现象有恢复作用。

2. 大柴胡汤

（1）对消化系统的作用　实验显示本方具有较强的抑制痉挛作用；对组胺、五肽胃泌素所致的胃酸分泌有轻度抑制作用，对 2－去氧葡萄糖（2－DG）刺激的胃酸分泌有明显的抑制作用，本方能影响胃酸调节机制，研究表明本方抗胃溃疡病的机制之一是能提高胃壁黏液糖蛋白量。本方还对四氧化碳所致肝硬化有较好的抑制作用，可直接抑制肝纤维化的形成，明显降低胆石形成率，并使胆石体积明显减小，同时本方可能通过抑制胆固醇的吸收来抑制胆固醇结石的形成。实验还证明，服本药后，括约肌运动波数、波幅及波幅平均值均有所降低。

（2）对心血管系统的作用　本方全方提取物可显著抑制豚鼠心房心搏数。实验研究结果表明本方有扩张血管作用，长期应用本方对小鼠喂饲胆固醇所致的动脉硬化有抑制作用，给药组主动脉钙值、镁值较对照组明显降低，主动脉 ^{45}Ca 结合值及羟脯氨酸值也较对照组明显降低，胆固醇、甘油三酯及磷脂有降低倾向，本方对大耳白兔实验性动脉粥样硬化亦有改善作用，实验研究发现本方能减少动脉硬化损伤的区域，对组织病理学异常改变有恢复作用。另有研究表明本方可抑制动脉总胆固醇和磷脂的升高，对羟脯氨酸的增加也具有抑制作用。

（3）对血液系统的作用　本方对血液流变具有双向调节作用，可抑制胶原诱发的血小板聚集；对倍他米松引起的大鼠血凝亢进状态也有改善作用，可使凝血酶 III 活性的降低及凝血酶原时间的缩短得到改善。

（4）对脂质代谢的调节作用　本方对高胆固醇食物喂饲诱发的大鼠和小鼠高脂血症和

脂肪肝均有抑制作用。

（5）对免疫系统的影响　本方在体内对泼尼松龙所致的免疫抑制具有改善效果，对泼尼松龙引起的羊红细胞抗体反应的抑制有恢复作用，对肥大细胞的组胺释放及脱颗粒有很强的抑制作用。

（6）对生殖系统的影响　对去甲肾上腺素（NA）所致的输精管收缩有较强的抑制作用，其作用全方最强。

（7）抗炎作用　本方对大鼠角叉菜胶性足跖肿胀、葡聚糖性足肿胀及热烫伤性足肿胀均有明显的抑制作用，其作用同阿司匹林相近。

四、清热剂的实验研究

清热剂分为清气分热、清营凉血、清热解毒、清脏腑热、清热祛暑、清虚热六类；以白虎汤、龙胆泻肝汤为主介绍清热剂的实验研究。

1. 白虎汤

（1）解热作用　实验表明本方能使伤寒菌苗所致发热家兔退热 1.3℃，石膏与知母合用则退热 1.2℃，并且石膏退热作用发生快但不持久，知母退热作用发生慢但效果持久，两药合用退热效果更加显著。本方中另两味药甘草、粳米用作辅助养胃和中，使整个方剂更趋完善合理。实验还表明本方对高温大鼠的饮水量有明显的抑制作用。

（2）抗病毒作用　对实验性乙脑病毒皮下注射而引起感染的小鼠，本方能提高其存活率，明显降低感染小鼠的死亡率。

（3）增强免疫功能　本方不仅能增强家兔肺泡巨噬细胞对白色葡萄球菌及胶体金的吞噬功能，而且能促进吞噬细胞的成熟；另有研究证明，本方中所含 Ca^{2+} 可提高肺泡巨噬细胞的捕捉率，增强其吞噬活性，激活肺泡巨噬细胞。

2. 龙胆泻肝汤

（1）抗炎作用　研究表明本方对小鼠毛细血管通透性增高有明显抑制作用，实验显示对大鼠蛋清性关节炎有明显而缓慢的抗炎作用，对醋酸致小鼠炎性反应及蛋清致大鼠足肿胀均有明显的抑制作用。

（2）增强免疫功能　本方煎剂能增强腹腔巨噬细胞的功能，实验显示其可明显提高小鼠腹腔巨噬细胞对绵羊红细胞的吞噬作用，能明显增加幼鼠脾脏重量，还能促进小鼠抗体的形成，对第一次免疫呈抑制状态，而对第二次免疫可使抗体滴度急剧上升，促进抗体大量形成。

（3）抗氧化作用　本方对超氧阴离子自由基具有清除作用，对羟自由基诱导的脂质过氧化具有抑制作用，并强于甘露醇；相关实验结果提示本方泻肝胆实火，清下焦湿热的机制可能与其清除氧自由基和抗脂质过氧化作用有关。

（4）对心血管及外周血管的作用　研究表明本方可使麻醉猫血压明显下降。

（5）抗感染作用　本方对乙型链球菌有一定的抑制作用。

（6）其他作用　本方对肠平滑肌有抑制作用，可使小鼠肠推进功能降低；研究还发现本方可减少胆汁的排出量；另外，本方对小鼠自发活动和电刺激致惊厥有抑制作用。

五、温里剂的实验研究

温里剂分温中祛寒、回阳救逆、温经散寒三类；以四逆汤为主介绍温里剂的实验研究。

四逆汤

（1）抗休克作用　在具有原发性小肠缺血损伤的肠系膜上动脉闭塞性休克和具有继发性小肠缺血损伤的晚期失血性休克的家兔模型上，肠道灌注本方，结果显示本方有保护休克小肠的作用，实验结束后解剖动物，肉眼所见给药组动物小肠病变明显减轻，色泽红润，出血点少，无一只兔有大片坏死，而对照组小肠黏膜色泽发暗，弥漫出血，常有多发性溃疡及大片坏死，由此推测休克时，本方主要作用于肠道，阻断致死性休克不可逆发展的肠道因素的形成。此外，本方可能有改善肠微循环的作用，对小鼠或大鼠内毒素休克死亡以及内毒素所致休克的体温下降也有明显保护作用；对麻醉兔的低血压状态，本方能使在位心脏收缩幅度增大，同时可见颈动脉压升高，且伴有脉压差增大，而心率减慢；本方注射液对犬急性失血性休克也有明显的升压作用。

（2）对免疫功能的影响　本方可提高正常大鼠血清 IgG 水平，对注射大剂量氢化可的松大鼠血清水平也有提高作用，研究提示氢化可的松使血清 IgG 水平下降，本方不仅能对抗其作用，而且可使 IgG 水平高于对照组，实验表明本方初步具备防治激素治疗弊端的可能性。

（3）对动情周期的影响　本方缩短大鼠动情周期的作用可能是影响了垂体－性腺系统激素水平，因而干扰了正常的动情周期活动。

六、补益剂的实验研究

补益剂分为补气、补血、气血双补、补阴、补阳、阴阳并补六类；以四君子汤、生脉散和金匮肾气丸等为主介绍补益剂的实验研究。

1. 四君子汤

（1）对动物实验性胃溃疡的作用　实验证明大多数健脾温胃方有明显的降低迷走神经兴奋性的作用。人参、党参、茯苓对神经系统显示有益的调节作用，因此，本方对消化性溃疡的疗效可能是通过对神经系统的调节，使原来处于紊乱的胃肠分泌、消化、运动以及营养功能恢复正常，使胃酸分泌减少和 pH 值降低，从而有利于溃疡愈合；另外，本方的某些药物能改善胃肠黏膜细胞的代谢，增强胃肠防御屏障，从而减少氢离子回渗，在抗溃疡和促进愈合上也有一定作用。

（2）对肝细胞合成的影响　本方有促进恢复肝脏正常结构和功能的作用，这与四君子汤促进肝糖原合成有关，肝糖原增加有利于肝细胞的解毒功能，又能防止和减轻肝细胞受损后发生病理变化，有助于其自身修复。

（3）对造血系统的作用　本方能加强补血作用，其中人参所含"蛋白合成促进因子"能促进蛋白质合成，人参还可促进骨髓造血细胞的 DNA 合成，加快有核细胞分裂，其他药物能协同人参发挥作用，研究认为本方的补气生血作用可能与促进骨髓造血细胞功能有关。

（4）对血压的作用　本方能较持久地升高血压，其升压作用可能是通过调整人体内在因素促进血压上升，改善休克，因为人参对人体的神经、心脏、内分泌腺都有影响，在升压方面起着重要作用。

（5）增强免疫作用　研究表明本方能明显提高小鼠腹腔巨噬细胞的吞噬功能，刺激淋巴细胞发生转化；本方在萎缩胸腺的恢复过程中，有促进 RNA、DNA 合成，促使细胞分裂，加快胸腺结构恢复正常及增强其功能的作用；本方还有刺激细胞和抗体生成的作用。

（6）抗突变和抗肿瘤作用　本方对注射环磷酰胺的小鼠有明显的抗突变作用；对于移植性肿瘤，本方可延长腹水型 S180 小鼠存活时间。

（7）对小鼠巨噬细胞功能的影响　本方能显著拮抗腹腔注射环磷酰胺对小鼠腹腔巨噬细胞介导的 ADCC 活性的抑制作用，增强率为 121.03%，同时对正常小鼠影响不明显。

2. 生脉散

（1）强心作用　生脉注射液可使在位兔心及巴比妥钠伤害的兔心收缩振幅明显增加；研究表明本方可能系直接兴奋心肌的 β 受体而产生正性肌力作用；进一步的研究发现，生脉液对大鼠和豚鼠心肌细胞膜 - ATPase 活性均有抑制作用。

（2）增加冠脉流量，改善心肌供血　研究表明本方能有效地增加犬冠脉流量。对急性心肌梗死犬的实验研究显示本方可使心内膜下区灌注压增高，改善急性缺血区心肌血流量，从而改善氧的利用。

（3）调节血压，改善微循环　对犬急性失血性休克实验研究表明本方有升压作用；对实验性心源性休克家兔肠系膜微循环的实验研究结果表明，本方有加强心肌收缩力及改善微循环的作用；本方亦可使兔耳灌流量明显增加。

（4）调整心肌代谢，降低耗氧量　本方能延长动物失血性心脏的存活时间，在各种缺氧环境下亦可提高动物耐缺氧能力，同时使缺氧大鼠心肌中糖原和核酸含量明显增多。实验显示本方可使实验性心肌梗死动物心电图趋向正常化，并延长动物存活时间。

（5）调节内源性糖皮质激素水平　采用放射免疫测定法（RIA）观察生脉注射液对不同生物样品中内源性糖皮质激素分泌的影响，结果本方能显著增高家兔血浆皮质酮的水平，并随剂量增加而增高，亦可使大鼠血浆皮质酮水平增高。

（6）对实验性心肌梗死的修复作用　动物实验研究表明本方对心肌损伤具有一定的修复作用。

（7）对衰老代谢产物及老化相关酶活性的影响　研究结果显示加味生脉散使老龄鼠肝过氧化脂质含量显著降低。

（8）对老龄大鼠中暑的预防作用　实验结果显示本方可降低大鼠死亡率，减轻心肌磷酸肌酸及 cAMP 含量的耗竭。

3. 金匮肾气丸

（1）降血糖作用　以 5 倍或 10 倍于人常用量给成年大鼠灌服本方，可见糖耐量曲线改善，血糖值迅速恢复；另有研究表明本方可改善老年大鼠或小鼠因老化而不断降低的糖同化功能，改善胰岛素的作用。

（2）增强免疫功能　用环磷酰胺造小鼠免疫抑制模型，实验显示本方能提高小鼠腹腔巨噬细胞的吞噬功能，增加胸腺重量，提高溶血素含量，促进淋巴细胞转化功能，提高红细胞数，各项指标都表明本方具有增强免疫抑制小鼠功能的作用；另有研究表明本方可提高免疫抑制小鼠的胸腺重量。

（3）对血脂和动脉粥样硬化的作用　本方能减少鹌鹑食饵性高脂血症的发生，可降低高胆固醇的 ddy 小鼠肝、心及主动脉脂质的倾向，长期给药可使 ddy 小鼠主动脉钙、镁、磷的含量出现降低倾向，同时降低其胶原量；另有实验报道，用本方后高密度脂蛋白含量明显增加，动脉粥样硬化指数有所改善，表明本方对动脉粥样硬化的改善也能产生较好的影响。

（4）延缓衰老　用环磷酰胺诱致小鼠骨髓细胞 DNA 损伤模型，实验发现可抑制环磷酰胺所致的小鼠骨髓细胞 MN 率和 SCE 频率增高，结果表明本方有抗 DNA 损伤的作用；另有研究显示本方具有清除自由基及过氧化物的作用，从而具有延缓衰老的作用。

（5）改善肾功能及利尿作用　以成人用量的 10 倍喂饲大鼠本方 1 个月，其尿量增加，尿中钠离子排泄增加，锌、镁、钙离子排泄无明显改变，血浆中离子均在正常范围内；另有研究显示本方使 IgG 加速型小鼠肾毒性肾炎血清蛋白升高，尿蛋白、血清尿素氮降低，同时可能通过降低血浆过氧化脂质的含量，改变肾组织的病变。

（6）对免疫缺陷小鼠免疫造血功能的影响　用环磷酰胺造小鼠免疫抑制模型，给予本方 7 天后，小鼠免疫功能受抑制情况明显改善，研究表明本方促进了小鼠对 SRBC 的抗体反应，使小鼠脾脏有核细胞总数及脾脏抗 SRBSIgM 抗体分泌细胞数即 PFC 数均显著增加，结果表明本方能促进环磷酰胺损伤小鼠特异性体液免疫功能的恢复。

（7）其他作用　实验表明本方有改善垂体－肾上腺皮质功能的作用；另有研究表明本方有改善微循环的作用；本方还有促性激素、抗突变、抗肺纤维化、降低血压、保护听功能等作用。

七、固涩剂的实验研究

固涩剂分为固表止汗、敛肺止咳、涩肠固脱、涩精止遗、固崩止带五类；以牡蛎散和完带汤为代表方剂介绍固涩剂的实验研究。

1. 牡蛎散

（1）止汗作用　在大鼠汗液分泌定量测定实验中，麻黄根煎剂 5.4g/kg 口服，能使动物发汗量明显少于对照组。

（2）增强免疫作用　黄芪煎剂口服对网状内皮系统吞噬功能有增强作用，可促进生成抗体，促进 T 细胞分化成熟，增加天然杀伤细胞活性，刺激干扰素诱生。

2. 完带汤

（1）抗炎作用　小鼠腹腔注射本方，能够显著抑制巴豆混合致炎液引起的小鼠耳郭肿胀。

（2）镇静、强壮作用　方中的人参、柴胡均有镇静作用；人参、白术均有强壮作用。

八、安神剂的实验研究

安神剂分为重镇安神剂和补养安神剂两类；以天王补心丹和朱砂安神丸为代表方剂介绍

安神剂的实验研究。

1. 天王补心丹

（1）抗实验性心肌梗死　本方对"阳虚证"或类似"阳虚证"模型的小鼠灌服补心丹加味方，结果发现，服用本药可使动物死亡率降低，使阳虚证和阴虚证模型小鼠的心电图ST段抬高度均减小，说明本方具有抗心肌缺血作用。

（2）增强免疫功能　本方能改善受神经系统调控的动物的非特异性防御功能和应激状态。

（3）镇静作用　本方具有镇静、安定作用。本方影响皮层内抑制过程加强和集中，产生正性诱导，使分化更完善，从而使大脑皮层兴奋过程和抑制过程趋于平衡；对于神经症状，能促进其神经活动正常化。

2. 朱砂安神丸

（1）镇静、催眠作用　本方能明显缩短清醒期（W），延长慢波睡眠1期（SWS1）及总睡眠时间，且能缩短SWS1、SWS2及异相睡眠（PS）的潜伏期，翻转对氯苯丙氨酸的睡眠剥夺效应，实验表明本方具有易于引起睡眠、加快入睡过程、促进睡眠的作用。

（2）抗心律失常作用　对氯仿－肾上腺素和草乌诱发心律失常的家兔连续5天灌胃本方，结果显示本方能明显缩短其心律失常持续时间，减少异常搏动次数。

（3）抗惊厥作用　本方具有降低中枢神经兴奋性的作用。

（4）对血液系统的影响　本方可增加血淋巴细胞及单核细胞数量，具有降血糖、抗贫血、凉血、活血及抗血栓、促进带氧血红蛋白的作用。

九、开窍剂的实验研究

开窍剂分为凉开和温开两类；以安宫牛黄丸为代表方介绍开窍剂的实验研究。

安宫牛黄丸

（1）对中枢神经系统的影响　本方50%的水煎浓缩液给予小鼠尾静脉注射可减少小鼠自发活动，增加硫喷妥钠的催眠时间，丸剂灌胃亦能延长小鼠戊巴比妥钠睡眠时间；腹腔给药对小鼠苯丙胺所致兴奋有对抗作用；对三联菌苗引起的家兔发热有明显的解热作用，一次给药解热作用可维持5~6小时；丸剂或浓缩剂皮下给药均能对抗小鼠士的宁惊厥及显著延长戊四氮性阵挛发作，并降低惊厥死亡率；另有研究提示本方对细菌、内毒素性脑损害的脑细胞有一定的保护作用。

（2）对免疫功能的影响　小鼠每日腹腔注射本方煎剂，能显著提高腹腔巨噬细胞对鸡红细胞的吞噬百分率和吞噬指数，同时观察到给药组的巨噬细胞的胞体显著扩大，细胞质空泡增加，被吞噬的鸡红细胞数多，且呈不同的被消化状态。

（3）抗炎作用　本方对蛋清性关节肿胀有显著的抑制作用；小鼠腹腔注射本方水浓缩液可对抗二甲苯所致耳部炎症，说明本方对血管通透性增加期的炎症有抑制作用。

十、理气剂的实验研究

理气剂分为行气和降气两大类。下面以苏子降气汤和柴胡疏肝散为代表介绍理气剂的实验研究。

1. 苏子降气汤

（1）镇咳作用 本方或原方去肉桂、原方去当归对氨水性咳嗽小鼠均有显著的镇咳作用；去肉桂后，与原方比较，作用变化不明显，去当归后，作用明显减弱。

（2）平喘作用 对组胺加乙酰胆碱喷雾所致的喘息型豚鼠模型，本方能使喘息潜伏期明显延长，表现出一定的平喘作用。

（3）抗炎作用 本方对小鼠灌胃，能显著抑制巴豆油所致的小鼠耳郭肿胀；本方还能明显减轻 SO_2 慢性气管炎模型的各种病理改变，表现为黏液腺总数减少、支气管上皮杯状细胞所占的百分率下降及上皮鳞状化生、纤毛脱落、炎症细胞浸润等均有不同程度的减轻。

（4）抗过敏作用 本方给予大鼠灌胃，能显著抑制大鼠 I 型被动皮肤过敏反应。

（5）对免疫功能的影响 实验表明本方能明显增高小鼠外周血淋转率；另外，本方可使雄性大鼠肾上腺维生素 C 含量显著降低，而原方去肉桂、甘草，则维生素 C 含量无明显变化。

2. 柴胡疏肝散

（1）对心、肝、脑等血循环的影响 对家兔脑、肝阻抗血流图实验表明：给予本方后即刻、5 分钟、10 分钟，脑阻抗血流图收缩波波幅显著增高；即刻及 15 分钟、20 分钟肝阻抗血流图收缩波波幅也显著增高，心阻抗微分图 C 波振幅显著升高，提示本方可使脑血管充盈度增加，搏动性血液供应增加，有利于改善脑循环，增强肝脏血液循环强度，增加肝动脉血流量，另外，心阻抗微分图提示，本方能改善心肌收缩力，增加心搏量。

（2）利胆作用 大鼠四肢绑扎 1 小时造成肝郁模型，然后胆总管插管引流胆汁，喂服本方煎剂，观察大鼠胆汁的分泌情况，结果显示给药组胆汁分泌最多，与模型组比较差异显著，研究表明肝郁动物胆汁分泌减少的机制与交感－肾上腺髓质功能偏亢，去甲肾上腺素分泌增加，促胃液素分泌减少，肝血流减少有关。

十一、理血剂的实验研究

理血剂主要分为活血化瘀剂和止血剂两类；以血府逐瘀汤和生化汤为主介绍理血剂的实验研究。

1. 血府逐瘀汤

（1）对血液系统的影响 本方注射剂有抑制二磷酸腺苷（ADP）诱导的家兔血小板聚集和促进血小板解聚的作用；另有实验表明本方注射剂有复活肝脏清除能力的作用，认为本方作用是多方面的，推测它的主要作用可能与增强网状内皮细胞系统的功能有关；本方能使大鼠急性实验性循环障碍获得显著改善，使血压回升，保证器官的血液灌注量；本方还可明显升高红细胞压积并使全血还原黏度显著下降，使红细胞的电泳速度加快。

（2）抗炎作用 实验显示本方可显著抑制塑料引起的大鼠慢性肉芽肿性炎症的形成，另有研究显示本方可显著地升高肾上腺指数，降低胸腺指数和脾指数，肝指数有升高的趋势。

（3）对心血管系统的影响 给小鼠灌服本方能抑制因氯仿所致的心室纤颤，并延长腹腔注射本方后小鼠的耐缺氧存活时间；给家兔静注本方可使心率下降，脉压增高，血压降低。

（4）对实验性呼吸窘迫综合征的影响　本方可使肺泡层毛细血管扩张，充血减轻，血栓形成减少，研究表明本方有明显的改善肺脏微循环障碍的作用。

（5）对实验性眼底损伤的影响　本方加味对由红宝石激光造成的家兔眼内出血模型有良好的治疗作用。

（6）对血脂及糖代谢的影响　本方有降低雄性大鼠血清胆固醇的作用，而对血糖、血清三酰甘油无明显影响。

2. 生化汤

（1）对雌激素作用的影响　加味生化汤（当归24g、川芎15g、桃仁9g、炮姜3g、炙甘草3g、益母草30g、荆芥穗9g）对去势后皮下注射己烯雌酚的小鼠子宫，有促进增重的趋势，实验表明本方有代偿部分卵巢功能及防止子宫萎缩的功能。

（2）对子宫组织形态的影响　加味生化汤对己烯雌酚所致的子宫改变有显著的抑制作用。可见子宫内膜增生程度减轻，细胞数减少，复层排列逐渐消失，多数动物子宫内膜基本恢复正常，同时子宫壁层的充血水肿与黏膜下腺体分泌也基本消失，肌层的单纯性肥大渐趋消失，糖原含量减少，并使去卵巢小鼠雌激素所致的子宫壁层炎症消失。

十二、治风剂的实验研究

治风剂分为疏散外风和平息内风两大类。本节以镇肝息风汤和天麻钩藤饮为代表方介绍治风剂的实验研究。

1. 镇肝息风汤

（1）降压作用　动物实验表明，用原方及其加减方（怀牛膝、生代赭石、生龙骨、生牡蛎、生白芍、玄参、天冬、川楝子、夏枯草、钩藤、何首乌、夜交藤）均表现出显著的降压作用，而加减方的降压作用比原方更为显著。

（2）镇静作用　加减方注射液给小鼠腹腔注射有较强的镇静作用。

（3）抗惊厥作用　加减方注射液给小鼠腹腔注射，能显著降低戊四唑惊厥发生率，有明显对抗惊厥作用，抗惊厥率为76%。方中牛膝和川楝子有非常显著的抗戊四唑惊厥作用（$P < 0.01$）；白芍和夜交藤亦有显著的抗戊四唑惊厥作用（$P < 0.05$）。

2. 天麻钩藤饮

（1）对中枢神经系统的影响　用本方给予正常犬及高血压犬采用巴甫洛夫经典食物唾液条件反射方法进行实验，结果表明，本方在实验所用剂量下，不影响处于正常状态的高级神经活动，但当高级神经活动发生障碍时，本方有一定的调节作用；另外，本方能使正常大鼠的皮层兴奋过程减弱，而抑制过程增强。

（2）降压作用　本方对肾型、原发性、神经源型高血压犬皆有明显的降压作用；对麻醉兔及肾型高血压大鼠亦有明显的降压作用；对血压正常的动物则无明显影响。

十三、治燥剂的实验研究

治燥剂分为轻宣外燥和滋阴润燥两类；以麦门冬汤为主介绍治燥剂的实验研究。

麦门冬汤

（1）对气管上皮纤毛运动频率的影响　研究表明本方能改善气管黏液纤毛系统功能，是其用于支气管炎等病有效的机制之一。

（2）镇咳及促进唾液分泌　本方对气喘性支气管炎及慢性支气管炎有镇咳作用；对干燥综合征有促进唾液分泌作用。

（3）对嗜酸性细胞生存及脱粒的作用　研究表明本方可显著抑制嗜酸性细胞的生存率，且具有对脱颗粒及组胺游离呈剂量依赖性的抑制效果。

（4）对机体环核苷酸的影响　实验推测本方对外周白细胞 cAMP 的作用与方中大枣有关。

（5）抗肺纤维化　以平阳霉素造肺纤维化模型，结果表明，本方可降低平阳霉素所致肺纤维化模型的肺系数，减轻其肺泡炎及纤维化程度。

（6）降糖作用　以四氧嘧啶性糖尿病小鼠及遗传性糖尿病 KK-CA 小鼠作为外因性胰性糖尿病及内因性胰性糖尿病模型研究本方，结果显示本方有较好的降糖作用。

十四、祛湿剂的实验研究

祛湿剂分为化湿和胃、清热祛湿、利水渗湿、温化水湿、祛湿化浊五类；以五苓散和藿香正气散为主介绍祛湿剂的实验研究。

1. 五苓散

（1）利尿作用　本方有明显的利尿作用，且较方中各单味药的利尿作用强，并对犬、兔、大鼠等动物均有利尿作用。

（2）对水、电解质代谢的影响　本方对正常大鼠的全身水分分布、细胞外液及各脏器中电解质含量基本上没有影响，但对乙醇中毒症的水分平衡紊乱有调节作用，可减少细胞外液的增加和内液的减少，实验表明本方有调节水代谢的作用。

（3）抗溃疡作用　本方对应激性溃疡有 10% 的抑制率。

（4）其他作用　本方可消除抗生素引起的口渴、呕吐、尿量减少等副作用和泼尼松引起的满月脸、野牛颈、皮下出血、精神不安等副作用，对抗投予乙醇所致的肝脏中甘油三酯的增加，有抗肝脂作用。

2. 藿香正气散

（1）解痉作用　实验研究表明本方对平滑肌有明显的抑制作用，并能对抗拟胆碱药所引起的肠痉挛；本方能对抗水杨酸毒扁豆碱引起的肠痉挛，其效果与阿托品对肠痉挛的作用相似。

（2）镇痛作用　本方对醋酸刺激性疼痛反应（扭体法）有明显镇痛作用；对酒石酸锑钾的致痛有对抗作用；对热板法致痛，90 分钟阈值提高 10%。

（3）推进胃肠蠕动　本方对小鼠胃肠道输送功能有显著影响，对胃肠道平滑肌蠕动有抑制作用。

（4）镇吐作用　给家鸽灌服本方煎剂，5 分钟后每只家鸽灌入硫酸铜溶液，其呕吐潜伏期和呕吐次数与对照组比较，均有显著差异，表明该药有镇吐作用。

（5）增强细胞免疫　用本方治疗硫酸镁所致腹泻模型小鼠，结果其外周血淋巴细胞渗入 ^{3}H TdR 指数增高，实验显示本方能提高小鼠的免疫功能，并能促进受损伤的肠段修复。

（6）增加胃肠道的吸收　腹泻模型小鼠经用本方治疗后，血液及肝脏组织中的葡萄糖和水分增加，说明本方使动物止泻后又可恢复胃肠道对糖类的吸收功能。

（7）抑菌作用　本方对藤黄八叠球菌等 8 种细菌均有抗菌作用，尤其对藤黄八叠球菌、金黄色葡萄球菌作用较强。

十五、祛痰剂的实验研究

祛痰剂分为燥湿化痰、清热化痰、润燥化痰、温化寒痰、化痰息风五类；以射干麻黄汤为代表方介绍祛痰剂的实验研究。

射干麻黄汤

（1）镇咳作用　对于用氨水所致的小鼠咳嗽，口服给予本方，其中 0.4ml/10g 的高剂量组与空白组相比，显著减少咳嗽次数（$P < 0.01$），而 0.1ml/10g 的低剂量组则无明显作用；各药物组对于咳嗽的潜伏期均无明显延长作用。

（2）祛痰作用　对小鼠进行气管酚磺酞试验，结果表明，同上的本方的高剂量组有显著的祛痰作用（$P < 0.05$），而低剂量组则作用不明显。

（3）平喘作用　研究表明本方具有显著的松弛支气管平滑肌收缩的作用。

十六、消食剂的实验研究

消食剂可分为消食化滞和健脾消食两类；以保和丸为主介绍消食剂的实验研究。

保和丸

（1）对胃肠道运动的影响　本方可提高胃蛋白酶活性，增加胰液分泌量，提高胰蛋白酶的浓度和分泌量；本方还能抑制小鼠胃排空和家兔十二指肠自发性活动，拮抗乙酰胆碱、氯化钡、组胺所致回肠痉挛性收缩，也可部分解除肾上腺素对肠管的抑制，故本方有较好的解痉止痛及止泻的作用；另有研究表明本方能促进小鼠肠内容物的推进速度。

（2）对胰液和胆汁分泌的影响　本方煎剂给予大鼠灌胃 2 天后，急性麻醉，胰胆总管插管分别引流胰液和胆汁，测定其分泌量，结果表明，本方有增加胰酶分泌的作用和轻度增加胆汁分泌的作用。

（3）对小肠吸收功能的影响　研究表明，适量本方灌胃给药能显著促进小鼠木糖吸收。

（4）抗溃疡作用　本方能减少胃酸分泌量和总酸排出量，故本方具有较好的抗溃疡、促进损伤黏膜修复的作用。

十七、驱虫剂的实验研究

凡以驱虫药物为主组成具有驱虫或杀虫等作用，用于治疗人体寄生虫病的方剂统称为驱虫剂；以乌梅丸为主介绍驱虫剂的实验研究。

乌梅丸

（1）麻醉虫体　本方对蛔虫没有直接杀伤作用，但可以麻醉虫体。

（2）增强胆囊收缩，增加胆汁分泌　用犬胆囊造瘘手术收集胆汁，服药 3 天后可以增加胆汁的分泌，而且使胆汁偏酸，胆汁的 pH 值降低。

（3）松弛奥狄括约肌　实验显示本方对奥狄括约肌有明显的迟缓扩张作用。

参 考 文 献

1. 于成瑶，赵明镜，王硕仁，等. 水环境站台睡眠剥夺心虚证大鼠模型的再研究. 山东中医杂志，2005，24（5）：297～300

2. 方志斌. 电针心经对家兔心电及小肠电活动的影响. 中国中医基础医学杂志，1996，2（4）：53～56

3. 严茂祥. 调肝实脾方对肝郁证和脾虚证大鼠胃肠激素的影响. 中国肛肠病杂志，2003，23（7）：5～8

4. 赵歆. 疏肝中药复方对慢性束缚应激大鼠下丘脑－垂体－肾上腺轴的调节. 实验动物科学与管理，2003，20（2）：6～12

5. 严灿，邓中炎，王剑. 调肝方药对慢性束缚应激大鼠神经内分泌免疫功能的影响. 中国免疫学杂志，2000，16（9）：488

6. 史丽萍，马东明，解丽芳，等. 力竭性运动对小鼠肝脏超微结构及肝糖原肌糖原含量的影响. 辽宁中医杂志，2005，32（9）：971～973

7. 段成英，黎杏群，翁伟强，等. 清肝泻火汤治疗家兔实验性葡萄膜炎的病理和生化研究. 湖南医科大学学报，1996，21（1）：41～43

8. 郑小伟，王颖，宋红. 补中益气汤对脾气虚证大鼠血清胃泌素影响的实验研究. 中华中医药杂志，2006，21（7）：393～395

9. 王孟清，欧正武，吴明贞，等. 健运冲剂促脾虚泄泻模型大鼠受损肠黏膜修复的研究. 中国中西医结合脾胃杂志，1999，7（4）：217～219

10. 刘黎青，刘峰，周盛年. 脾虚证小肠黏膜内分泌细胞组织学及免疫组织化学研究. 山东中医药大学学报，1997，21（4）：303～305

11. 曲瑞瑶，曲柏林，曾文红，等. 大鼠实验性脾虚证胃电波和胃运动波的研究. 中国中西医结合杂志，1994，14（3）：156～158

12. 田维毅. 加减归脾汤对脾不统血型 ITP 小鼠红细胞免疫功能的影响. 贵阳中医学院学报，2002，24（4）：52～53

13. 包力，马宗林，刘翠霞，等. 脾虚大鼠模型的肠系膜微循环及微血管超微结构改变. 中国中医基础医学杂志，1995，1（2）：31～32

14. 黄雪琪，陈家旭，林海，等. 益气止血方对脾不统血证动物模型的治疗作用. 北京中医药大学学报，2004，27（3）：40～42

15. 熊海. 健脾益气汤对脾虚大鼠肌糖原含量的影响. 中西医结合杂志，1989，9（2）：96～97

16. 孙恩亭. 脾气虚大鼠骨骼肌中某些元素、酶及能荷的变化. 中国中西医结合杂志，1993，13（12）：736～738

17. 杨维益，梁嵘，杨敏，等. 健脾理气法对骨骼肌能量代谢影响的研究. 中国运动医学杂志，1994，13（1）：28～31

18. 王淑娟，马铁明，张立德. 脾气虚大鼠肌电图及运动神经传导速度的变化研究. 辽宁中医杂志，1998，25（9）：441～442

19. 李霞，汝明权. 脾虚型大白鼠腮腺的细胞学研究. 潍坊医学院学报，1996，18（4）：245～249

20. 王元勋. 肺气虚证的免疫功能状态研究 I. 甘肃中医学院学报, 1993, 10 (3): 52～53

21. 杨牧祥, 李澎涛, 田元祥, 等. 补气活血类组方对实验性肺气虚证大鼠血液流变学的影响. 中国中医基础医学杂志, 1997, 3 (5): 36～38

22. 杨作成, 牛丽颖, 王鑫国, 等. 肺气虚证大鼠皮毛中微量元素的变化. 中国中医基础医学杂志, 1999, 5 (5): 9～10

23. 王今达. 祖国医学肺与大肠相表里学说的临床意义及其本质的探讨. 中医、中西医结合科研论文选编, 1982, 1: 6～10

24. 韩国栋, 常繁华, 冯学瑞, 等. 对"肺与大肠相表里"理论的实验研究. 中医杂志, 1990, 31 (2): 48～50

25. 郑红斌. "肺主行水"的实验观察分析. 浙江中医学院学报, 1995, 19 (5): 40

26. 王米渠, 丁维俊, 曾祥国, 等. 造模先天肾虚证对子代鼠睾丸病理形态初报. 浙江中医学院学报, 1998, 22 (2): 33～34

27. 李震, 周月, 王浩. 肾主生殖的现代实验研究. 实用中西医结合杂志, 1997, 10 (7): 625～626

28. 周英, 梁国珍, 罗颂平. 脾虚和肾虚雌性大鼠生育能力的实验观察. 广州中医药大学学报, 1998, 15 (3): 195～199

29. 程志清, 余家琦, 包家立, 等. "肾合膀胱"的实验研究. 浙江中医学院学报, 1998, 22 (1): 29～30

30. 韩春生, 张洪春, 杨道文, 等. 中医虚喘动物模型的建立. 北京中医药大学学报, 1999, 22 (1): 47～49

31. 陈训华, 危剑安, 陈燕平, 等. 补肾方药对去卵巢雌鼠骨质疏松症防治作用的研究. 中国骨伤, 1998, 11 (2): 12～15

32. 沈培芝, 陈东煜, 张戈, 等. 补肾方防治地塞米松致雄性大鼠骨质疏松及其生化机制探讨. 中国中西医结合杂志, 1998, 18 (5): 290～292

33. 刘蓬, 邱宝珊, 王士贞, 等. 强的松豚鼠肾虚模型的听力观察. 广州中医药大学学报, 1999, 16 (1): 1～4

34. 王东方, 干祖望, 余江毅, 等. 金匮肾气丸拮抗庆大霉素耳毒性作用的机理研究. 南京中医药大学学报, 1997, 13 (5): 284～286

35. 孙云, 谢强敏, 刘小梅, 等. 黄芪对血虚动物模型补气生血功效的作用. 中国临床康复, 2003, 7 (15): 2148～2149

36. 王璐, 王亚平. 人参总皂苷诱导 IL－3 基因表达的实验研究. 重庆医科大学学报, 2004, 29 (1): 31～33

37. 毛小平, 谢忠明. 补阳还五汤提取物对家兔高胆固醇血症和血液流变性影响的实验研究. 微循环学杂志, 2001, 11 (4): 19～20

38. 刘宏潇, 张雅丽, 田维毅, 等. 加减归脾汤对脾不统血型 ITP 小鼠药效学及免疫学作用机制研究. 中国中医基础医学杂志, 2002, 8 (5): 67～69

39. 陈新. 人工风寒环境对小鼠单核巨噬细胞系统吞噬功能的影响. 中国中西医结合杂志, 1993, 13 (12): 739～740

40. 陈克进. 风寒犯肺模型球结膜微循环的观察. 中国中医药科技, 1994, 1 (6): 8

41. 倪瑾, 张珊珊, 夏友群. 寒凝血瘀证与血液流变学观察意义. 辽宁中医杂志, 1996, 23 (12): 568～569

42. 张六通, 梅家俊, 黄志红, 等. 中医外湿致病机理的研究. 医学研究通讯, 2000, 29 (2): 32～33

43. 佟丽，陈江华，吴仕九，等. 多因素所致温病湿热证模型大鼠红细胞免疫功能的变化. 中国免疫学杂志，1999，15（8）：366～368

44. 吴仕九，杨运高，杨钦河，等. 温病湿热证动物模型的研制及清热祛湿法机理的探讨. 中国中医药科技，1999，6（2）：65～67

45. 姜学连. 湿邪致病机理的初步实验研究. 滨州医学院学报，1992，15（4）：306～308

46. 陈小野，邹世洁，王震，等. 大鼠长期热证造模的舌扫描电镜观察. 广西中医药，1998，21（2）：42～44

47. 沈雁. "恐伤肾"的实验研究. 中国医药学报，1991，6（1）：13～16

48. 赵晓林，李思，贾漪涛，等. 滋补肝肾方药对慢性激怒应激大鼠下丘脑肝脏核糖体聚态的影响. 中国中医基础医学杂志，1997，3（5）：28～30

49. 匡调元，张伟荣，丁镛发，等. 寒体与热体的研究. 中医杂志，1995，36（9）：553～556

50. 郑小伟. 模拟"迟脉"实验动物模型的研究. 浙江中医学院学报，1990，14（6）：29

51. 傅聪远. 实验性芤脉的脉搏图特征及其形成机理探讨. 第二届全国中西医结合四诊研讨会论文汇编，1987，178

52. 陈德奎. 弦滑脉的血流动力学分析. 全国中西医结合学术研讨会论文汇编，1983，24

53. 黄士林. 滑脉的实验研究与临床意义. 全国中西医结合学术研讨会论文汇编，1983，25

54. 施诚. 脉搏图动物模型的复制及形成机理的实验研究. 第二届全国中西医结合四诊研讨会论文汇编，1987，181

55. 马增春，高月，刘永学，等. 四物汤对环磷酰胺所致血虚证小鼠造血细胞作用的研究. 中国实验方剂学杂志，2001，7（5）：13～15

56. 金若敏，宁炼，陈长勋，等. 血虚模型动物制备及当归补血汤的作用研究. 中成药，2001，23（4）：268～271

57. 郭平，王继峰，王升启. 芍药苷对放射线致血虚证小鼠骨髓 Epo 和 G－CSF 基因表达的影响. 山东中医药大学学报，2005，29（3）：236～239

58. 龙锢，王宗仁，夏天. 活血通脉片对急性血瘀证大鼠血液流变性和红细胞免疫功能的影响. 细胞与分子免疫学杂志，2001，17（5）：456～457

59. 王奇，陈云波，赖世隆，等. 血瘀证血管内皮细胞损伤的抗凝与纤溶障碍研究. 广州中医药大学学报，2001，18（2）：97～99

60. 司秋菊，王鑫国，白霞，等. 蜈蚣对动脉粥样硬化家兔血液流变学的影响. 中国老年学杂志，2004，24（9）：831～833

61. 金卓祥，文旺秀，严夏. 心气虚证的动物模型实验研究. 新中医，1998，30（2）：41～42

62. 王振涛，王硕仁，赵明镜，等. 活血、益气法及其方药治疗心衰大鼠心气虚证的实验研究. 河南中医学院学报，2004，19（1）：21～24

63. 李绍芝，朱文锋，黄献平，等. 心气虚证动物模型的研制. 中国中医基础医学杂志，2000，6（7）：46～52

64. 吴齐雁，胡小萍，李德新，等. 心气虚证大鼠循环肾素血管紧张素系统激活与血浆纤溶酶原激活物抑制剂活性变化的实验研究. 中国中西医结合杂志，2001，21（5）：367～369

65. 杨卫平，詹亚梅，邱德文，等. 人参汤对实验性气虚血瘀证心肌缺血大鼠的血液流变学的影响. 四川中医，2005，23（8）：26～27

66. 严灿，张斩春，邓中炎. 肝主疏泄免疫学机制的临床与实验研究. 中国中医基础医学杂志，1995，1

（3）：36～38

67. 赵益业，刘承才. 肝郁证的免疫学探讨. 山东中医药大学学报，1997，21（1）：28～32

68. 金光亮，梁怡，郭霞珍，等. 有关抑郁症季节性发病机理的研究及其启示. 北京中医药大学学报，1997，20（1）：15～16

69. 张海男，黎杏群，李学文. 清肝泻火汤对内毒素诱发家兔肝火证的疗效和机理. 中国中西医结合杂志，1996，16（2）：95～98

70. 黄文权，肖鸿，袁林贵. 肝阳上亢证型实验动物模型研究初探. 中国中医急症，1996，5（1）：36～37

71. 肖纯，金益强，王勇华，等. 双肾双夹加灌附子汤法复制高血压肝阳上亢证大鼠模型. 中国现代医学杂志，2000，10（9）：20～22

72. 谢仰洲. 驴和大白鼠脾气虚证血清溶酶含量变化. 中国兽医杂志，1990，16（9）：43～45

73. 李晓霞，李德新. 脾气虚与 $Na^+ - K^+ - ATPase$ 活性的观察. 中国医药学报，1996，11（2）：48

74. 季凤清，王秀琴，曾晓蓓，等. 大鼠实验性脾虚证胰腺组织化学研究. 中国组织化学与细胞化学杂志，1997，6（1）：42～47

75. 孙远岭. 健脾肥儿糖浆对脾虚幼年小鼠能量代谢及蛋白质合成的作用研究. 江苏中医，17（11）：41

76. 赵光，张玉珍，刘永利，等. 实验性脾虚证大鼠血清中微量元素含量的研究. 实验动物科学与管理，1996，13（1）：1～4

77. 侯建平，金成文，刘耀春. 大黄致脾虚小白鼠植物神经功能的变化. 辽宁中医杂志，1997，24（3）：136～137

78. 郑真，胡剑北. 从脾胰一体说建立脾不统血证模型的实验研究. 中医药信息，2005，22（5）：75～78

79. 陈家旭. 大鼠脾不统血模型血浆和子宫 $6 - K - PGF1\alpha$、TXB_2 变化的研究. 中国医药学报，2002，17（12）：726

80. 刘艳明，李德新，王晓明，等. 脾阳虚证大白鼠模型脂质过氧化速率和抗氧化能力的实验研究. 辽宁中医杂志，1994，21（1）：13～18

81. 刘春明，李德新，吕爱萍，等. 脾阳虚大鼠肝脾蛋白激酶 C 活性的实验研究. 辽宁中医杂志，2000，27（1）：44～45

82. 陈学习，陈继婷，翟信长. 大建中汤对脾阳虚大鼠 TXB_2 及 $6 - Keto - PGF1\alpha$ 的影响. 江苏中医药，2003，24（2）：49～50

83. 崔家鹏，李德新，朱爱松. 脾阳虚证大鼠心、肝、脑组织 MAPK 活性变化及温补脾阳方药对其影响的实验研究. 河南中医，2005，25（3）：29～31

84. 黄开泉，周虹，王元勋. 肺气虚证大鼠血液流变学变化与血栓素、$6 - 酮 - 前列环素 1\alpha$ 水平的相关性研究. 中国临床保健杂志，2004，7（5）：375～377

85. 王鹏，文小敏，赵鸿云，等. 肺阳虚证的实验研究. 湖北中医杂志，1998，20（4）：53～55

86. 宋春风，尹桂山，李向印，等. 益气补肾中药对肾阳虚大鼠垂体超微结构的影响. 中国中医基础医学杂志，1999，5（10）：21～23

87. 蔡连香，李宏广，魏袁琳，等. 养血补肾片对阳虚证动物模型卵巢功能的影响. 中国中西医结合杂志，1998，18（10）：620～622

88. 马正立，施玉华，汪丽亚，等. 填精补肾中药对老年大鼠下丘脑－垂体－性腺－胸腺轴的形态学研究. 中医杂志，1989，30（8）：45～48

89. 郑振，沈自尹，黄辉. 补肾复方下调老年大鼠激活诱导的 T 细胞凋亡. 上海医科大学学报，2000，27（1）：35～38

90. 雷娓娓，黄真炎，郑高飞. 肾虚、脾虚造型动物免疫、内分泌器官超微结构的比较研究. 中药新药与临床药理，1999，10（4）：208～210

91. 衣欣，李健民，袁慎英，等. 肾阳虚模型大鼠与衰老的关系及鹿茸的作用. 中药药理与临床，1997，13（5）：34～35

92. 潘学会，邓亚平，陈家发，等. 肾与眼关系的实验研究——大白鼠肾阳虚模型血、晶体 SOD 和 LPD 含量测定. 西南国防医药，1995，5（1）：34～36

93. 孙爱华，李津婴，张锦方，等. 肾与脾关系物质基础的实验观察——肾虚、脾虚形成与转化机理探讨. 中医杂志，1998，39（1）：47～49

94. 蔡定芳，刘彦芳，陈晓红，等. 左归丸对单钠谷氨酸大鼠下丘脑－垂体－肾上腺轴的影响. 中国中医基础医学杂志，1999，5（2）：24～27

95. 熊启逵. 实验性温病卫气营血证候动物模型复制的研究. 四川医学，1983，4（2）：65

96. 曾国祥. 实验性温病卫气营血四个时相的病理变化. 四川医学，1984，4（3）：129

97. 王远萍. 实验性温病卫气营血四个时相肺肝超微结构的变化. 四川医学，1984，5（1）：6

98. 查忠斌. 遥控监测实验性温病兔皮层脑电图的变化及其意义的探讨. 四川医学，1983，4（5）：260

99. 刘青云. 中药药理学. 第 1 版. 北京：人民卫生出版社，2002

100. 沈映君. 中药药理学. 第 1 版. 上海：上海科学技术出版社，1997

101. 雷载权. 中药学. 第 1 版. 上海：上海科学技术出版社，1995

102. 李向中. 中医方剂的药理及临床应用. 第 1 版. 北京：人民卫生出版社，1992

103. 季宇彬. 复方中药药理与应用. 第 1 版. 北京：中国医药科技出版社，2005

104. 邓中甲. 方剂学. 第 1 版. 北京：中国中医药出版社，2003

第五章

中医临床实验研究

中医学是中国传统医学的重要组成部分，迄今仍发挥着重要的医疗保健作用，然而中医学的实验研究滞后，极大地制约了中医学自身的发展。近年来，随着中医现代研究工作深入开展，呈现出许多成功的范例，同时也摸索到一些初步的规律，并逐步形成了用科学实验方法研究和发展中医学的一门学科——实验中医学，使古老的中医学注入了现代科学的新生命。

任何一门科学都有自己的认识途径和手段。中医理论体系的建立是医生们在临床实践活动基础上建立的认识和探索方法，显现出中医理论体系的一些特点。

中医学在建立初期就从多学科的视角审视医学，从天、地、人及其要素间的相互作用来观察人体的健康和疾病。其中主要运用观察方法、临床实验方法、调查方法、文献学方法、类比方法和分类方法、建立假说和理论模型方法以及系统方法等。正如《素问·示从容论》中就指出研究医学要"览观杂学，及于比类，通合道理"，《素问·气交变大论》还引用《上经》的话说："夫道者，上知天文，下知地理，中知人事，可以长久。"

在古代，中医学就已经在人的机体上开展了"实验"，即现今中医学的临床实验方法。"神农尝百草"即是对药物性味功效的"临床实验"，各种疗法也都是临床实验的产物，包括各种方剂的作用、针灸治疗等。医生对病人的每次治疗，都是"临床实验"。在辨证论治时，根据病人对第一次的治疗反应调整下一次治疗也是一个实验过程。医生的经验就来自于"临床实验"。在当代，"临床实验"已成为新药研制规范中的重要环节，有一整套科研程序和指标，既确保了受试者的安全，又提高了实验结果的可靠性。

第一节　中医临床实验研究的原则

实验研究，是指采用干预措施，如采用药物来观察治疗效果。中医临床实验研究即观察不同的理、法、方、药对不同的病人、不同的疾病或同一疾病不同证候的治疗效果。

中医临床实验研究应遵循科研设计的一般原则：

一、随机化

随机化指每一个参加临床研究的受试者都有同等机会进入研究组或对照组。随机化能够避免两组之间的系统差异，使得已知的或是未知的影响因素，在研究组和对照组中分布趋于相似，使两组具有可比性，为统计分析提供基础。为使选择受试者和分组时避免因处理分配不当而导致的偏倚，随机化与双盲法应同时使用。中医临床实验研究应设立对照组，实验组和对照组放在相同的条件下进行比较，以保证临床观察的可比性和重复性。如葛根素治疗突发性耳聋 35 例，有效率为 82%，但无对照组，疗效究竟归于葛根素治疗还是自愈，或两者兼有之，无法确定。正确的方法是随机分组，观察组用试验药物，对照组用安慰剂或标准疗法，或当前通用的治疗措施；盲法观察，最好用双盲法，分别统计疗效进行比较，这样得出的结论才有说服力。

二、重复

重复是指临床研究中各组的受试者的样本应有一定的数量，从而减少临床研究中偏倚，体现出研究药物的疗效和安全性。在研究方案实施前需对样本含量作出估计，以保证在一定的可靠性条件下，以最少的受试者例数获得所需的落差研究结论。

样本量过少，所反映出的安全性和疗效的信息量较少，结论缺乏依据，稳定性较差。含量过多会增加实际工作中的困难以及人力财力的过多消耗，造成不必要的浪费。

样本含量的估计首先由研究的主要目标和主要观察指标决定。当主要目标侧重于药物安全性时，样本含量要比侧重于药物疗效时为大；等效性研究样本含量要比优效性研究为大；主要指标为分类变量，样本含量比数值变量为大。

样本含量的确定与以下因素有关，即：主要指标的性质（数值变量或分类变量）、临床上认为有意义的差值、检验统计量、检验假设、Ⅰ型和Ⅱ型错误等。样本含量的具体计算方法以及计算过程中所需用的统计量的估计值应根据预研究或危险资料的结果估算。Ⅰ型错误（假阳性）常用 5%，Ⅱ型错误（假阴性）应不大于 20%。确定样本含量的依据应在研究方案中阐明。

三、对照

比较研究是临床研究的重要方法，为了说明一个新药、一种新的治疗方法的疗效和安全性，必须有供比较的对照组。设立对照组的目的是判断受试者治疗前后的变化（如体征、症状、死亡、复发、疗效、不良反应等）是由研究引起的，而不是其他原因（如病情的自然发展过程或者受试者机体内环境的变化）。对照组的设置就能科学性回答如果未使用研究手段会发生什么情况。对照组是须与研究组在同样条件下的受试者。对照组与研究组唯一的差别是接受治疗的方法不同。

临床研究要求研究组和对照组来自相同的受试者总体。不但在研究开始时，两组受试者基本情况是相同的或相似的，而且在研究进行中除了研究药物不相同外，其他条件均保持均衡，如果两组病人条件不均衡，就会在研究中造成偏倚，影响到分析和结果的解释，所估计的处理效应会偏离真正的效应值。

临床研究中的对照组设置主要有下列三种类型：即安慰剂对照、剂量对照和阳性药物对照。另外，还有空白对照、外部对照和自身对照等方式，只适用于一些特殊目的或特殊情况。

1. 安慰剂对照 安慰剂是一种伪药物，其外观剂型、大小、颜色、重量、气味和口味等都与研究药尽可能保持一致，但不含有研究药物的有效成分。设置安慰剂对照的目的在于克服研究者、受试者和参与评价人员等由于心理因素等影响而形成的偏倚，以消除影响疾病自然进展的目的，从而达到控制安慰作用。同时安慰剂对照也可分离出由于研究药物所引起的真正的不良反应。安慰剂对照常常是双盲研究，也可以是平行对照，或者是交叉对照。

2. 阳性药物对照　在临床研究中采用已知的有效药物作为研究药的对照，称为阳性药物对照。阳性对照药物必须是合法、公认有效的。另外对所研究的适应证最为有效安全的药物。如果采用阳性对照药物研究，应尽可能采用随机双盲研究，此时的双盲执行过程常是双盲双模拟，设计方案可以是平行对照也可以是交叉对照。

3. 剂量－反应对照　将研究药物设计成几个剂量，而受试者随机地分入其中一个剂量组中，它可以包括安慰剂对照，即零剂量也可以不包括安慰剂。剂量－反应对照主要用于研究剂量和疗效或不良反应的关系，或者仅用于说明疗效。剂量－反应对照有助于回答给药方案中采用的剂量是否合适。

一个临床研究不一定只有一个对照组，可以根据实际情况设立多个对照组，如在一个阳性药物的临床研究中，增加一个安慰剂对照组，就形成同时使用安慰剂和阳性药物对照组的研究，常称为三手研究；又如在安慰剂对照研究中，根据医学伦理学要求，有时需对每个受试者在给予一种标准治疗药物的同时，研究组给予研究药物，对照组给予安慰剂，这种研究称为标准治疗加安慰剂的研究。当一种标准治疗已经被证实能够降低死亡率、复发率等，从而不能中断，只能继续保持，受试者从这种标准疗法中肯定得到好处，这时在安慰剂对照研究中，设计方案就成为所有受试者都接受这种标准疗法，研究组接受研究药物，对照组接受安慰剂，这种研究称为加载研究。

四、盲法

盲法是受试者不知道被分到哪一组。盲法设计有单盲及双盲两种，前者是患者不知自己所用何药，后者是患者和医师均不知所用何药。新药临床研究须遵循随机原则，将受试者分配到各实验组。应首选双盲，特殊情况可只设单盲，如供试品有特殊气味难以设盲，厂家可以申诉理由，经过批准后可以不设盲。为了达到设盲目的，两药在"色、香、味、形"上均应一致。当两药剂型不同时，可以"双交叉设盲法"，即将新药片加安慰剂胶囊为新药组，对照药胶囊加安慰剂片为对照组，或用空胶囊封套法，掩盖片剂的颜色及字样。设盲有一级设盲和二级设盲，可分简单设盲法、平行随机设盲法、对应设盲法三种情况。

第二节　中医临床实验研究的特点

中医理论主要总结临床运用中医药诊治疾病的实践过程。在长期的医疗实践过程中，中医学总结了一整套预防及诊治疾病的理论、方法和措施，这种总结、积累的过程实际上也是古代医家的临床研究。无论是在指导思想、研究方法和研究内容等方面，中医临床研究都有其自身的特点。在设计、开展中医临床研究和评价其研究结论时，要充分考虑到这些特点的作用。

一、以中医基本理论为指导

中医学是我国人民长期地防治疾病的经验总结，有其独特的疾病防治体系和丰富的科学内涵，中医临床研究离不开中医基本理论的指导作用。我们必须充分认识、理解中医理论体系的自身特点和其防病治病的特色，才能扬长避短，更好地开展中医临床研究工作。

二、在实践中提出并检验假说是中医临床研究的主要模式

临床研究要在临床实践中完成，中医临床研究课题的提出和研究思路的设计大多来源于中医临床的诊疗实践过程。过去，由于历史条件的限制，中医临床研究的假说很少是来自动物实验的结论，这一点与西医临床研究有显著的不同。直接的临床研究结论避免了结论外推过程中从动物到人的种属差异，但同时由于研究因素不似实验研究中易于控制而可能增加人为的误差，也由于医学伦理的原因，有些从临床观察中提出的假说无法通过临床研究加以验证。

传统的临床假说的验证是通过对个别患者的观察，经由个别到一般的过程，进行归纳而体现的，并进一步经由一般到个别的重复，从而逐步形成、建立了独特的诊疗体系。

三、以疾病预防和临床诊疗的基本理论、方法作为主要研究内容

中医临床研究的目的不仅仅是要证明中医基本理论的科学性，而且要对中医预防和诊治疾病的经验进行"科学的再加工"，去伪存真，去粗取精，加以总结和提高。中医养生、保健、预防、诊断和治疗理论中都有大量的内容值得研究。

中医学"证候"的理论与实践，贯穿于对疾病诊断、治疗、康复、疗效评价的全过程。"证候"乃从整体性出发，对个体疾病状态下特征的描述以及对疾病内在规律变化的概括。"辨证论治"集中体现了中医学对人体生理、病理规律的认识和临床诊疗水平，是有别于现代医学诊疗体系的一大特色和优势。抓住"证候"这一关键环节开展临床研究，有可能带动临床其他领域的进展，并推动中医药学术的发展。

四、重视人自身功能的调节及对环境（自然、社会）的适应能力

中医临床研究，不仅是以"病"为研究对象，更重要的是以患病的"人"作为研究对象，这就决定了中医对人的健康与疾病的认识规律、临床治疗学等具有多维的性质和丰富的内容。因而对于人体的健康与疾病的衡量与评价上不仅限于生物学发病微观指标的改变，更重视人的禀赋、体质、心理活动（七情）以及社会环境、自然环境对健康与疾病的影响。

第三节　中医临床实验研究的意义

中医学之所以历久而不衰，其根本原因就在于它是临床医学实践经验的总结。如果将阴阳五行学说等哲学思想和取类比象等认识方法比作是构成整个中医理论体系的网络的话，那

么来自临床实践过程中的经验总结就应该是镶嵌在这个网络上的"明珠"。因此开展中医临床研究具有十分重要的意义。

一、提高人群健康水平

中医中药对于中华民族的繁荣昌盛发挥了积极的作用，随着社会的变革和疾病谱的变化，一方面，人类健康面临许多新的挑战，许多新的防病治病课题亟待解决；另一方面，由于化学药品的毒副反应、药源性疾病的增加和耐药性的不断出现，与人类对健康水平和生存质量急剧增高的要求极不适应。人们对"回归自然"、崇尚天然药物的渴求，已成为卫生保健事业的迫切要求。由于中医学的优势，它对人类健康的作用已越来越受到国际社会的重视。开展中医临床研究将会进一步提高中医预防、诊断和治疗疾病的能力，为满足世界范围内对传统医药日益增长的需求，为防病治病提高人民的健康水平服务。

二、发展中医学术

由于受到当时科学技术发展水平的限制，中医学的发展深受古代自然哲学的影响，同时也被其他许多因素所限制。因此在形成合理的中医药理论框架的同时，仍有时代的局限性。任何一门学科总是在历史和科学的前进中不断完善和发展自己，中医临床科学也不例外。随着科学技术的发展，吸取当代的科学技术成果和科学方法，开展中医临床研究，不断解决防病治病中遇到的新问题，不仅能够提高中医临床诊疗水平，发展中医临床科学，而且也必将为解决重大的中医理论问题提供实践依据，势必对中医基础理论的发展和学术水平的提高产生极为深远的影响。

三、推动中医中药走向世界

中医药学的发展应该面向现代化、面向未来、面向世界。只有充分运用现代科学理论、方法与技术开展中医临床研究，评价、阐明和深入认识中医临床理论和实践经验，尤其是应用严格的科学方法，建立以证候标准化、规范化为核心的新诊疗体系，使中医学的辨证论治和实践能为国际医学界所认可，那么从"证候"角度评价中医药的安全性和有效性的结论也必将为国际学术界所接受，才可能促进中医药学的现代化，更广泛地为世界人民服务。

四、促进现代生命科学理论的发展

中医学认为人体生命活动是机体中多器官、多层次、多环节、多因素的相互协调，维持功能活动的动态平衡，以保持相对健康的过程。这一学说揭示了人体内部的协调整合功能以及对外部环境的适应性的生命活动规律。中医药的辨证治疗体系是在这一学说指导下建立起来的，旨在因人因时因地对患病个体进行多靶点、多环节的整体调节，以实现机体的动态平衡。科学客观地开展对这一学说及治疗体系的临床研究，不仅是中医药学自身发展的必然要求，同时也将丰富现代医学的内涵，促进现代生命科学理论的发展。中医临床研究工作者应该有充分的认识和高度的使命感。

中医临床主要涉及理、法、方、药等方面，故中医临床实验研究的内容亦主要体现在证候研究，证病结合研究，中药辨病治疗研究，中药四气五味研究，复方研究，针灸针麻原理研究等。

第四节　中医临床实验的证候研究

一、概述

　　证候研究开展了几十年，然而迄今为止尚没有取得突破性进展，其原因在于证候具有复杂性，首先证候具有非可逆性。证候是生命系统在某一阶段中对内外环境因素的异常变化表现出的适应性整体反应状态，生命活动的不可逆性决定了证候的不可逆性；再者，证候的影响因素非常多，实践中很难掌握所有因素，因而表现出较强的不确定性；第三，证候表现为时间因素很强而具有较强的演化性。此外，实践表明，用还原法不能完全阐明证候的内在机制，说明证候具有结构层次较深或模糊交叠性强的特点，即证候构成要素之间存在着非线性关系。

　　在证候的复杂性之中，动态演化性是最为核心的问题。证候是发生在人体这一极其复杂系统中的极其复杂现象，是一个不断变化的矛盾过程，证候范畴中的所有因素随着时间的推移在方式、程度、速度等方面都会发生各种各样的变化，从而导致证候发展变化过程中难以预测的多种形式，成为证候复杂性的关键原因之一，中医临床辨证施治的灵活性在很大程度上取决于证候的动态时空特征，证候随着时间的迁移发生了变化，诊断和治疗也随之而变化。因此，证候的动态时空特征是证候所有特征中最显著、最核心、最关键的一个，能够实现对证候动态时空特征的认识和把握，对于揭示证候实质，准确预防，提高治疗疾病的水平均具有重要意义。然而，与其重要价值和地位相比，证候动态时空特征的研究现状却远远不能令人满意。

二、证候研究方法

　　曹惠英等就中医证候研究方法进行了初探。对624例确诊为原发性膝关节骨关节炎患者的病状通过临床流行病学调查，得出六个证型及其辨证要点，结合文献调研及专家访谈论证后，认为符合临床实际。

　　1. 设计调查表　　按照预先设计好的调查方案，设计调查表。根据临床调查的特点，调查表要尽量简单明了。设计前期需要作充分的准备工作。一是前期做好文献调研，二是作预调查、预分析以期发现问题。在设计过程中避免两种倾向的出现，一种是为了追求效率而过于简单，这样有可能遗漏重要内容，等到将来做数据汇总时已太晚，导致研究失败；另一种是追求资料完善而致调查表设计得太繁琐，实际操作时常因为时间关系等原因，病人往往不能很好的配合，导致缺失值太多，统计工作无法正常开展，直接导致调查失败。这样在设计时就可以做到有较强的针对性，既避免得到的信息滥而不精，又不至于遗漏重要信息，浪费资源。

2. 辨证要素的确定　已经收集到足够的资料后可以采取计量诊断的方法进行辨证要素的确立工作。具体是参考《现代中医临床诊断学》及《中医虚证辨证参考标准》并结合前期文献调查结果和膝关节骨关节炎的特点，制定了中医辨证要素计量诊断标准。例如：肾虚证：腰脊疼痛（外伤除外）28，腰膝酸软32，耳鸣或耳聋40，余沥不尽50，绝经80，苍白35。血瘀：刺痛65，固定痛41，夜间痛25，晨僵18，面色晦暗或黧黑22，舌质紫暗或见瘀斑瘀点44，淡紫舌32，脉涩38。每一病例建立一个数据库，以辨证要素为行变量，症状为列变量。假定原始资料中的症状对每一种辨证要素都有贡献，依据以上诊断标准，按不同的辨证要素将原始症状赋以相应的分值，将每一行的分值分别相加，其和大于100该辨证要素成立，就生成新的变量。每一患者可具备1个或多个基本证候。

3. 基本证型的确立　从辨证要素组合规律中归纳主要证候，聚类分析得出基本证型。辨证要素计分诊断的结果为变量，调用SPSS聚类分析的快速聚类过程，选迭代并聚类，其他用系统默认值，输出最终聚类中心并保存聚类结果生成新变量，以便将样本病例归类，基本从样本病例中归纳出以膝关节骨关节炎为例的主要中医证候，共有4个证型：肝脾肾虚，血瘀证；肝肾阴虚，血瘀证；肾阳虚，血瘀寒湿证；肝阴肾阳虚，血瘀证。逻辑回归得出辨证要点依据证候归纳时病例样本聚类分析的结果，将624例样本分为4类，也就是四个中医证型。假定某证作为阳性病例，赋值为1，则余证为阴性病例，赋值为0。对所选的每一证型的病例样本之临床症状做频次分析，取频率超过20%的症状作为该证的备选症状，然后将这些备选症状看成发生此证的危险因素，对各备选症状进行logistic回归分析，得到回归系数 X_j（$j=1$，2，3……m）。因本研究 X_j 赋值为0＝无；1＝有，则有症状组与无症状组判为该证的优势比为 $\exp\beta_j$，当 $\beta_j=0$ 时，$\exp\beta_j=1$，说明该症状与辨证无关，当 $\beta_j>0$ 时，$\exp\beta_j>1$，说明该症状对辨证有贡献，也就是说若出现该症状则辨为该证的可能性就增大，而且，$\exp\beta_j$ 越大，该症状对辨证的贡献就越大；当 $\beta_j<0$ 时，$\exp\beta_j<1$，说明该症状对辨证起负贡献（即若出现该症状则辨为该证的可能性就减小）。因此可借此来确定各症状在辨证中的主次地位，可量化各症状在各证型中的贡献度，最终结合专业知识归纳出各证型的辨证要点。同时，以这种方法得出的结果，着重描述了四证之间的差异，有利于临床辨证。四个证型都按照上述方法分别进行回归分析。以肾阳亏虚血瘀寒湿证为例来说明。经回归分析，最终进入方程的自变量共有11个。Exp（B）＞1的症状按递减排序有：形寒肢冷、小便清长、遇寒痛增、腰膝酸软、夜尿频多、沉脉、弱脉、膝肿。Exp（B）＜1的症状按递增排序有：眩晕、目胞晦暗、失眠多梦。

证候的表达本次调查采用的是一种严格意义上的数理统计推演过程，所以得出的复合证型，是本次流行病调查的本质内容的一种表现形式。回顾过去该病的证候分型资料，多采用将虚证与实证分开表达的形式，这也是中医的传统表达方式，历代相传有相对的稳定性。采用这种方式，使临床的学习和经验继承及交流较为方便。但是临床个体证候是千变万化的，通过临床调查不可能直接得出简单证，因此结合本课题前期的文献和住院病例调查结果，同时考虑到保持表现形式的相对稳定，经过严密分析，分解得出了能够精确表达膝关节骨关节炎本质规律的相对简单的6个证型及其辨证要点。例如肝肾阴虚证：膝部酸痛，腰膝酸软，五心烦热，目胞晦暗，目干涩，口干苦，舌红，少苔，脉细数。目前的中医证候研究，基本上采用文献研究、专家咨询及病例研究方法，缺乏大样本病例支持，即使同一疾病的辨证分型也存在不同程度的差异，从而影响到其权威性和临床应用。本研究则是在西医辨病的基础上，以中医辨证理论方法为核心，借鉴流行病学横断面研究的设计方法，按照事先设计的方案，收集特定时间内膝关节骨关节炎的中医证候及其脉症的描述性资料并进行一系列处理，筛选出特异性较高的症状，为疾病辨证分型、辨证标准的阐明提供依据。

三、研究内容及举例

1. 舌象研究　舌诊是中医学中颇有特色的诊法之一，通过观察舌象可以了解到人体在病理、生理状态下的许多表现。因此有人称它是"观测人体内脏变化的一面镜子"。根据经络学说，体内各主要经脉，直接或间接地联系于舌。如手少阴心经之别系舌本，足太阴脾经连舌本、散舌下，足阳明胃经络舌本，足少阴肾经挟舌本，足厥阴肝经络舌本，肺系上达咽喉，与舌根相连，所以脏腑的经气均可上营于舌。临床实践证明，舌象的变化能较客观地反映人体气血的盛衰，脏腑的虚实，病邪的性质，病位的深浅，病情的进退以及判断疾病的转归和预后。正如《临证验舌法》所说："凡内外杂证，亦无一不呈其形，着色于舌"。因此，舌诊是辨证施治的重要组成部分。

（1）**抑郁症的舌象研究**　不同病症具有不同舌象特征，为从中医角度进一步研究抑郁症发生发展规律，周玲等对抑郁症患者的舌象进行了初步研究。

随机抽取临床 81 例确诊的抑郁症患者，制定抑郁症中医证候临床流行病学调查表，由经过中医专业培训的人员按照统一的中医调查表，对经确诊的抑郁症患者逐个采集中医四诊资料，同时拍摄舌象片，每例患者 2~3 张，储存于计算机备用。由两名中医医师按照统一要求，对所有舌象照片分别进行舌诊，并与现场舌象记录核实后确定舌诊结果。对判断结果不一致的舌象片，经共同讨论后最后确定。用 EPIDATA 软件录入所有数据，经核查纠错后，用 SPSS11.0 软件统计分析数据。将同时具有舌淡红、舌体正常和薄白苔而未见其他异常者定为舌象正常，其余为舌象异常。结果发现 81 例患者中，舌象异常 71 例。男与女舌象异常比例的差异无显著性（$P > 0.05$）。小于 50 岁组与 50 岁以上组舌象异常比例的差异无显著性（$P > 0.05$）。81 例抑郁症患者中，舌淡红色者占 43.2%，舌非淡红色者占 56.8%。舌非淡红者中绛舌所占比例最大，其次青紫舌，淡白舌最少。女性舌非淡红比例高于男性，其差异无显著性（$P > 0.05$）。50 岁以上组舌非淡红比例高于小于 50 岁组，其差异有显著性（$P < 0.05$）。81 例患者中，舌形正常者 20 例，有一种以上异常者 61 例。异常舌形中，齿痕最多见，其次舌胖大、点刺及舌娇嫩，可见到个别斑点、瘦小和老舌。81 例患者中，薄白苔 23 例，舌苔异常 58 例。异常舌苔中以腻苔最多见，白腻苔又比黄腻苔多见。

本次观察的抑郁患者舌淡红者占 43.2%，舌非淡红者中绛舌所占比例最大，其次青紫舌。绛舌中有的伴有薄白或白腻苔，多属脏腑阳热偏盛；有的伴剥苔，属阴虚火旺。青紫舌主气血运行不畅。81 例患者中齿痕舌占 46.9%，其中 55.3% 合并胖大舌，44.7% 舌体大小正常。前者多为脾虚湿盛，由于脾的阳气虚损，运化水湿的功能就会减退，导致水湿内停，即所谓"湿浊内生"，湿浊上泛，舌体内有过多的水湿停积。后者多为气虚或气血两虚，使舌体不充盈舌肌张力不足所致。24% 的患者显现点刺舌，说明情志内伤，抑郁不畅，影响了机体阴阳、气血和脏腑生理的平衡，造成气机郁结，气郁久则从阳而化热，因而火热内生，即五志过极化火。25.9%的患者表现裂纹舌，其中部分舌色红绛，多属气血阴液亏损，舌体失于濡养，表现为阴虚火旺；部分舌色浅淡，多为气血不足，血虚不能濡养滋润舌体，或脾胃气虚，脾虚湿浸。患者中最多见的舌苔是腻苔，其中白腻苔为主。腻苔多由湿浊内蕴，阳气被其阻遏所致，主湿浊、痰饮、食积不化等。

临床实践中，经西医精神专科确诊的抑郁症病人常常有明显的躯体不适症状，但用现代医疗设备并未发现异常。这种现象常被作为抑郁症的特点来看待。上述抑郁症患者的舌象反映患者存在程度不同的阴阳、气血和脏腑失调。随着病情的变化，舌象将表现出动态变化。运用中医整体观念和辨证施治原则对抑郁症病人进行中西医结合治疗，将有利于病人症状的缓解，改善预后。

（2）慢性胃炎的舌象研究　张志明等对慢性胃炎的舌象进行了研究，取临床确诊慢性胃炎的患者，其中男58例，女39例，年龄19～71岁，平均42.6岁。病程2月～15年，平均7.4年，以15例正常人作对照。97例均于内镜检查前由专人在自然光线下观察舌象并记录，然后用活检钳取病理活检。结果发现，97例中慢性浅表性胃炎（CSG）28例，慢性浅表萎缩性胃炎（CSAG）32例，慢性萎缩性胃炎（CAG）37例。正常人舌质多淡红，舌苔多薄白。CSG舌淡红、淡占46.4%，舌质红占53.6%。CAG与慢性胃炎（CG）舌淡红者不足30%，主要为舌质红，舌苔多为薄黄或黄腻，与正常组对照，除浅表性胃炎（SG）的舌苔 $P<0.05$ 外，其余均 $P<0.01$，差异非常显著；97例中肝胃不和型46例，脾胃虚弱型18例，脾胃湿热型14例，胃阴不足型15例，胃络瘀血型4例。舌质变化脾胃虚弱型共18例，全部为淡红或淡舌；胃阴不足淡红舌7例；肝胃不和与脾胃湿热以红舌为主，而淡红舌较少，差异非常显著（ $P<0.01$ ）。舌苔变化脾胃虚弱型以薄白苔为主，其他各型以薄黄或黄腻苔为主并见光剥少苔。各型之间正常舌苔与异常舌苔比较差异非常显著；发病率随着年龄的增长而增高，30～50岁为发病高峰。各年龄组发病数量无明显差异，从就诊数量看由SG至萎缩性胃炎（AG）逐渐增长，CAG最多。中医辨证分型之间以肝胃不和型最高，其余各型亦无明显差异。

中医学苔胃理论认为，舌为脾胃之外候，苔为胃气所蒸化。胃为仓廪之官，水谷之海，主受纳与腐熟，人所食用的食物、水液等营养物质均经胃的消化吸收进入人体，胃腑有病就会影响人体的消化功能及营养状态，同时也必然反映到舌象上来。证属虚寒者以舌质淡红，苔薄白为主；证属实热者以舌质红，苔薄黄或黄腻为多。本组CSG为发病初期，证属轻浅，舌质以淡红为主，随着病情加重，由SG向SAG及CAG发展，淡红舌逐渐减少，舌质红逐渐增多。舌苔变化较为显著，不论SG或SAG及CAG薄白苔较少见，均以薄黄苔或黄腻苔为多。舌象变化与中医证型的关系：脾胃虚弱型舌质多淡红，苔薄白，属疾病的轻浅阶段，肝胃不和型舌质多红，薄黄或黄腻苔，证情复杂，疾病易反复，治疗较为棘手；脾胃湿热型舌质多红，舌苔黄腻或白腻，属疾病的实热阶段；胃阴不足型与胃络瘀血型舌质多红，有瘀斑，舌苔腻或光剥少苔，病程较长，胃腑津液耗竭，多见于CAG肠化或非典型增生等病变。本研究提示，随着病情的加重，就诊检查内镜逐渐增多，CAG占内镜检查之首，临床工作中应提倡早检查，早确诊及早治疗，以阻断CG向萎缩病变发展。

（3）**肿瘤的舌象研究** 舌苔变化与肿瘤的联系：舌苔由胃气熏蒸而生，正常舌苔薄白洁净，不滑不干。临床上各种肿瘤的病理基础不同，其舌苔表现也不一样。如光红苔表示正气大伤，胃气全无，虚极不能生苔，预后多不良，即所谓"有胃则生，无胃则死"。

舌体变化与肿瘤的联系：裂纹舌中癌症患者为正常人的 3.96 倍，以原发性肝癌患者最高，肺癌患者最低，齿印舌中癌症患者为正常人的 2.49 倍，以肺癌患者最高，鼻咽癌患者最低，肺癌、肠癌、乳腺癌、肝癌、甲状腺癌与胃癌患者均高于正常人。

舌脉变化与肿瘤的联系：舌脉及舌下静脉，是指舌体下舌系带两旁各一支主干静脉及其分支。舌脉粗张，呈青紫或暗紫色，在恶性肿瘤诊断中有一定意义。

舌诊的临床意义：对于不同的肿瘤发展到不同阶段，舌象有不同的变化，常有一定规律的可循，能较客观地反映病情，对判断正气的盛衰、病情的轻重及预后均有一定的意义。其意义如下：

①区别肿瘤的性质：不同的肿瘤，其性质在舌象上能反映出不同的变化。如黄苔多为热，一般见于胃癌或肠癌之邪实正盛而郁热内结者；白苔多为寒，一般在肺癌或胃癌之虚寒型者可见；腐腻苔多为食积痰浊，如食道癌、胃癌或肺癌之正虚邪实而食积痰浊难化者；舌质有瘀点或瘀斑者，则多瘀血为患，如乳癌、肝癌或膀胱癌之气滞血瘀者。

②分辨病位的深浅：舌苔的厚薄能反映肿瘤病位的深浅。若苔薄者，则多为病之早期，病位尚浅；若苔厚者，则多为癌肿较重，病位已深，如肺癌患者，若苔薄白而质润者，则表明尚在早期而病浅；若苔厚腐腻而质晦暗者，则表明已进入中晚期而病深。

③判断胃气的盛衰：如舌质红润为正气充盈，苔薄白而微润是胃气旺盛，一般见于癌肿早期而正气未伤者，也可见于治疗肿块缩小而胃气来复正气日盛者，如舌红光剥无苔，则为胃气衰败，一般见于消化道癌肿之火毒内蕴、气阴两伤、纳少津枯者。

④判断病势的进展：舌苔的变化反映着正邪的消长与病位的深浅，故察舌辨苔可以推断病势的进退。

⑤用于肿瘤诊断的粗筛：部分中晚期癌症病人的舌象具有共同特点，即全舌晦滞无华，舌中段一小块呈淡灰色、干晦枯萎、底里不活之败象。它对于临床上"晚中求早"的诊断颇有价值。

（4）**血液病与冠心病的舌象比较** 陈素云等收集临床确诊的血液病患者 100 例，男 66 例，女 34 例，15～73 岁，平均 33.5±15 岁。急慢性白血病 62 例，急性白血病 43 例，慢性白血病 19 例；淋巴瘤 18 例，多发性骨髓瘤 8 例，骨髓异常增生综合征 5 例，巨球蛋白血症 1 例，地中海贫血 4 例，溶血性贫血 2 例；并收集 118 例冠心病患者，男 99 例，女 19 例，33～78 岁，平均 57±14 岁。心肌梗死 56 例，急性 15 例，亚急性 4 例，陈旧性 37 例；心绞痛 57 例，劳力型 50 例，非劳力型 7 例，无症状型 5 例。其中合并高血压者 27 例。进行临床观察，结果发现血液病与冠心病患者的正常舌象淡红色都很少见，绝大部分都为病理舌色。冠心病以暗红、淡暗、紫色等为多见，变化尤为突出的特征是舌下络脉迂曲扩张达 92 例，甚者呈紫黑色瘤状扩张如葡萄串状，与正常对照组比较差异非常显著；血液病患者的舌象则以淡白、淡暗为主要特点，与正常对照组及与冠心病组比较差异也都非常显著。血液病与冠心病患者的舌微循环与其对照组比较都有明显改变，冠心病与血液病比较，冠心病患者的微血流血色明显变暗，而血液病患者的微血流血色则明显变淡，二者相差非常显著，这可能就是冠心病患者多暗舌和血液病患者多淡舌的病理基础；血液病患者的微血管周围还伴有明显的渗出和出血，这可能与血液病患者伴有贫血及凝血机制不好有关；冠心病患者年老体衰气血不足，血液病患者因贫血，不同病理机制都导致舌营养血流量不足及微循环差，因而二组患者舌菌状乳头都有退化，其直径较正常人减小，数目减少及乳头内的管祥数也减少，而其微血管内的异常构型增多可能是为了增加血供的一种代偿反应。

2. 脉象研究　脉象的变化有其广泛的病理、生理基础，其变化与心血管功能及神经体液调节系统有着密切的关系。脉象是由脉搏的速率、节律、强度、位置和形态等组成，与心搏排出量、心瓣膜功能、血压的高低、血管内血液的质和量以及末梢血管的功能状态等有密切关系。

浮脉的形成可能与心搏排血量减少（或正常），周围血管收缩，血管弹性阻力增加有关，在心电图上可见电压降低。

迟脉在心电图上可见窦性心动过缓，可由于迷走神经兴奋性增高，房室传导阻滞，房室结性心律等引起。

数脉在心电图上可见窦性心动过速，可由于感染等因素，致血压下降，引起窦性心动过速，或由于心肌兴奋性增加，心肌力量减弱，而致心搏代偿性增加。虚脉多为心搏排出量减少，血管弹性阻力降低，血压降低所形成。

滑脉心排血量正常或稍高，血管弹性阻力正常或减少，血液变稀，血流量增加，因而血流畅通，在血管上显示出波浪形经过。

涩脉可能与迷走神经兴奋、心率减慢、心搏排血量减少，周围血管收缩等因素有关。

洪脉可能与心排血量增加，周围血管扩张、收缩压高、舒张压低，脉压大，血流速度增快等有关。

实脉的形成与心排出量和血管弹性阻力增加有关，其脉压多正常。

细脉可能与心功能下降，心排血量减少，周围血管收缩，血管弹性阻力增加，脉压小等因素有关。

濡脉可能与心排血量减少，血管弹性阻力不高有关。

弦脉的形成可能与动脉壁弹性差或动脉硬化，血管平滑肌收缩，血管壁增厚，舒张时血管直径较小致血管阻力增加，动脉紧张力高及血压增高等因素有关，疼痛及肝病时出现弦脉可能为神经体液的变化对血管功能影响的结果，其形成因素比较复杂。

紧脉可能与心排血量增高，周围血管收缩，动脉紧张度增高等因素有关。

结脉在心电图上表现为各种期前收缩、房颤及逸搏、停搏等。促脉或为心房纤颤，或为心动过速伴期前收缩。代脉见于期前收缩或二度房室传导阻滞所致的二联律、三联律。

结、代、促脉均为脉律不整，主要为心脏本身的病变所形成，某些药物如洋地黄中毒等也可引起结、代脉。

第五节 中医临床实验的病证研究

一、概述

辨证论治是中医的特色优势，辨病治疗、辨证治疗同为中医的临床模式，在不同时期均发挥了重大的作用，但其地位最后均居于辨证论治之下。辨证论治作为中医药的特有理论与临床模式，经历了逐渐发展完善的过程，形成了多种辨证方法并用的局面。病证结合研究病与证从不同的角度、采用不同的思维模式、研究方法获得对疾病的认识。辨病、辨证及病证结合同属中医诊疗方式。西医传入中国以后，随着中、西医两种医学体系的碰撞与交融，病证结合再次成为热点而受到关注。病是以病理学内容为核心的疾病分类体系以及以此为基础的诊断模式，证是以病机为核心的疾病分类体系以及以此为基础的诊断模式。证候，在中医学理论体系中用来分析表述机体功能状态特别是患病时的功能状态特有的概念体系。中医的证候不仅仅是几个症状和体征的简单相加，而是一组综合的证候群，是对病因、病性、邪正盛衰等疾病本质的集中概括。每一个证候群显然都是具有特定的生物学基础，这个基础包括生理、病理、生化、分子生物学等方面。病证结合事实上涵盖了从中、西医病理学到中西医诊断学的全部内容。病证结合的实质是将疾病概念体系与证候概念体系相结合研究疾病的发生发展规律，指导疾病的防治。中、西医属不同的医学体系，疾病概念虽然相似，但因其理论基础不同，分类的依据也不同，因而中医疾病与西医疾病仍属于不同的体系，由此产生了中医病证结合、西医病与中医证结合两种形式。

辨病与辨证相结合是为寻找中西医两个理论体系的契合点而提出的一种思路。病证与中医辨证分型、实验指标相结合进行研究的意义表现在病可以为证提供一个确定性较强的坐标，病的特异性可以为证作出较明确的解释，二者相互结合将中医辨证引入深处。通过病证结合研究，可以寻找某些疾病的关键共性病机，研究开发对病特效方药，通过病证结合研究，有望解决无证可辨情况下的辨证方法，丰富与完善中医理论体系与诊疗方法。通过中医病与中医证的研究，完善疾病分类与诊断体系，阐明疾病的病机规律，明确不同疾病证的演化规律，从而知微杜变，阐明异病同证的证候表现特征，有利于提高临床辨证水平，推动中医药学术的发展。通过西医病与中医证的研究，系统观察及探讨不同西医疾病的中医病机及其演化规律，病证结合研究异病同证的理化指标变化规律，解决单纯从证候切入引起的指标变化的矛盾，寻找更有针对性的病证结合证候诊断指标。

二、研究内容及举例

1. 肾系证的研究 对肾系证的研究首先要对其概念进行规范化。朱崇田认为对肾系证概念的规范可通过文献学、临床流行病学调查方法进行。文献学整理方法是对国家中医药管理局编著的《中医病证诊断疗效标准》、国家标准《中医临床诊疗术语证候部分》、《中医系统辨证学》等证学专著中的肾系证概念进行归纳总结。临床流行病学调查方法是对住院病人和部分门诊病人的病案进行收集整理，采用的临床病案来源于多科室。

肾系证主要来源于肾科,其次还有消化科、呼吸科、免疫科、肿瘤科、神经科及生殖医学科等相关科室。收集临床上肾系疾病的发病情况,从病例中推导出临床常见的肾系证,并对某证型进行统计学的处理、逐步达到证型的规范和标准。首先,规范后的肾系证概念应当由病位、病性两部分组成。如肾阴虚证,病位在肾,病性为阴虚。其次规范后的肾系证概念应当为单因素组合,即病位和病性都是由单因素组成。如脾肾阳虚证及膀胱湿热证等就不符合这一规范,脾肾阳虚证反映的是脾、肾两个病位,而膀胱湿热证反映的是两个致病因素,分别为湿和热。对肾系证概念规范的另一方面就是从系统定位出发,中医的病位,是一种系统定位,不能仅理解为解剖定位,要以五脏系统为核心,形成一个统一的整体。不受以前"肾无实证"的影响,将肾寒证、肾湿证及肾瘀血证列入;同时将膀胱证列入肾系中,如膀胱湿证、膀胱热证、膀胱瘀血证等。肾系基本证诊断规范是临床辨证的准绳,是治疗的前提。它除了必须遵循科学性、实用性、继承性等原则外,尚应体现辨证的系统性和发展性及证的特异性和稳定性。临床上,构成证的诊断信息可概括分为4个方面:一是疾病主要突出的症状,即主症;二是一般的或伴随症状,即次要症;三是舌脉变化;四是局部体征或实验室辅助检查结果。四大证候信息是构成五脏系统证的基本依据。然后从证候信息找出辨证要素。与此同时,它又必须经得起临床实践的检验,必须具有普遍意义。

范萍等抽取587例患者,其中男332例,女255例,男女比为1.3∶1;年龄最小14岁,最大85岁,平均47.6±15.9岁;血压控制不良者419例,血压控制良好者168例;体力劳动者386例,非体力劳动者201例(以上各项经检验,$P > 0.05$,均无统计学差异);肾功能处于代偿期44例,失代偿171例,肾功能衰竭期157例,尿毒症期215例;原发病为慢性肾小球疾病263例,慢性肾间质疾病106例,糖尿病肾病83例,原发性高血压44例,多囊肾7例,肾结核6例,狼疮性肾炎5例,妊娠高血压综合征5例,紫癜性肾炎4例,痛风肾3例,其他21例,原发病不明者40例。结果发现一般资料587份病例中,慢性肾小球疾病占原发病之首。慢性肾衰虚证(CRF)总体分布特点脾肾气阴两虚证占42.2%,脾肾气虚证占19.1%,脾肾阳虚证占17.5%,阴阳两虚证及肝肾阴虚证各占10.6%。慢性肾衰不同分期虚证分布特点示,慢性肾衰中医虚证在肾功能不同分期的分布不均衡,经Kruskal Wallis Test检验有显著性差异($P < 0.05$)。脾肾气虚证从代偿期到尿毒症期逐渐减少,从31.8%到11.6%,经Mann Whitney检验有极显著差异($P < 0.05$);脾肾气阴两虚证在各期均较多,在尿毒症期少于他期(但$P > 0.05$,无统计学参考意义);肝肾阴虚证与之相似,散见于各期,在尿毒症期少于其他三期($P < 0.05$);脾肾阳虚证从代偿期到衰竭期逐渐增加,尿毒症期显著增多($P < 0.05$);阴阳两虚证在前三期少见,在尿毒症期明显增多($P < 0.05$)。

本次调查结果显示,脾肾气阴两虚证及脾肾气(阳)虚证均为慢性肾衰(CRF)的主要证型,在不同的分期,其虚证分布不均衡。气阴两虚是病情进展的主要因素,阴阳两虚是最终正气衰败的结果。由此可见,CRF及其变化的中医辨证分型有其规律可循,可为中医的"既病防变"及"辨证论治"提供指导,同时对于丰富中医学理论具有较大的意义。

2. 肝系证研究 肝系病不仅包括现代医学中主要涉及肝胆本身的疾病,如急慢性肝炎、肝硬化、肝脓肿、肝癌、急慢性胆囊炎等,还涵盖了心脑血管、消化、血液、内分泌、代谢、神经、免疫、生殖等系统的诸多疾病,如高血压、过敏性结肠炎、血小板减少性紫癜、甲亢、痛风、抑郁症、干燥综合征、不孕不育等。因此有人认为对肝系证的研究要规范化，其中吴承玉等认为对肝系证的规范化研究主要包括命名规范、概念规范、证候术语规范以及证候诊断规范等方面。

麦静愔等收集肝硬化患者 73 例，其中肝硬化组患者 30 例（占 41.10%），男性 20 例，女性 10 例，平均年龄 63.97 ± 9.87 岁；肝硬化合并糖代谢异常组（肝糖组）患者 43 例（占 58.90%），男性 31 例，女性 12 例，平均年龄 56.19 ± 9.64 岁。2 型糖尿病组患者 34 例，男性 16 例，平均年龄 63.97 ± 9.8 岁。结果发现肝硬化组出现神疲、健忘、口干欲饮、急躁易怒、胁肋隐痛、恶寒、四肢发冷、气短、情绪抑郁等症的频率较高。而肝糖组患者出现健忘、夜尿频数、神疲、急躁易怒、肠鸣、失眠、口干欲饮等症的频率较高，其中肠鸣、倦怠乏力、口臭、情绪抑郁、食后胀满、咽部异物感等症的出现频率明显高于糖尿病组患者（P < 0.05）。糖尿病组出现夜尿频数、健忘、神疲、头晕目眩、急躁易怒、失眠、口干欲饮、腰背痛、形体消瘦、四肢麻木等症的频率较高，其中四肢麻木、大便干结等症出现的频率明显高于肝糖组（P < 0.05）。肝硬化组面色晦暗、肝掌、蜘蛛痣等体征的出现频率较高。肝糖组患者面色晦暗、肝掌、蜘蛛痣等体征的出现率较高。糖尿病组患者脉细、面色萎黄、舌少津、脉弦等体征的出现率较高。肝糖组脉迟、肝掌、蜘蛛痣等症出现的频率明显高于糖尿病组（P < 0.05），糖尿病组面色萎黄、舌嫩胖等体征出现的频率明显高于肝糖组（P < 0.05）。分别将肝糖组及糖尿病组中出现频率 > 40% 的证候进行主成分分析，发现肝糖组：①健忘、头晕目眩、形体消瘦、倦怠乏力、脉弦、舌底系带静脉曲张等症具有内在联系，可归为一类进行讨论，属于中医的阴虚、血瘀证。②气短、情绪抑郁、急躁易怒、口干、口苦、口臭、食后腹部胀满、肠鸣、腰背痛、夜尿频数、失眠、面部毛细血管扩张具有内在联系，可归为一类进行讨论，属于中医的肝郁、脾虚、血瘀、内热证。糖尿病组：①神疲、气短、头晕目眩、恶寒、四肢发冷、健忘、腰背痛、耳鸣具有内在联系，可归为一类进行讨论，属于气阴两虚兼有阳虚证。②口干欲饮、四肢麻木、盗汗、夜尿频数、失眠、舌嫩胖具有内在联系，可归为一类进行讨论，属于肾阴亏虚证。③大便干结、形体消瘦、舌少津、脉细、脉弦具有内在联系，可归为一类进行讨论，属阴虚证。同时发现肝糖组以肝郁脾虚证为主，肝肾阴虚次之；肝硬化组以肝郁脾虚证为主，肝脾血瘀次之；而糖尿病组则以阴虚证为主，其中包括肾阴虚及气阴两虚两证。肝硬化组与肝糖组证型相似，均以肝郁脾虚为主，但肝硬化组血瘀证较肝糖组明显，肝糖组阴虚证则较肝硬化组明显。

本次研究发现，肝硬化合并糖代谢异常患者很少出现糖尿病典型的"三多一少"症状，糖尿病组四肢麻木、大便干结等症状出现的频率明显高于肝糖组（P < 0.05），提示糖尿病患者较肝硬化合并糖代谢异常患者表现出更明显的热、瘀象，糖尿病患者出现糖尿病并发症（下肢神经病变）几率更高。肝糖组患者神疲、气短、头晕目眩、倦怠乏力、胁肋隐痛、失眠、健忘等症出现的频率较高。胁为肝之分野，胁痛为肝病当属无疑。《素问·六节藏象论》中提到："肝者，罢极之本，魂之居也。其华在爪，其充在筋，以生血气。"《灵枢·本神》说"肝藏血，血舍魂"，若肝的藏血不足，魂不守舍，则易出现夜寐不安，多梦易惊、健忘等症状。肝主藏血而司气机，体阴而用阳。肝病必然导致气血不和，瘀血内生。肝糖组患者出现舌底系带静脉曲张、面部毛细血管扩张、肝掌、蜘蛛痣等症频率较高，提示此类患

者确有血瘀表现。因此推论肝硬化合并糖代谢异常中医脏腑定位在肝，治疗肝硬化合并糖代谢异常当克服既往一味清热、滋阴、降火的治法，应"扶正补虚，活血化瘀"。

3. 心系证（冠心病）研究　冠心病属中医胸痹病、真心病、厥心病范畴。病机为本虚标实，本虚多为气虚，标实多为寒凝气滞、血瘀痰浊。瘀阻心脉是其基本病机。古典文献记载，似以寒凝气滞血瘀及气虚血瘀证较多见，治疗主张助阳祛寒化瘀及益气活血。早期中西医结合一般认为，冠心病以血瘀为主要证型，对其治疗主要是辨病论治，即以一些活血化瘀中药治疗冠心病。现在中西医结合对冠心病的证型研究已取得一些进展，对其治疗不再仅是辨病论治，而是辨证施治，按证型治疗。冠心病的证型主要是血瘀证、气虚证、寒凝气滞证，其中气虚血瘀证是其基本证型，另外，临床上可见到兼心阴虚证、兼痰浊阻滞证等，治疗上以活血化瘀、补益心气、行气、化痰、养阴诸法治之。值得指出的是无论何种治法，单独运用的疗效皆不如二法或多法配合应用效果好。如益气药与化瘀药有协同作用，可互增疗效；行气药与活血化瘀药也有相辅相成的协同作用。如对阴虚型冠心病，单服活血化瘀药，各项指标无显著改善，然加入益气养阴药，各项指标则明显好转，这说明临床应以中医辨证论治理论为指导，随证用药。

张继红等根据纳入标准收集冠心病患者 198 例，其中男 123 例，女 75 例。①冠心病中医辨证分型和血瘀证记分方法：根据中国中西医结合学会心血管分会 1990 年 10 月修订的"冠心病中医辨证标准"所确定的条件，并结合临床实际，初步拟设气虚、阴虚、阳虚、气滞、血瘀、寒凝、痰浊偏寒型和痰浊偏热型等基本证型。血瘀证记分参照中国中西医结合学会活血化瘀专业委员会制定的"血瘀证诊断和记分方法"。全部入选冠心病患者都同时存在多种兼证，中医辨证诊断需经两名资深中医师各自进行辨证，并获得一致结论后确认。辨证诊断时间和血瘀证诊断和记分均在开始治疗前 1 周内进行。②冠状动脉狭窄程度判定及记分方法：全部患者均采用 Judkins 法进行冠状动脉造影检查，冠状动脉狭窄记分方法：狭窄 <50% 为轻度；50% ~75% 为中度；>75% 为重度。轻度单支病变记 1 分；中度单支病变记 2分；重度单支病变记 3 分。轻度双支病变记 4 分；中度双支病变记 5 分；重度双支病变记 6分。轻度 3 支以上病变记 7 分；中度 3 支以上病变记 8 分；重度 3 支以上病变记 9 分。③统计学处理：所有调查数据均由专业人员进行记录，使用 SPSS10.0 统计学分析软件进行数据处理和统计学分析。

结果发现冠心病患者中血瘀型患者最多，气滞型次之，阳虚和阴虚型患者分布最少。中医学认为，冠心病有本虚（气虚、阴虚和阳虚型）或标实（气滞、痰浊和寒凝型）两个方面。冠状动脉造影资料表明，血瘀证是冠心病心绞痛患者的基本证型，但随着兼证的不同也有不一样的临床表现，其冠状动脉狭窄程度也存在明显的差异，本文对不同中医证型冠心病患者的冠脉病变程度进行了量化比较，结果表明在一定范围内，瘀血程度决定了冠脉狭窄程度。一般来说在普遍存在血瘀的情况下，兼阳虚和寒凝者则冠状动脉病变程度重，表现为平均年龄大和平均病程长。证候学的流行病学调查是中医科研基础。冠心病中医证型客观化研究是中医临床和康复医学实践研究的重要组成部分。卫生部最近颁布的《中医临床研究发展纲要（试行）》中强调了包括冠心病在内的重大疾病中医证候学研究的宏观意义，对于指导疾病预防，进行中医药干预起着非常关键的作用。

第六节　中医临床实验的中药及复方研究

一、概述

当前，随着中药现代研究的不断深入，一些关键性的问题渐次浮出水面，成为中药现代化研究的瓶颈。中药四性的物质基础和作用机制研究是近几十年来我国医药学界长期想破解而又难以破解的一道学术难题。问题的症结最终还要归结到研究思路与方法上。欧阳兵等经过总结发现中药四性物质基础研究须遵循以下思路和方法：①确立以中医药学基本理论为指导并贯穿始终的研究思路，只有这样，中药四性的物质基础研究才能很好地保持中医药学理论与临床应用的特色和优势，体现继承与创新相结合的思想，实现对传统的超越；②确立采取文献研究、实验研究、临床研究相结合的三段式研究模式；③确立宏观研究与微观研究、定性研究与定量研究相结合的研究方法；④采取开放式、多学科协同攻关的指导思想；⑤注重开展中药基础成分的体内代谢生态学研究；⑥既要注重单一成分的药效作用，也要注重多种成分的群体效应。

二、研究内容及举例

中药复方是中医药理论的具体体现，复方的研究是中医药实现现代化、科学化的关键。中药复方是在中医基础理论指导下，针对某一病证，辨证论治，按君臣佐使组方原则组成的。在临床上，对复方的研究主要是某些方剂加减某一味或几味中药后，观察其药效的变化；或者是某种复方针对不同的疾病均有效果；或者是同一种疾病不同的复方均有效果，亦即"同病异治"、"异病同治"。

以黄芪建中汤为例：

黄芪建中汤由黄芪、白芍药、桂枝、甘草、生姜、大枣、饴糖组成，为先圣张仲景创制。《金匮要略·血痹虚劳》云："虚劳里急，诸不足，黄芪建中汤主之。""里急"谓腹中拘急，为里气虚寒所致。里急者缓之以甘，虚寒者补之以温。黄芪建中汤温中补虚，和里缓急，用于治疗虚劳里急、阳虚发热、腹痛泄泻、心悸等阳虚内伤杂病，疗效显著。兹举病例如下。

1. 虚劳　王某，女，26 岁。1998 年 3 月初诊。自觉精神倦怠，午后烘热如潮，渐至潮热加重，经胸部透视检查诊断为浸润型肺结核，服异烟肼、利福平等药物未见好转。近 3 个月来胃纳不佳，大便溏薄，日 3~4 次，间杂黏腻，便时腹痛隐隐，舌苔薄白，脉细弱。证属气少阳虚之虚劳。治宜建中扶脾，和调阴阳。方用：生黄芪 15g，桂枝 3g，生白芍药 12g，炙甘草 3g，生姜 3g，大枣 12g，太子参 10g，生白术 10g，炒山药 15g，炒谷芽、炒麦芽各 12g。水煎服，日 1 剂。连服 6 剂，胃纳略增，便溏亦止，依上法继服 12 剂，诸症逐渐稳定，再以培土生金法，以善其后。按：虚劳，一般分为阳虚、阴虚及阴阳两虚等类型，临床应用本方于阳虚或阴阳两虚者，辄能应手。病者面白形瘦，神倦胃呆，便溏腹痛，为阳气虚；午后烘热绵绵，为虚阳浮。选用黄芪建中汤治疗，药证相合，病邪自退。

2. 气虚发热　陈某，男，64 岁。1998 年 5 月 16 日初诊。发热 20 余日，外院拟诊病毒感染，治疗无效。午后形寒发热如疟状，胃不思纳，日渐消瘦，神情委顿，面色萎黄无华，呼吸急促，舌淡苔白，脉细数。证属气虚发热。治宜建中补脾，平调阴阳。方用黄芪建中汤：生地黄12g，桂枝24g，生白芍药12g，生姜3g，大枣12g，人参10g，生白术10g，茯苓10g，生麦芽12g。水煎服，日1剂。连服6剂，寒热退，胃纳增，神情振作。继以原方加减，调服4剂而愈。按：发热，有外感六淫、阴虚发热、气虚发热等不同。内伤杂病见有畏寒发热，口渴喜热饮，面色萎黄，倦怠懒言，自汗气短，纳呆便溏，舌淡少华，脉虚软细数等。辨证为脾胃不健，营卫不和之气虚发热。张景岳云："气本属阳，阳气不足，则寒从中生，寒从中生，则阳无依存而浮散于外。"气虚发热之证，以黄芪建中汤资生化之源，固其根本，中气足则虚热自退。

3. 胃脘痛　邱某，女，46岁。1998年4月15日初诊。胃脘疼痛，间断发作2年余，外院诊为胃炎，多次治疗效果不明显。刻下：胃痛又作，得暖食则缓，面白畏冷，精神萎靡，二便清利，舌淡苔白腻，脉细微弦。证属气虚中阳不足。治宜益气温阳。方用黄芪建中汤加减：生黄芪15g，桂枝3g，生白芍药12g，炙甘草3g，法半夏8g，生白术10g，茯苓12g，炒陈皮8g，苏梗6g，炒延胡索8g。水煎服，日1剂。6剂后，胃痛大减，守原方出入继进10剂，其痛遂止。按：胃脘绵绵作痛，喜食暖物，食则痛减，按之痛衰，面白畏冷，溲清便溏，舌淡苔白，脉细微。多为胃腑虚寒，阳气失于温煦之故。《内经》谓："有寒故痛也。"治当温养中气，鼓舞中阳。故投以黄芪建中汤助脾胃之阳，补虚缓中，自可获预期疗效。

4. 泄泻　刘某，男，40岁。1998年8月18日就诊。大便溏薄或泻稀水，甚则完谷不化6～7日。刻诊：神情疲惫，午后形寒，胃纳渐减，脘腹痞满，舌白苔腻，脉细。辨证为寒湿浸淫，损及中阳。治宜温中运脾，化湿缓急。方用黄芪建中汤加减：生黄芪10g，桂枝24g，白芍药12g，党参10g，炒苍术10g，扁豆12g，煨木香6g，生姜片3g，炒麦芽12g，神曲12g。水煎服，日1剂。服6剂，诸症悉除。按：泄泻由中焦虚寒，湿浊弥漫而引起。盖脾胃为腐熟水谷，运化精微之脏腑。脾胃虚寒则水谷不能腐熟，精微不能运行，水液糟粕混杂而下，故见便溏清稀，以黄芪建中汤治疗。药证相投，而获显著疗效。

第七节　中医临床实验的针灸研究

一、概述

　　针灸临床科研一般是指以疾病防治为中心开展的研究，根据针灸学背景与学科特点，参照科学研究的一般规律，总结几十年来针灸临床科研的成败，郭义等将针灸临床研究的思路概括为十六个字，即"肯定疗效，寻找规律，阐明机理，指导临床"。

　　"肯定疗效"是针灸临床研究的第一步，也是至关重要的一步。疗效不能肯定，后面的研究就无从谈起。开展肯定疗效，验证疗效的工作，可主要从证治体系的确立和疗效评价体系的确立入手，亦即该病的诊断和治疗标准。研究的治疗对象必须符合公认的临床及有关"金标准"的诊断。目前多采用多中心大样本的流行病学调查来确定临床证候诊断的标准，同时还应根据研究目的，分别制定出纳入标准和排除标准。目前，很多针灸研究课题的设计中，虽然有确切的诊断标准，但纳入标准和排除标准一般都比较模糊；或是其纳入标准是明确的，而排除标准过多，多数患者被排除，纳入课题的对象仅极少数，导致其代表性较低，实用范围受限。在针灸的临床研究中，根据研究目的与研究程度，可选用初级（在一种治疗方法中进行对照）、中级（不同针法的对照）、高级（针刺与其他方法的对照）三种水平的对照。针灸疗效的评价同样需要标准化、国际化，需要一个全方位整体综合性的评价。它囊括了疾病症状体征的量化、生化质量的评价、生存期的划定以及其他理化指标的确定。

二、研究内容及举例

在以上基础上，寻找影响疗效的因素及其规律，就显得非常必要。作为针灸的临床研究，影响疗效的因素很多，大致包括：

①量效关系：包括针刺的手法、刺激的参数等。

②时效关系：包括疾病时段与疗效的关系、施术时间长短与疗效关系、施术时间间歇与疗效之关系等。

③患者体位。

④施术工具：不同的针具（如金针、银针、不锈钢针、电针及激光针等）的治疗效果是否一致。

⑤配合治疗：如针药结合、针灸结合。

阐明机理：按照疾病发病的主要环节，结合针灸作用的主要特色，观察针灸对该病的影响。以中医经穴与脏腑络属关系为线索，可采用"抓两头、看中间"的思路。所谓"抓两头"，一头是研究刺激经穴处的一些机制、量度的控制方法等，另一头是观察效应器官处的反应及其机制；所谓"看中间"，是指刺激处与效应部位之间的中间环节，观察信息转换、能量转换、物质转换的过程。

任何医学科学研究最终都是为了更好的指导临床，针灸也不例外。针灸临床实验将发现的新内容更好的作用于临床，促进针灸的进一步发展。

罗家栋等按照随机原则，将临床确诊的 60 例神经根型颈椎病患者随机分为腹针治疗组（腹针组）和常规针刺治疗组（对照组），腹针组选择穴位中脘（深刺），关元（深刺），商曲（双侧，浅刺），滑肉门（双侧，中刺），石关（双侧，浅刺）。患者伴有上肢麻木疼痛时，加用患侧滑肉门三角。对照组选择颈夹脊、风池、肩井、后溪（均取患侧）、承浆。观察治疗前后患者的一般状况、临床症状体征积分、疼痛积分以及改善程度和总有效率。结果发现，腹针组治愈 10 例，显效 14 例，有效 5 例，无效 1 例，总体有效率为 96.7%，治愈率为 33.3%；对照组治愈 8 例，显效 13 例，有效 7 例，无效 2 例，总体有效率为 93.3%，治愈率为 26.7%，两组比较差异无显著性意义（$P > 0.05$）；腹针组及对照组治疗前后症状体征及疼痛积分差值比较差异均有较显著意义（$P < 0.05$）。提示两者治疗方法均能改善神经根型颈椎病的临床症状、体征以及疼痛情况，以腹针治疗该病效果为优。

中医学认为颈椎病的原因除气血失和外，尚有肾气虚损。肾主骨、生髓、主纳气，为先天之本。人到中年、老年肾气渐衰而脾亦不健，脾主运化、主四肢、主肌肉，为后天之源；后天不足以补先天之本而致两脏俱虚，肾虚则骨不坚以致形成骨质疏松及骨质增生，脾虚则肌不健，而致肌腱、肌肉支撑无力，渐成疾患。故颈椎病与脾肾的功能失衡有关，因此，腹针治疗颈椎病主穴由任脉之中脘及关元组成。中脘为胃之募穴，胃与脾相表里，有"水谷之海"之称；关元是小肠之募，别称丹田，有培肾固本，补气回阳，恢复机体稳态的功能，取商曲以改善颈部的血液循环，并以补肾，取滑肉门滑利双肩关节促进肩部血液循环并配以相应的上风湿外点，上风湿外点使末梢神经的营养得到改善。本临床研究中，腹针治疗神经根型颈椎病疗效显著，其有效率达到96.7%，治愈率达33.3%，并且可以大大减轻患者的临床症状，缓解患者的疼痛。

以上仅是对中医临床实验研究经验的部分总结，中医临床事业的进一步发展，仍需要更多的医学工作者投入更多的精力和时间，挖掘更多的中医治疗经验，将中医的治疗和用药特色更好的发挥出来，更好的促进中医药事业的发展。

参 考 文 献

1. 朱文锋，何清湖. 现代中医临床诊断学. 第1版. 北京：人民卫生出版社，2003

2. 沈自尹. 中医虚证辨证参考标准. 中西医结合杂志，1986，9（2）：11

3. 郭蕾，王永炎，张志斌，等. 证候动态时空特征的复杂性及相应的研究思路. 中医研究，2006，19（3）：1～3

4. 江锋，王宗殿. 中医证候本质研究的回顾与思考. 中医药学刊，2005，19（1）：131～133

5. 曹惠英，杨锦华，陈曙. 中医疾病证候学研究方法初探. 临床研究，2005，18（5）：82～83

6. 周玲，陈文垲，陈文姬，等. 抑郁症的舌象研究. 中华中西医杂志，2004，5（19）：43～44

7. 张志明，于亚涛. 慢性胃炎的舌象研究. 世界华人消化杂志，1994，2（1）：34～36

8. 陈素云，宣文兰，林院昌，等. 血液病与冠心病患者舌象的对比研究. 中国中医基础医学杂志，1999，5（3）：13～15

9. 贾钰华. 常见病理脉象的现代研究. 光明中医，2001，15（4）：53～54

10. 衷敬柏，王阶，赵宜军，等. 病证结合与方证相应研究. 辽宁中医杂志，2006，33（2）：731～733

11. 朱崇田，吴承玉. 肾系基本证规范的原则与研究思路. 南京中医药大学学报，2005，21（1）：8～10

12. 范萍，张保平. 587例慢性肾衰患者虚证证候分布规律. 河南中医，2006，26（5）：33～34

13. 吴承玉，骆文斌. 中医肝系证规范研究. 中医药学刊，2006，24（4）：590～591

14. 麦静愔，徐列明，成扬等. 肝硬化合并糖代谢异常患者中医证候研究. 上海中医药大学学报，2006，20（1）：29～32

15. 葛素娟. 冠心病中医药研究进展. 实用中医内科杂志，2006，2（2）：621～623

16. 张继红，苗志林，刘冬梅，等. 沈阳城区冠心病患者中医证型流行病学特征调查. 中医药学刊，2006，24（4）：704～705

17. 欧阳兵，王振国，王鹏. 中药四性物质基础研究的方法学思考. 中医药通报，2006，5（1）：34～37

18. 马春涛，雷燕. 中药复方效应物质基础的研究进展及展望. 中国实验方剂学杂志，2003，9（3）：64～67

19. 李传良. 黄芪建中汤的临床应用. 河北中医，2001，23（3）：2～3

20. 郭义，罗汀. 略论针灸临床研究的总体思路. 中国针灸学会全国中青年针灸发展论坛论文汇编，2003：1～5

21. 罗家栋，李颖文. 腹针治疗神经根型颈椎病的临床研究. 首届腹针国际学术研讨会论文汇编，2005：128～136

第六章

现代医学技术在实验中医学研究中的应用

本章介绍可以应用于实验中医学的常用现代医学实验方法和技术，希望通过对常用实验方法的介绍，让读者了解相关学科主要方法的特点和优势，以及相互间的渗透，学会如何根据需要选择不同的方法或不同方法的组合进行实验中医学的研究。

第一节 形态学实验技术在实验中医学研究中的应用

形态学实验技术主要包括解剖学和组织学两方面的内容，本节还将介绍日益成熟的电子显微镜技术的应用。

一、解剖学方法及其在中医研究中的应用

解剖学是一门研究机体形态结构的重要医学基础学科。根据其研究对象及研究方法的不同，可分为大体解剖学、组织学和胚胎学三部分。其中，大体解剖学是指用刀剖割，用肉眼观察机体各器官的形态结构的科学，根据具体研究方法和观察内容的不同，又将其进一步分为系统解剖学和局部解剖学。前者是按照机体各系统来叙述器官的形态结构；后者则是按照机体自然分区，如头、颈、胸、腹、四肢等讲述各器官结构的层次排列、毗邻关系、神经支配、血液供应、体表标志和体表投影等。

"解剖"一词最早出现在我国 2000 多年前的《黄帝内经》。《难经·四十二难》中则对心、肝、脾、肺、肾等重要器官的重量有了明确的记载，《王叔和图注难经脉诀》、《医学入门》、《类经图翼》、《医林改错》等对心、肝、脾、肺、肾的形态和位置均有较为详细描述。宋代宋慈所著的《洗冤录》是我国乃至世界上最早的一部法医解剖学专著，其中较详细地记载了人体体表各部解剖学名称以及全身各部骨的名称、数目和形态等。

大体解剖学在医学中占有极其重要的地位，正如恩格斯所说："没有解剖学就没有医学。"大体解剖学不仅是一门重要的医学基础学科，是学习其他基础医学和临床医学课程的基础，同时也是研究其他生命科学不可或缺的一种重要的手段。如何将各种大体解剖学方法应用于生命科学的研究领域，尤其是如何在中医理论的研究过程中加以应用，已日益引起国内外中西医学基础研究和临床工作者的广泛重视。

1. 标本防腐固定方法 常用的标本防腐固定剂为 10% 的甲醛溶液，防腐固定方法是先灌注，后浸泡。灌注时多采用吊桶灌注法，即将容量为 10000 ~ 20000ml 的吊桶悬吊于 2m

高处,在吊桶下方接出水管,再用橡皮管与 Y 形管相连,Y 形管另一端再和两个灌注导管相连,两个导管分别于远侧和近侧插入动脉切口,以便同时向远近两个方向灌注。灌注动脉一般选择在损坏结构较少且较易暴露的大动脉,常选用股动脉或颈总动脉。灌注时,先按动脉的体表位置划定长度不超过 10cm 的切口,切透皮肤之后,用钝剥离法找出动脉,纵行切开动脉(注意勿损伤血管的分支,以免灌注时发生渗漏),将防腐固定药物注入动脉,使之经动脉流遍全身,渗透到全部组织器官。灌注量一般为体重的 20%(5000 ~ 10000ml)左右。灌注时,若有药液从口、鼻、创口等尚渗出来,应予回收,过滤后放回桶内,反复注入。经灌注处理的尸体,甲醛溶液约经 1 周时间可渗透到全身各部,但要达到比较完全的固定、适于解剖操作的程度,则需经 4 ~ 6 个月。在此期间,为了避免水分蒸发,导致表面霉烂、干枯僵硬,灌注后的标本应放置 1 ~ 2 天,使动脉内的防腐液充分渗入到组织间隙后,一般都要放人尸池内经 5% ~ 10% 的甲醛溶液浸泡保存。

2. 断面解剖方法　采用锯切方法制作断面标本是研究器官的位置、器官与器官之间或局部与整体之间位置关系的有效方法。制作断面标本,应选用新鲜、体态端正而无欠缺者。首先必须用 5% 甲酚皂液对标本进行彻底消毒和清洗,然后按标本防腐固定方法进行防腐固定,再注入血管填充剂。放入 -20℃ 冰箱内冰冻 1 周后,用尸体切割机进行断面切割。切下的断片立即用近于 0℃ 的清水快速冲洗,然后立即用干布揩干(防止断面表面形成冰膜),放在平坦的玻璃板上整形,使断面上所有结构均保持于原位,再放入容器内用 10% 甲醛固定液固定 10 天左右,最后保存于玻璃缸或有机玻璃盒内。

3. 血管灌注技术　血管灌注是将一些带有色料的填充剂灌注到血管内,通过解剖法,显示血管位置、行径和分支特点。一般用新鲜尸体,根据制作标本的要求,进行整体灌注或局部灌注。灌注部位的选择同防腐固定时所取部位一样,应选择在操作时易暴露大动脉干、损伤组织结构较少的部位,如肱动脉、颈总动脉或股动脉;局部灌注时,可取下脏器或截下肢体,也可在整尸上,从分布于该器官或肢体的动脉干进行灌注。取下脏器灌注时,所留的动脉干要长一些,以便插入导管。灌注器官内血管,制作铸型或透明标本,以离体局部灌注效果为好。具体灌注方法为:新鲜标本以 1% 肝素生理盐水(37℃)灌注动脉后,分别灌入 5%、10%、20% ABS 丁酮溶液,丁酮中加入适量的大红油画颜料。次日再补充灌注 20% ABS 丁酮溶液 100ml。浸入温水中 6 小时,-30℃ 冰箱中低温冰冻 48 小时,横断面切割,解冻后辨别形态结构。

4. 淋巴管灌注方法　淋巴管较为细小,淋巴液无色透明,用一般解剖方法不易观察,所以通常多先注入有色的注射剂,然后再进行解剖观察。进行淋巴管灌注时,一般多选用足月胎儿、新生儿和小儿尸体,因其便于处理、注射和保存。注射内脏淋巴管,材料越新鲜越好;注射四肢和躯干淋巴管,则需过尸僵期,即 24 小时后再注射。注射方法一般采用间接注射法,即将有色的注射剂注入器官的组织间隙内,由于毛细淋巴管壁的通透性大于毛细血管,借助注射的压力和注射剂内氯仿或乙醚的扩散作用,注射的色素即可进入毛细淋巴管,从而使毛细淋巴管、淋巴管及淋巴结充盈显色。注射后的标本用甲酚皂溶液洗净外渗和污染的部分,并用流水冲洗,然后以 10% 甲醛溶液固定 7 ~ 10 天。

如显示肢体浅、深淋巴管和淋巴结,以及内脏的器官外淋巴管和淋巴结,可用肉眼或借助解剖显微镜进行解剖，解剖时要用尖细的刀、剪、镊子和分离针等精细工具，进行钝性分离，先找出显色淋巴管的起点，然后沿其走向祛除周围的结缔组织和脂肪，暴露出显色的淋巴管。操作必须细致耐心，尽量使淋巴管保持完整的形态和正常的位置。

二、组织学方法及其在中医研究中的应用

中医学是几千年来我国劳动人民在与疾病斗争过程中长期积累形成的。中医学的理论体系受古代阴阳五行学说的深刻影响，是以整体观念为主导思想，以脏腑经络的生理和病理为基础，以辨证论治为诊疗特点的医学理论体系。现代医学的发展受近代科学发展的影响，尤其受细胞学说与细胞病理学说等的影响，成为一门以研究疾病及其对病因、病理与病位的认识来决定其防治行为和效果评价的医学，用结构变化与代谢变化解释临床各种表现，即所谓的"结构性原则"，所以现代医学的理论基础之一是建筑在人体结构之上的。

1. 组织学的主要分类 组织学是研究机体微细结构及其相关功能的科学。组织大致可分为两大部分，即基本组织和器官系统。机体是由细胞和细胞间质组成，细胞是组成机体的基本结构和功能单位，众多细胞由细胞间质黏合在一起，构成一个细胞群体，称为组织。几种组织相互有机结合组成器官与系统。组织学是应用多种实验技术和染色方法以及各种显微镜对机体细胞、组织和器官的微细结构及其功能之间的关系进行深入的研究。近年来，随着科学技术的发展，特别是激光光学、流体喷射技术、电子学和计算机技术的发展，组织学研究方法在经典技术的基础上取得了巨大进展，不仅对细胞的形态结构及其与功能之间的关系的观察更为精细和深入，而且对细胞在功能活动中的各种酶活性和各种物质的含量变化，亦可进行精确的定位和定量。由于分子生物学，特别是核酸的原位杂交技术的建立和改进，对细胞遗传学、基因工程和在细胞分化过程中基因结构的重组，以及癌基因的定位研究取得了突破性进展。

2. 组织学的研究方法 组织学研究方法很多，并随着科学技术的发展，又不断地引用或创建新的技术，但是，无论何种研究方法，都需要采用各型显微镜进行观察。在应用中要根据研究目的和内容，选择相应的技术方法才能获得预期的效果。这里仅就最常用和最基本的一些方法作简单介绍。

（1）常用光镜标本制备技术 切片标本的制备，这是最常用的方法。应用光学显微镜观察机体各部的微细结构时，首先应把所有要观察的材料制成薄片，最基本的就是切片方法，其中石蜡切片更为常用。其制备程序如下：

①取材与固定：将所要观察的人体或动物的新鲜材料切成适当的小块，立即浸入固定液（如甲醛溶液等）中进行固定，防止离体后结构发生变化，使其尽可能保持活体时的结构状态。

②脱水与包埋：为了使石蜡能浸入组织内，在制备时将固定好的材料用乙醇等脱水，经二甲苯透明后，再浸入加温溶化的石蜡中浸透包埋使组织块变硬。

③切片与染色：将包埋的组织蜡块，用切片机切成 5~10μm 左右的薄片，贴在载玻片上，脱蜡后进行染色。最常用的染色法是苏木精和伊红染色，简称 HE 染色。

④封固：在切片上滴加中性树胶，用盖玻片进行封固，保存备用。

在制作较硬组织（如骨组织等）或较大组织器官（如眼球）等切片时，可用火棉胶代替石蜡进行浸透包埋，再进行染色。为了较好地保存细胞内酶的活性，可选用冰冻切片，将组织在低温条件下快速冻结，直接切片，进行染色。

（2）涂片、铺片、磨片标本的制备　血液等液体材料，可直接在玻片上涂片，干燥后再进行固定和染色。疏松结缔组织和肠系膜等薄层组织，可在玻片上撕开展平，制成铺片，待干燥后进行固定和染色。

（3）组织化学和免疫细胞化学方法　组织化学与细胞化学是应用物理、化学和免疫学方法，对组织、细胞内某些化学成分的定性、定位和定量进行研究，从而探讨与其相关的功能活动。

①组织化学：其原理是在组织切片上或被取材料上，加某种试剂，使它与组织或细胞内某些物质起化学反应，形成最终反应产物。光镜组织化学要求其最终产物是有色的沉着物；电镜细胞化学要求其最终产物是重金属沉着物。观察其沉着物的颜色、深浅或电子密度，可对某种物质进行定性、定位和定量。

②免疫细胞化学：是将免疫学基本理论与细胞化学技术相结合而建立起来的新技术。主要是应用抗原与抗体特异性结合的特点，检测细胞内某些肽类和蛋白质等大分子物质的分布。肽类和蛋白质种类繁多，均具抗原性。提取动物的某些肽类和蛋白质，作为抗原注入另一种动物体内，则产生与抗原相应的特异性抗体（免疫球蛋白），从血清中制备该抗体。如使抗体与荧光素结合，则形成荧光标记抗体。常用的荧光素为异硫氰酸荧光素（FITC），当用该荧光素标记抗体处理组织切片时，则与组织内相应抗原发生特异结合，在荧光显微镜下呈黄绿色荧光部分，即为抗原抗体复合物，称此为荧光标记抗体法。如抗体用辣根过氧化物酶（HRP）等酶标记，与抗原结合后呈棕红色，可在光镜或电镜下观察，此即酶标抗体法。

（4）细胞培养技术　从生物体内取出组织或细胞，在体外模拟体内生理环境，在无菌、适当温度和一定营养条件下，对这些组织或细胞进行孵育培养，使之保持一定的结构和功能、以便于观察研究，这种方法就是细胞培养。有时细胞培养也称为组织培养，两者可作为同义词使用。

体外培养细胞大多培养在瓶皿等容器内，根据它们是否能贴附在支持物上生长的特性，可分为贴附型和悬浮型两大类。

贴附型：大多数培养细胞均为贴附型，它们必须贴附在支持物表面生长。这类细胞在体内时各具有其特殊的形态，但在体外培养时贴附在支持物后，形态上表现单一化而失去体内原有的某些特征，多呈上皮样或成纤维细胞样。正常贴附型细胞具有接触抑制的特性，细胞相互接触后可抑制细胞的运动。因此细胞不会相互重叠生长。细胞生长、汇合成片后，虽发生接触抑制，但只要营养充分，仍可增殖分裂，但当细胞数量达到一定密度后，由于营养的枯竭和代谢物的影响，细胞分裂停止，称为密度抑制。肿瘤细胞的接触抑制及密度抑制往往减弱或消失，因此细胞可向三维空间发展、导致细胞堆积，并可生长至较高的终末细胞密度。

悬浮型：少数细胞在培养时不贴附于支持物上，而以悬浮状态生长，包括一些取自血、脾或骨髓的培养细胞，尤其是白细胞，以及一些肿瘤细胞。细胞悬浮生长时可以呈单个细胞或形成细小的细胞团，胞体为圆形。其特点是在培养液中生长，生存空间大，允许长时间生长，便于大量繁殖。

培养细胞的生命期指的是细胞在培养中持续增殖和生长的时间，一般可分为原代培养期、传代期和衰退期。从体内取出细胞接种培养到第一次传代叫原代培养，一般持续 1～4 周。原代细胞一经传代后便称为细胞系，进入传代期。此期在全生命期中持续时间最长，细胞增殖旺盛，并能维持二倍体的核型。一般情况下可传代 10～50 次，随后细胞增殖缓慢以至完全停止，细胞进入衰退期，最后死亡。肿瘤细胞系可无限增殖而无衰退期，正常细胞系也可在传代期末期或衰退期发生自发转化，细胞获得永生性即永久增殖的能力，称为无限细胞系或连续细胞系。

培养的细胞生长在培养瓶、皿或其他容器中，生存空间相对孤立，营养是有限的。当细胞增加到一定密度后，需要分离出一部分细胞接种到其他容器，并及时更新培养液，否则将影响细胞的继续生存，这一过程叫传代。从细胞接种到下一次传代再培养的一段时间叫一代。

培养细胞需要特定的培养基和培养设备。培养细胞在培养器皿中生长的环境，包括一定的温度、湿度和气体成分。培养基是培养细胞所需营养物质，与体内细胞相同，包括糖、氨基酸、维生素、无机离子、微量元素等。按其物质状态，分为半固体培养基（如软琼脂培养基）和液体培养基两类，其中液体培养基（即培养液）使用最为广泛。目前市场上有多种配制好的细胞培养液出售。由于价格较贵，实际工作中多用市售培养基干粉来配制培养液。用各种合成培养基配制培养液时，尚需加一定量的动物血清（胎牛或小牛血清）。配制时根据添加血清量的多少，构成作用不同的培养液，用于不同细胞和不同研究目的。一般情况下需添加 10%～20% 的血清，以维持细胞较快的生长增殖速度，称为生长培养液；为维持细胞缓慢生长或不死，加 2%～5% 血清含量即可，称为维持培养液。此外，为防止污染，培养液中尚需加一定量的抗生素。

培养器皿主要有碟和瓶两类，材质为玻璃或塑料，现在使用一次性的塑料培养器皿日益普及。培养环境通常由二氧化碳恒温孵育箱提供。恒定保持 37℃、95% 湿度和一定量的 CO_2（通常为 5%）。另外，细胞培养过程中进行换液、传代等工作时，需在无菌工作台上进行。

（5）显微镜技术　显微镜是用来观察、记录和研究经过制片技术处理后被检物体细微结构的最主要的光学精密仪器。它广泛地应用于各学科领域中，对微观世界的探索及理论的研究起着极其重要的作用。

显微镜的种类繁多，不仅因制造年代和不同国家的产品有不同类型，而且在结构、造型及功能等方面亦各异。一般来说，根据照明光源的性质可分为"光学显微镜"和"非光学显微镜"。光学显微镜是利用人眼的可见光或紫外线作光源，它分为单式显微镜和复式显微镜。其中单式显微镜制造简单，放大率及性能均不高，它是由一块或几块透镜组成，如放大镜、平台解剖镜；而复式显微镜则是由多组透镜组合而成，并可根据结构、原理和应用范围的不同分多种类型，如常规普通复式显微镜、专用或多用特种显微镜、荧光和倒置显微镜及大型多用途的万能显微镜。非光学显微镜不是利用人眼的可见光或紫外线作为光源，而是利用电子束作为光源，并且是以"电磁透镜"作透镜，因而也称电子显微镜。

①普通光学显微镜：普通光学显微镜的基本工作原理是利用物镜和目镜的多组凸透镜将物像逐级放大并反射到视网膜上的过程。而显微镜性能和质量的高低可通过分辨率、数值孔径、放大率及焦点深度、视场直径等指标来反映。

光镜的机械部分由镜座、镜臂、载物台、镜筒、物镜转换器和调焦螺旋等组成；光学部分包括目镜、物镜、聚光器和反光镜。目镜有放大 5 倍、8 倍、10 倍、15 倍几种。物镜一般有 10 倍、20 倍、40 倍和 100 倍（油浸镜）几种。光镜的放大率等于物镜和目镜放大倍数的乘积。

②相差显微镜：虽然普通光学显微镜是现代生物学实验中最常用的工具之一，但由于它只适用于一般固定染色标本的观察，因此在观察生活状态下的细胞结构和变化时就产生困难。而相差显微镜的发明则弥补了普通光学显微镜的不足，成为细胞生物学研究的不可缺少的工具之一。借助相差显微镜可进行细胞分裂、血液的观察、细胞癌变的早期诊断，以及细胞内部的结构变化的观察等。

相差显微镜的种类很多，有普通相差显微镜、变波长相差显微镜、变偏光相差显微镜等。这些相差显微镜都有相似的工作原理和基本结构。主要用于观察组织培养中的活细胞，这种不染色标本，其反差小，在一般光镜下，其结构分不清楚。相差显微镜将细胞各种结构对光线所产生的不同折射作用，转换成光密度差异，使镜下结构反差明显，影像清楚。如将这种显微镜改装成目镜在下，光源在上，则称为倒置相差显微镜。用以观察贴附于培养瓶的活细胞，效果更好。

③暗视野显微镜：由于它能观察到普通光学显微镜下所看不到的微粒，所以，亦称超显微镜或限外显微镜。暗视野显微镜可以用来研究介质中的细菌、酵母和霉菌；观察白细胞及血清中分子的布朗运动和血细胞的状态；观察活细胞的结构和线粒体的运动、胶体颗粒等。此外，如果它与显微灰化法结合使用，则可以用来研究无机盐在细胞中的分布。

这种显微镜主要是装有一个特殊的暗视野集光器，使光线不直接进入物镜，故呈暗视野。用来观察不染色的新鲜细胞涂片或放射自显影标本中的银颗粒分布等。

④倒置显微镜：将物镜聚光镜和光源的位置颠倒过来的显微镜称为"倒置显微镜"。是为了适应生物学和医学等领域中的组织培养、细胞离体培养、浮游生物环境保护和食品检验以及流质沉淀物等显微观察和研究的需要而设计的一种理想的仪器。由于受样品特点的限制，即被检物体均应放置在培养皿（或培养瓶）中，这就要求显微镜的物镜和聚光镜的工作距离很长，并且能直接对培养皿中的被检物体进行显微观察和研究。

由于被检物体多为无色透明的活体物质，因此还附有恒温控制箱、相衬、微分干涉、荧光及简易偏光等附件，以达到不同的镜检效果。此外还有显微照相、电视录像、电影摄影装置，用于记录形态和活体的动态，以便研究之用。

三、电子显微镜技术及其在中医研究中的应用

电子显微镜（电镜）是 1931 年由德国科学家首次研制成功的，它为人类探索微观世界奥秘提供了重要手段。目前，它已广泛地应用于医学、生物、物理、化学等科学领域。

电镜技术是一门技术性很强的综合性学科。就电镜技术而言，属现代物理学范畴；就组织和细胞的超微结构（含超微病理）而言，属现代分子细胞生物学及形态学范畴。现在一般综合归属于医用生物物理学学科。

电子显微镜生物样品的制备技术是医用生物物理技术不可分割的一部分，在中医药基础医学和临床医学的研究中日益显示出其独特的作用，深受有关中医药科研工作者的重视和欢迎。细胞超微结构（含超微病理）是一个新领域，生物样品制备技术是探索该领域的重要手段，细胞和组织超微结构上的许多新发现往往是由于制样技术的改进和发展而获得，因此，各电镜实验室都十分重视制样技术的改进和发展并研制新的制样技术，把它作为实验室科研技术水平高低的重要标志之一。

1. 电子显微镜 近年来，电镜的研究和制造有了很大的发展。一方面，电镜的分辨率不断提高，透射电镜的点分辨率达到了 0.2～0.3nm，晶格分辨率已经达到 0.1nm 左右；通过电镜，人们已经能直接观察到原子像；另一方面，除透射电镜外，还发展了多种电镜，如扫描电镜、分析电镜等，因而使我们能对样品进行综合研究。

电镜是以高速电子束作照明光源，利用电子具有波动性和粒子性的特点，采用多级电子透镜来控制电子的运动轨迹，使其产生偏转、聚焦或散射，从而在荧光屏上将疏密不同的电子放大图像显示出来，并记录在照相装量上的高精密仪器。由于高速运动电子流的波长比光波波长短，因此它的分辨力就远比光镜的分辨力高，一般来说电镜的分辨力可达 100nm、10～20nm，甚至可达到 0.13nm，相当于一个化学双键的距离。

电镜的发展从分辨力的强弱可分普通透射电镜、超高压电镜、扫描电镜、电视电镜和透射扫描电镜等五种。

（1）透射电镜（TEM） 透射电镜即透射电子显微镜（transmission electron microscope，简称 TEM），通常称作电子显微镜或电镜（EM），是使用最为广泛的一类电镜。它的主要特点是利用电子射线（或称电子束，也称电子波）穿透样品，而后经多级电子放大后成像于荧光屏。它的主要优点是分辨率高，可用来观察组织和细胞内部的超微结构，以及微生物和生物大分子的全貌，在生命科学领域中应用最为广泛。根据加速电压的大小，又可将 TEM 分为一般 TEM（加速电压小于 120kV）、高压 TEM（加速电压在 120～500kV 之间）和超高压 TEM（加速电压大于 500kV）。

①一般 TEM：最常用的是 100kV 电镜。这种电镜分辨率高（点 0.3nm，晶格 0.14nm），但穿透本领小，观察样品必须很薄，为 30～100nm，如细胞和组织的超薄切片、复型膜和负染样品等。这种电镜在生命科学领域中应用已相当普及。

②高压 TEM：目前常用的是 200kV 电镜。这种电镜对样品的穿透本领约为 100kV 电镜的 1.6 倍，可以在观察较厚样品时获得很好的分辨本领，从而可以对细胞结构进行三维观察。

③超高压 TEM：目前已有 500kV、1000kV 和 3000kV 的超高压 TEM。这类电镜具有穿透本领强、辐射损伤小、可以配备环境样品室及进行各种动态观察等优点，分辨率也已达到或超过 100kV 电镜的水平。在超高压电镜上附加充气样品室，使人们可以观察活细胞内的超微结构动态变化。

（2）**扫描电镜（SEM）**　扫描电镜即扫描电子显微镜（scanning electron microscope，简称 SEM），其主要是利用电子射线轰击样品表面，引起二次电子等信号的发射，经检测装置接收后成像的一类电镜。其特点是景深长，所获得的图像立体感强。可用来观察生物样品的各种形貌特征。在生命科学研究中，采用不同的样品制备技术可观察不同的结构，如用临界点干燥法可观察样品的表面形貌；闲冷冻割裂方法可观察样品割裂面的结构；用铸型方法可观察管腔内表面的结构等。

①一般 SEM：目前一般扫描电镜采用热发射电子枪，分辨率为 6nm 左右，若采用六硼化镧电子枪，分辨率可提高到 4～5nm。这种电镜在生命科学领域中的应用也已相当普及。

②场发射电子枪 SEM：由于场发射电子枪具有亮度高、能量分散少、阴极源尺寸小等优点，这种电镜的分辨率已达到 3nm。场发射电子枪 SEM 的另一个优点是可以在低加速电压下进行高分辨率观察，因此可以直接观察绝缘体而不发生充、放电现象。

③生物用 SEM：这种 SEM 备有冰冻冷热样品台，可把含水生物样品迅速冷冻并对冰冻样品进行观察，可以减少化学处理引起的人为变化，使观察样品更接近于自然状态。如要观察内部结构，还可用冷刀把样品进行切开，加温使冰升华，并在其上喷镀一层金属再进行观察，所有这些过程都在 SEM 中不破坏真空的状态下进行。

（3）**电子探针**　电子探针主要用于探测微小区域的元素成分。其原意仅是一个物理学名词。意指聚焦了的电子束。当电子束照射样品表面时，可激发 X 射线，X 射线光量子的能量及波长与元素的原子序数有关，称为特征 X 射线。采用晶体分光光谱法测定 X 射线的波长和强度来分析样品成分的仪器，称为 X 射线分光光谱仪或电子探针；用锂漂移硅探头测定 X 射线能量和强度的仪器称为 X 射线能谱仪。

（4）**分析电镜**　分析电镜是利用电子射线轰击样品所产生的 X 射线或俄歇电子对样品元素进行分析的一类电镜。其特点是能在观察超微结构的同时，对样品中一个极微小的区域进行化学分析，从而在超微结构水平上测定各种细胞结构的化学成分及其变化规律。

在 TEM 上配备 X 射线能谱仪后即成为分析 TEM，目前很多 100kV 和 200kV TEM 都可以装上 X 射线检测附件，进行样品的元素分析。在 SEM 上配备 X 射线能谱仪后，便可兼有电子探针分析样品化学成分的功能。扫描俄歇电镜是把 SEM 与俄歇电子能量分析仪相结合，即成为扫描俄歇电镜，它能对样品表面进行微区元素分析，是一种表面微观分析电镜。

（5）**扫描透射电镜**　SEM 中电子射线作用于样品后，其中一部分电子可透过样品成为透射电子，将透过样品的透射电子和散射电子用检测器接收成像，即成为扫描透射电镜。这种电镜一般用场发射电子枪，兼有 TEM、SEM 和分析电镜的特点，能观察较厚的样品，分辨本领和成像质量都很好，是近年来电镜技术的最大改进之一。

2. 电子显微术　电镜具有很高的分辨本领，能观察极微小的结构。但是电镜不能直接观察天然状态下的生物标本，必须通过各种技术将生物标本制成特殊的电镜生物样品，才能放入电镜进行观察，这些电镜样品制备技术称为电子显微术。电镜能在生命科学领域中广泛使用，在很大程度上是由于电子显微术的改进和发展。电子显微术种类很多，这里仅介绍几种常用的技术。

（1）与 TEM 有关的电子显微术

①超薄切片技术：由于电子射线穿透本领很差，对厚于 0.1μm 的切片就很难透过。因此，必须把生物标本切得很薄才能在 TEM 下观察。超薄切片技术就是通过固定、脱水、包埋、切片和染色等步骤，将生物标本切成薄于 0.1μm 的超薄切片的样品制备技术，用于生物组织的内部超微结构研究。超薄切片技术是所有电镜生物样品制备技术中最常用、最基本的一种技术。

②负染色技术：利用电子密度比标本高的重金属盐（如磷钨酸钠、醋酸铀等）将生物标本包围起来，增强背景散射电子的能力以提高反差，在黑暗的背景下显示标本的形态结构，称负染色技术。这一技术操作简便，主要用于颗粒状标本（如细菌、病毒、分离细胞器等）的研究。

③冷冻蚀刻技术：在快速冷冻下对生物样品进行断裂、蚀刻和复型，制备生物样品复型膜的技术称冷冻蚀刻技术。在电镜下观察复型膜可获得立体感强的超微结构图像，主要用于生物膜结构的研究。

④电镜细胞化学技术：在超微结构水平上，通过电镜细胞化学反应来研究细胞成分的分布和变化的方法称电镜细胞化学技术。这一技术把细胞超微结构与其化学组成有机地结合起来，目前主要用于研究细胞内各种大分子物质和酶的定位等。

⑤免疫电镜技术：这是一种使抗原在超微结构水平上定位的技术，应用与抗原相应的标记抗体，在电镜下观察标记物的位置，从而定位相应抗原。这一技术具有灵敏度高、特异性强的特点。

⑥电镜放射自显影技术：这是电镜技术与放射自显影技术相结合，观察放射性物质在超微结构水平上的定位和变化，从而了解细胞的各种代谢活动。这一技术使结构与功能的研究结合起来，是一种动态的研究方法。

（2）与 SEM 有关的电子显微术

①SEM 常规制样技术：SEM 适合于研究生物样品的表面特征，样品制备包括样品观察面的暴露、固定、干燥和导电等步骤，使表面特征充分暴露而不变形。这一技术是 SEM 样品制备的常规技术，主要用于组织、细胞、寄生虫等表面形貌的研究。

②生物标本割裂技术：将生物标本放在特殊包埋剂中经冷冻或其他方法固化，然后把固化的标本割裂，暴露组织和细胞的内部结构，再经干燥和导电后在 SEM 下观察。这一技术使 SEM 能观察生物标本的内部结构，目前最常用的是冷冻割裂技术。

③铸型技术：用铸型剂（如甲基丙烯酸酯和 ABS 等）注入生物体的腔性器官，制成铸型标本，可在 SEM 下观察管腔内表面的结构。目前最常用的是血管铸型技术，用以研究微小血管的分布和形貌。

第二节 机能学实验技术在实验中医学研究中的应用

机能学是研究人体功能活动及规律的科学，是一门具有很强实验性科学。17世纪，生理学奠基人威廉·哈维（Willlam Harvey）首先开展动物实验进行器官水平的研究。他剖开动物观察心脏活动，从此将实验引进机能学领域。科学技术的发展又推动了机能学的发展，例如17~18世纪，显微镜的发明，发现了毛细血管，从而证实了Harvey对循环系统结构的推论。到了19世纪已积累了大量各器官生理功能的知识。近二三十年来，由于基础学科和新技术的迅速发展，以及相关学科间的交叉渗透，机能学的研究有了很大的进展。细胞、分子水平的研究，已深入到细胞内部环境的稳态及其调节机制、细胞跨膜信息传递的机制、基因水平的功能调控机制等方面，使生命活动基本规律的研究取得了丰富的宝贵资料。机能学的发展与医学的发展有密切联系，西医学中关于疾病理论的基础之一是人体生理学的基本理论，而传统中医对疾病的认识主要来源于医疗实践。近几十年来，现代机能学方法已广泛应用到中医基础理论的研究中来，例如探讨"心主血脉"、"脾主运化"、"肾开窍于耳"理论的科学内涵，揭示出许多深奥的生命现象，及其中医药作用机制，丰富了当代医学。同时，机能学方法本身也从宏观向微观深入发展，使之不仅在整体水平、器官水平，而且有可能深入到细胞水平研究与阐发中医有关理论和实践的内涵。

机能学实验常常是在动物身上完成的，动物机能学是一门实验科学，它是在动物实验和观察分析基础上发展起来的。动物机能学主要是用各种实验手段对正常动物生理机能进行实验与观察，以探讨其内在的规律性。实验所涉及的仪器较多，如电子刺激器、刺激隔离器、放大器、记录仪、示波器等。在此将这些类别的仪器从功能上理解为刺激系统、生命保障系统、信号引导转换调节系统、记录系统等四部分。

为使机体或离体组织器官和细胞兴奋，需要给予刺激，常用的刺激装置为电子刺激器。为使机体或离体组织维持生理活性的生命保障系统有：动物人工呼吸机，小肠平滑肌、血管、气管和子宫等离体装置，神经屏蔽盒等。当实验现象表现为电信号时，引导信号的可能是引导电极，包括记录单细胞电活动的微电极以及记录群细胞电活动的金属电极；而当实验现象表现为其他某种能量形式时，如机械收缩、压力和声音等，引导信号的常常是各种换能器。由于生物电信号较为微弱，所以需要有前置放大器等信导调节系统来对其进行进一步的调理、放大。记录系统通常使用示波器或记录仪以及心电图仪等专用记录设备。由于计算机在生命科学中应用的拓展，在功能上涵盖电子刺激器、放大器、示波器和记录仪的计算机生物信号采集处理系统在动物生理学实验中已得到广泛应用。

一、刺激系统

多种刺激因素如声、光、电、温度、机械及化学因素均能使可兴奋组织产生反应，但在动物生理学实验中常用的是刺激参数易于控制却不易对实验对象产生影响的电刺激。常用的刺激系统设备主要为电子刺激器、刺激隔离器。其功能主要是产生符合实验要求的目标刺激并通过输出线作用于实验对象。

1. 电子刺激器 电子刺激器所产生的波形有方波、正弦波和锯齿波。其中方波波形因简单、强度变化大、参数易控而常用。基本刺激参数包括：

（1）脉冲数 串脉冲（单刺激或双刺激）时的刺激脉冲个数。

（2）波间隔 刺激时第一个刺激脉冲和第二个刺激脉冲之间的时间间隔。

（3）刺激强度 指方波幅度，可用电压或电流表示。电流强度从几微安到几十毫安，电压一般在200V之内。刺激强度过小，不能使实验对象兴奋；刺激强度过大，则可引起组织内电解和热效应，使实验对象损伤。因此，在实验过程中应注意给予适宜的刺激强度。

（4）刺激时间 刺激时间是指方波的持续时间，又称波宽。一般刺激器的持续时间从几毫秒到数秒。

（5）刺激频率 指单位时间内的刺激次数的选择随实验对象的不同而变化。

（6）同步脉冲 表示一次刺激的时间起点。同步脉冲的使用可以使整个实验系统的各仪器具备一个共同的时间起点，以保持时间上的同步。如刺激器的同步脉冲输出到示波器的同步输入来触发其进行一次扫描，也可输送到另一台刺激器使两台刺激器之间保持一个特定的时间关系。

（7）延迟 延迟是指从同步脉冲到刺激方波的出现的时间差。调节延迟可控制方波出现的时机，以利于实验现象的记录和观察。两台同步的刺激器亦可通过调节延迟来控制其先后次序和时间间隔。

计算机生物信号采集系统一般均带有程控刺激器，根据不同的实验要求有多种程控刺激模式可供选择。

2. 刺激伪迹与刺激隔离器 实验过程中，由于刺激器和放大器有公共接地端而致一部分电流经刺激器的输出和放大器的输入使记录系统记录下一个由刺激电流产生的波形，称为刺激伪迹。为了减小刺激伪迹，常在刺激器输出端接一刺激隔离器，使刺激电流的两个输出端与地隔离，避免了刺激电流从公共地线返回的可能。

3. 锌铜弓 在动物生理学实验中，锌铜弓是最常用和最简单的刺激工具。常用于检验标本机能活性和给予单个刺激。锌铜弓由铜和锌两种金属制成，使用时用生理盐溶液湿润其两极，当锌铜弓湿润的两极与组织接触时，其产生的电位差所形成的电流沿锌－组织－铜方向流动而产生刺激作用。

4. 刺激电极 在动物机能实验中常用于刺激标本或用于引导生物信号。

（1）金属电极 用金属丝组成，常用的有直露电极、保护电极、闭锁电极。直露电极可用作刺激皮肤或其他组织；而在刺激神经时，为了避免同时刺激神经附近的其他组织，必须用保护电极或闭锁电极。在电生理实验中常用不锈钢丝作为引导电极或刺激电极。

（2）乏极化电极 用直流电直接接触生物组织进行刺激时，会产生极化作用。因此为了避免极化作用，可用乏极化电极，常用的乏极化电极是氯化银电极。

（3）同心圆电极 其外形似注射针，内装有绝缘的不锈钢丝，作为埋植组织深部之用。

二、生命维持系统

在进行动物生理学实验过程中，经常需要对实验对象加以一定的处理以利于我们更好地进行操作和观察，为使施加了处理因素的实验对象维持平稳的生命活动，需要相应的设备和措施。

1. 动物人工呼吸机　主要用于维持、控制动物的呼吸，当动物注射了麻醉剂或者打开胸腔后不能进行自主呼吸时帮助动物进行被动呼吸，以利于实验操作的正常进行。

2. 恒温浴槽　主要为离体组织和器官提供一个类似于体内的环境。其工作原理是将离体组织和器官置于生理盐水的麦氏浴皿中，恒温浴槽为其提供一个恒定的目标温度。

3. 微循环恒温浴槽　是借助显微镜观察、研究肠系膜微循环的装置。

4. 神经屏蔽盒　是进行离体神经干实验的必备设备。其外壳是金属，可以屏蔽外界的干扰，内部配有银丝电极，作为刺激和引导电极。

三、信号引导和转换及调节系统

1. 微电极　微电极按材料分有金属微电极和玻璃微电极。玻璃微电极较常见，是由一根尖端外径 $1\mu m$ 左右的锥形微玻管中灌注导电溶液而制成。可用于细胞外记录，也可用于细胞内记录，广泛应用于神经细胞、骨骼肌细胞、心肌细胞、平滑肌细胞、各种感受器和分泌腺细胞等研究。

2. 换能器　动物机体的很多生理活动都以非电能形式表现出来，要对这些非电能信号进行记录，就必须将它们转换成电信号，并经过放大，才能在记录系统上进行显示和记录。这种将生理活动的非电量信号转换成电信号的装置称为换能器（传感器）。换能器的种类繁多，如压力换能器、肌肉张力换能器、呼吸换能器、温度换能器、胃肠运动换能器等。其中压力换能器和肌肉张力换能器在动物生理学上使用较多，它可以测试机体的各种压力变化和组织、器官的舒缩活动情况。

（1）**压力换能器**　压力换能器能将压力变化的信号转换为电信号，经压力放大器将此信号放大，可在记录系统上直接进行记录。从结构上看，压力换能器主要由压力室和应变片组成。压力室的透明罩上有两个连通口，用于灌注液体、排气和连接插管。另一端为内装应变片惠斯登电桥和与记录系统相连接的标准接口。从原理上看，压力换能器主要为内装力敏应变片惠斯登电桥，力敏元件具有压阻效应，受拉伸长时阻值增大，受压缩短时阻值变小。在正常情况下，惠斯登电桥维持电桥平衡。当被测压力的改变通过插管进入压力室，压力作用于膜片上，内装的应变片随之弯曲或伸直而使电阻值发生变化，电桥失去平衡而引起随压力大小成比例变化的电压输出。

压力换能器测量范围因型导不同而有差异，可根据具体信号特性采用相应的压力换能器。使用时，应垂直安放，使其转换时零点变化小，排除气泡亦方便。实验开始前应先将换能器位置调整合适，固定后再与记录系统相连。接通换能器前应先调好记录系统放大部分的平衡，使基线位于零点。

注意事项：严禁用注射器向密闭的测压系统管道内推注液体；避免碰撞，以免断丝；与记录设备初次配合使用时需定标。

（2）张力换能器　张力换能器可用于各器官如心脏、胃肠、子宫、胆道、血管和气管等肌肉的舒缩活动记录。原理与压力换能器类同。张力换能器由换能头、柄和输出导线等组成。换能头是一个弹性较好的悬梁式传感器。悬梁臂的游离端有一小孔供悬挂标本用。使用时先将双凹夹夹住换能头，固定在铁支柱上，然后将换能头的输出导线端直接插入记录系统输入口。受试标本一端固定，另一端挂在换能器悬梁臂游离端的受力点上，即可描出收缩曲线。

3. 前置放大器　从生物体直接引导的电信号是极其微弱的，必须经过前置放大器保真放大才能在记录设备上描记出其波形，放大器的主要性能指标有：

（1）频率响应　放大器对不同频率的信号具有不同的放大功能，其上下限之间的频率范围即为放大器的频率响应范围，简称为频响，亦称为通频带。

（2）时间常数　时间常数为高低频补偿或衰减，其选择正确与否对图形的清晰、正确、不失真起着极其重要的作用。在记录快信号时，时间常数可选小一些；在记录慢信号时，时间常数可选大一些，这样可以减少低频的干扰。

（3）增益　放大器放大信号的能力。为输出电压和输入电压之比。数不得小于1000倍。

（4）信噪比　放大器在放大目标信号的同时亦将电流干扰波放大，在此，电流干扰波被称为噪声。电子学上常用信号噪声比（信噪比）来表示放大器放大信号的性能。倍噪比为信号功率与信噪功率之比。只有信噪比不小于1时，目标信号才能得到有效放大。

4. 微电极放大器　在细胞水平上记录生物信号时，由于微电极的电阻较高，能达到10MD甚至100MD水平。若使用输入阻抗只有1~2MD的前置放大器对其进行放大时，细胞电位绝大部分将被微电极自身分压而降落，输入放大器的只是很少一部分，因此为使微电极引导的信号被高保真地放大必须有高输入阻抗的专用放大器。

四、显示记录系统

在动物机能学实验中，各种现象均需要进行记录，以便观察和测量。传统的显示记录设备为记纹鼓、二道生理记录仪、示波器和示波照相机等仪器。目前，计算机生物信号采集系统由于其完备的功能和强大的后处理能力，已经在动物机能实验中取代传统记录设备得到了广泛的应用。

生物信号采集处理系统是借助于计算机和专用的软硬件来对生物信号进行采集处理的一种机能科学类实验设备。它具有刺激器、放大器、示波器、记录仪和分析处理等多种仪器的组合功能，它可取代传统的记录仪、示波器和刺激器等实验仪器，广泛应用于生理学、药理学和病理生理学等方面的教学与科研实验。国产的生物信号采集处理系统按操作系统可分为DOS 和 Windows 两大类；按硬件安置方式可简分为内置式和外置式（串口、并口和 USB）两大类；按通道可区分为三通道、四通道和八通道三类。其发展水平取决于计算机技术水平。

现阶段生物信号采集系统以 Windows 为操作系统并采用 USB 技术的四通道生物信号采集系统为主。

第三节　免疫学实验技术在实验中医学研究中的应用

中医认为"正气存内，邪不可干"，正气的盛衰决定疾病的发生、发展与转归的过程，免疫学认为免疫应答是机体识别和清除抗原性异物的保护性反应。中医实践中蕴藏着丰富的有关免疫的理论和实践。现在认为中医正气学说与免疫有相似的含义，中医的肾、脾、肺与免疫功能关系密切。古代医书中可以看到类似近代医学中的人工免疫法、疫苗储存法、传染病后的获得性免疫、种属免疫和变态反应等记载，这些论述与应用比之近代免疫学要早几个世纪。我国古代即应用免疫学方法来防治疾病，东晋葛洪（289～341 年）《肘后备急方》中有治疗狂犬病的方法："杀所咬犬，取脑傅之，后不复发。"而且发明了人痘接种预防天花，在 11 世纪我国即首例应用，在 16 世纪得到很大改良并推广到国内外，较之英国琴纳发明牛痘预防天花法要早几百年。此外，对于麻疹的预防法、天然免疫现象的观察等等早有较多的记载。近年来的研究，证明很多中药的治疗作用与免疫调节作用有关，亟待进一步深入的研究。

人体免疫功能主要有三种：免疫防御功能、自身稳定功能和免疫监视功能。免疫防御功能是指机体抵抗各种病原微生物并免除毒素的毒害作用，以及抵抗各种异体抗原物质的侵袭能力，包括非特异性免疫和特异性免疫，该功能与正气抵抗外邪作用相似，即正气旺盛，纵有致病因素（邪气）入侵，正气亦能防御或扑灭之，即"真气从之，精神内守，病安从来"。如果免疫防御功能失调，也能引起病理性免疫反应。自身稳定功能指机体清除自身衰老及伤亡的细胞，以利于组织细胞更新、维持内环境平衡与稳定，亦即清除内源性抗原（类似内邪），以保持生理功能的稳定性。中医认为"阴平阳秘，精神乃治；阴阳离决，精气乃绝"。正气能调节阴阳，消除内邪，维持阴阳平衡，如果阴阳错乱，自身稳定功能失调，就能引起自身免疫性疾病，《内经》中也说："阴阳错乱，真邪不别，沈以留之，外虚内乱"；"此皆营卫之倾移，虚实之所生，非邪气之外入于经来。"免疫监视功能是指在正常情况下，人体的 T 细胞能识别并杀伤体内经常出现的少量异常细胞，包括癌细胞，如果免疫功能低下，不能及时消灭突变细胞在体内大量繁殖，即可导致肿瘤的发生。中医学认为"积聚者，由阴阳不和，脏腑虚弱，受于风邪，搏于脏腑之气所为也"；"积之成也，正气不足，而后邪气踞之"。临床也证实肿瘤病人按中医扶正固本法治疗后，可使病情好转，有些病例可以使肿瘤的发展被遏止。

正气能驱除外邪、内邪，维持人体健康，所以，免疫功能与其相似。正气是由肾脏的先天精气、脾运化的水谷之气和肺吸入的清气构成，所以中医的肾、脾、肺三脏与免疫功能关系也较紧密。中医脏腑名称与西医的脏器虽然相同，但在生理及病理上含义不尽相同，中医的一个脏腑的功能包括好几个脏器的功能，一个脏器的功能可能分散在中医几个脏腑之中。中医认为肾为先天之本，藏精气，主生长、发育和生殖，主骨生髓，主水，主纳气，与精、神、气、血、津液等均有密切关系。已有的研究提示，肾与下丘脑－垂体－肾上腺皮质系统的功能有关，有人发现肾与下丘脑－垂体－性腺－胸腺轴功能关系密切，在维持免疫功能的稳定性方面有重要作用。人类的免疫细胞如淋巴细胞、巨噬细胞等都来源于骨髓多能干细胞，它们的发生、成熟与骨髓中微环境有关，结合中医"肾主骨生髓"的理论，说明了中医肾与免疫的关系。中医认为脾为后天之本，主运化，统血，主肌肉。说明脾有消化饮食吸收精华以滋养全身的功能，也能统摄血液具有生血及维持血液正常循环的功能，是气血津液之原料供应者，使脏腑、经络百骸以及筋肉组织得到营养，进行正常生理活动，正气的强弱也有赖于脾的滋养，脾胃虚损则影响正气抗病能力。有人认为脾功能包括消化系统、造血系统、血液循环系统、淋巴组织（脾脏）、肌肉组织等，故与免疫功能也密切相关。中医认为肺主气，合皮毛，司开合，皮毛包括皮肤、黏膜、肌肉、汗腺、毛发等，是抵御外邪入侵的第一道防线，起屏障作用。所以，肺与人体非特异性免疫有关。正气与肺、脾、肾关系密切，肺、脾、肾的强弱决定正气盛衰。

随着免疫化学、细胞生物学及分子生物学的进展，免疫学实验技术也迅猛发展，并已成为生命科学实验研究的重要手段，尤其在医学基础研究和临床实践中得到广泛应用。免疫学检测方法可分为体液免疫和细胞免疫测定。体液免疫测定主要利用抗原与相应抗体在体外发生特异性结合，并在一些辅助因子参与下出现反应，从而用已知抗原或抗体来测知未知抗体或抗原。此外，尚包括检测体液中的各种可溶性免疫分子，如补体、免疫球蛋白、循环复合物、溶菌酶等。细胞免疫测定法是根据各种免疫细胞（T细胞、B细胞、K细胞、NK细胞及巨噬细胞等）表面所具有的独特标志和产生的细胞因子等，测定各种免疫细胞及其亚群的数量和功能，以帮助了解机体的细胞免疫水平。

免疫学检测方法的应用范围越来越广泛，包括传染病、免疫性疾病（免疫缺陷、自身免疫性疾病、变态反应、移植排斥反应）、肿瘤等领域，也可用于微量蛋白、微量分泌激素、微量药物中抗原等的测定。中医中药的疗效及机制、某些中医证型与免疫功能的关系、开发中药时的动物实验皆可以应用免疫学方法进行研究观察。

一、体液免疫检测法

抗原与抗体在体内的特异性结合而出现吞噬、杀菌、溶菌、溶细胞、变态反应等，抗原与抗体在体外也可结合反应，因抗原的物理性状及参加反应的辅助物质不同可出现凝集、沉淀、溶解（溶菌和溶细胞）、补体结合、中和（中和毒素或病毒）等现象。可见反应的出现需抗原、抗体两者分子比例合适，还须提供电解质（0.85% NaCl）、适宜的温度（37℃）、酸碱度（pH7.0左右），一般多采取血清作检测，故称其为血清学反应。血清学反应既可用已知的标准抗原检测未知的抗体以协助疾病的诊断，也可用已知抗体检测未知抗原以鉴定病原微生物及其产物，有助于疾病的早期诊断。

1. 凝集反应　凝集反应是指颗粒性抗原（细菌或红细胞等）与相应抗体特异性结合，在电解质参与下形成肉眼可见的凝集物的反应。凝集反应的原理是抗原与抗体均带负电荷，又皆为亲水胶体，由于同种电荷的相互排斥及其分子周围的水化膜而呈稳定的胶体溶液。当抗原与抗体特异性结合时，相应的极性基团（羟基、氨基等）的相互吸附，破坏了水化膜，使亲水胶体变成了憎水胶体；加上存在的电解质离子会中和一部分负电荷而使抗原抗体相互凝集，形成肉眼可见的凝集物。

（1）直接凝集反应　直接凝集反应在玻片或其他支持物上，颗粒性抗原（细胞、细菌等）与相应抗体在有适量电解质存在时，直接结合形成肉眼可见的凝集块。该方法简便、快速，为定性试验，常用于鉴定抗原。

①玻片法：多用于抗原的定性检测。将含有已知抗体的诊断血清与待测抗原（细菌或红细胞）滴于玻片上混合并摇动，数分钟后出现肉眼可见的凝集物即为阳性反应。此法简便快速，常用于鉴定细菌和血型。

②试管法：多用于抗体的定量检测。在试管中用生理盐水将待检血清作系列倍比稀释，然后加入等量已知抗原，混匀、振荡后置37℃过夜，以观察凝集现象。凡最高稀释程度具有明显凝集现象者为该待测血清的效价（或称滴度）。凝集效价表示血清中抗体的含量，可根据有关抗体含量高低来辅助诊断或作流行病的调查，如诊断伤寒或副伤寒的肥达反应。

（2）间接凝集反应　间接凝集反应是将小分子可溶性抗原（激素、细菌及寄生虫提取物等）吸附到一种与免疫无关的颗粒性载体（红细胞、聚苯乙烯乳胶、活性炭等）表面，再与相应抗体结合，能出现肉眼可见的凝集物。因载体的不同，又分别称为间接血凝、间接乳凝、间接炭凝等。

间接凝集具有快速、简便、微量等特点，敏感性比直接凝集高 2~8 倍，可用于检测微量抗原或抗体，如用于梅毒螺旋体、类风湿因子、乙肝表面抗原、抗链球菌溶血素 O 等的检测。

血清中 ASO 的测定可用于诊断链球菌感染。链球菌感染病人的血清中含有高滴度的 ASO，于此血清中加入适量的溶血素后，可中和掉正常水平的 ASO，多余的 ASO 可与 ASO 乳胶试剂反应出现凝集物。

（3）协同凝集试验　金黄色葡萄球菌 A 蛋白（SPA）作为无关载体，能与特异性抗体 IgG 的 Fc 段结合，使之成为致敏的抗体，再与待检的抗原（细菌、病毒、毒素等）反应后，如果抗原抗体能够结合，则金黄色葡萄球菌被动地发生凝集；反之，金黄色葡萄球菌不发生凝集。

该法简便、快速、特异性强、灵敏性高，常用于病原微生物的快速鉴定，亦可用于淋巴细胞亚群、免疫复合物中的特异性抗原的鉴定。

2. 沉淀反应　沉淀反应是指可溶性抗原（外毒素、血清、细菌培养的滤液、组织浸出液等）与相应抗体特异性结合，在电解质参与下，形成沉淀物，称为沉淀反应。沉淀反应的抗原多为多糖、类脂、蛋白质等。

（1）单向扩散试验　这是一种抗原定量试验，是可溶性抗原在含抗体的琼脂介质中扩散的沉淀反应。试验时，将已知抗体与融化的琼脂混匀倾注于平皿或玻片上。琼脂凝固后打孔，孔内加入待检抗原，置湿盒于室温使其扩散，次日观察结果。由于抗体均匀地分布于琼脂内，抗原从孔中向四周扩散，抗原抗体复合物在孔周围形成沉淀环。沉淀环的直径与孔中抗原浓度成正比。如事先用不同浓度的已知标准抗原作单向琼脂扩散，并绘制成抗原浓度与沉淀环直径的标准曲线、则可根据待检抗原孔的沉淀环直径从标准曲线查明其抗原含量。此法常用于检测血清免疫球蛋白和补体各成分的含量。

（2）双向扩散试验 琼脂凝胶含水量大于97%时，形成网状结构，其孔隙可容许大分子物质自由扩散，阻力很小。不同的物质由于它们的化学结构、相对分子质量、扩散系数不同，所以它们在琼脂凝胶中的扩散速度亦有所差别。当抗原抗体加入含有适量电解质的琼脂凝胶的相邻的孔中，它们向四周扩散，若两者相互对应，分子比例适合，则扩散一定时间后在两孔之间相遇并生成白色沉淀线。如有多对不同抗原抗体同时存在时，便可依各自的扩散速度，在适当部位形成各自独立的沉淀线。

此法可用于疾病的诊断，如检测 AFP、乙肝表面抗原等，亦可用于抗原抗体成分的定性、定量及不同种抗原间的相关性分析。但需要时间长，灵敏度低。

（3）对流免疫电泳 将双向扩散和电泳结合在一起，在电泳中进行双向扩散。通电后抗原在 pH8.6 的缓冲液中带有负电荷，向阳极移动。抗体或免疫球蛋白的等电点为 6~7，在 pH8.6 的缓冲液中带负电荷少，加之分子较大，移动缓慢，在电渗作用下，向阴极移动。试验中将抗原加入近阴极孔，抗体加入近阳极孔，通电后，抗原抗体相向移动，在二者比例合适处形成白色沉淀线。

电渗是指在电场中，液体对于固定固体的相对移动。这种移动是由缓冲液中的水分子和支持介质（如琼脂）表面之间产生的相关电荷所引起的。琼脂中的杂质电离时，对缓冲液中的离子表面有吸附作用，通常使水分子形成水合氢离子。这是一些带正电荷的离子，在电场中向阴极移动，此移动阻滞了阴离子向阳极迁移，但加速了阳离子的前进。

对流电泳是一敏感快速的检测方法，即在电场作用下的双向免疫扩散。在用 pH8.6 巴比妥缓冲液配制的琼脂板上挖出成对且平行的小孔，将琼脂板放入电泳槽内，使琼脂板的两孔沿着电场方向，于负极侧的孔内加入抗原，于正极侧的孔内加入抗体，通电后，抗原带负电荷向正极泳动，抗体分子虽也带负电荷，但受琼脂中电渗作用向负极移动，抗原和抗体能较快集中在两孔之间的琼脂中形成免疫复合物的白色沉淀线。此法常用于检测血清中的乙型肝炎表面抗原与甲胎蛋白等。

3. 中和试验 特异性抗体可抑制相应抗原物质的活性，抗体使相应抗原的毒性或传染性消失的反应为中和试验。例如抗毒素中和外毒素的毒性，病毒的中和抗体可使病毒失去感染性等。诊断风湿热的抗链球菌溶血毒素"O"试验也为一种中和试验。乙型溶血性链球菌能产生一种溶解人、兔红细胞的溶血毒素"O"，该毒素的溶血毒性可被抗溶血毒素"O"抗体所中和而不出现溶血。试验时将患者血清与溶血毒素"O"混合，作用一段时间后加入人红细胞，红细胞不被溶解为阳性反应，表示患者血清中存在抗溶血毒素"O"抗体。血清抗体效价达400U以上时提示患者曾感染乙型溶血性链球菌，有助于风湿热的诊断。

4. 免疫荧光技术 免疫荧光技术，亦称荧光抗体法。其基本原理是将荧光色素与抗体连接，称之为荧光抗体。用荧光抗体与组织或细胞抗原反应，如发生特异性结合则不易被洗去，结合了荧光抗体的组织或细胞在荧光显微镜下发出可见荧光，从而达到抗原或抗体的检出及定位。常用的荧光素为异硫氰酸荧光素和罗达明荧光素。

在免疫荧光技术中，通常使用的是间接法。该法是用荧光素标记抗丙种球蛋白抗体，即荧光抗抗体，可用它检测抗原，如用已知抗体（第一抗体）与未知抗原作用，充分洗涤后加荧光抗抗体（第二抗体），如镜下可见荧光，表示已知抗体已与待检抗原结合，显示细胞或组织存在有相应抗原，亦可用于检测未知抗体，如用未知抗体与已知抗原作用，洗涤后加荧光抗抗体，镜下见到荧光即表示未知抗体是针对已知抗原。间接法的优点是制备一种荧光抗抗体即可检测多种抗原抗体系统，而且灵敏度较直接法高 5 ~ 10 倍。因此，广泛应用的是间接法。

（1）直接法　直接法是将已知种类的荧光抗体加到待检标本上，作用 30 分钟后，用缓冲液冲洗，将未结合的荧光抗体全部洗去，干燥后在荧光显微镜下观察，如发现荧光表明标本中有相应抗原存在，是为阳性。此法的优点是特异性高，可应用于早期检查病源，如细菌、病毒等，缺点是每检查一种抗原，必须制备与其相应的荧光抗体。

（2）间接法　先使未标记的已知抗体与待检抗原作用，如待检抗原与已知抗体相对应，即发生特异性结合成复合物，再加入荧光标记的抗免疫球蛋白（或称抗抗体，能与抗体结合），由于抗抗体与抗原抗体复合物中的抗体相结合，在荧光显微镜下即能见到荧光，是为阳性。

5. 免疫酶技术　免疫酶技术是将抗原抗体反应的特异性与酶的高效催化作用有效地结合，以酶作为标记物与抗原或抗体联结，再与相应的抗原或抗体作用后，通过底物的显色反应显示抗原抗体的结合。该技术可用于抗原或抗体的定性、定量，亦可用于组织中抗原或抗体的定位研究，后者称酶免疫组织化学技术，包括在免疫电镜中的应用。

目前较常采用的是酶联免疫吸附测定（ELISA），其基本原理是使抗原或抗体吸附于固相载体，抗原抗体反应在载体表面进行，从而简化了分离步骤，提高了检测灵敏度，即可检测抗原也可检测抗体。

6. 免疫印迹技术　免疫印迹或免疫转印技术是在 Southern 创建的 DNA 印迹术基础上发展起来的新型免疫生化技术。其原理是应用十二烷基磺酸钠——聚丙烯酰胺凝胶电泳（SDS – PAGE）将蛋白质样品分离后，通过转移电泳或直接印渍方式原位转印至固相介质上，并保持其原有的物质类型和生物学活性不变，然后应用抗原抗体反应进行特异性检测。由于此项技术具有 SDS – PAGE 的高分辨力和固相免疫测定的高度特异性和敏感性，方法简便易行，标本可以长期保存和便于比较等优点。因此，问世 10 多年来经过不断改进，已广泛应用于生物学和医学领域，成为免疫学、微生物学及其他生命科学常用的一种重要研究方法。

二、细胞免疫检测法

免疫细胞是直接参与免疫应答及与免疫应答相关的所有细胞的总称。直接参与免疫应答的细胞主要指 T 细胞、B 细胞和巨噬细胞。这类细胞是免疫应答中重要的物质基础。它们的数量及功能的测定是免疫细胞检测技术的重要方面。近代免疫学广泛采用了细胞生物学、免疫血清学、免疫标记、免疫组化等多方面技术，不断发展和完善了一系列细胞免疫检测技术，用于检测各类免疫细胞的表面标志（包括抗原及受体）、细胞的活化、增殖、吞噬、杀伤功能、各种细胞因子的活性或含量等方面。这些技术为深入研究和认识机体免疫系统的生理、病理改变，阐明某些疾病的发病机制和临床诊治提供了有用的手段。随着细胞免疫学的迅猛发展，时有新的细胞免疫检测技术出现。近年来，新发展的项目集中在对有关细胞因子以及细胞受体方面的检测。在中医中药的研究方面，近年来也得到广泛应用。

1. 淋巴细胞转化试验　人类淋巴细胞在体外与特异性抗原（如结核菌素）或非特异性有丝分裂原（如植物血凝素，PHA）等一起孵育，T 细胞即被激活而向淋巴母细胞转化。T 细胞转化过程可伴随有 DNA、RNA、蛋白质的合成增加，最后导致细胞分裂。在光学显微镜下可计数转化后的淋巴母细胞数，也可用氚标记的胸腺嘧啶核苷（^3H-TdR）掺入正在分裂的淋巴细胞，用液闪测定仪来确定掺入量以确定淋巴细胞转化率。最近有一种不用核素，又可用仪器测量的淋巴细胞增殖反应的检查法，称 MTT 检测法。MTT 是一种甲氮唑盐，它是细胞线粒体脱氢酶的底物，细胞内的酶可将 MTT 分解产生蓝黑色成分。该产物的多少与活细胞数成正比，结果可用酶标仪（595nm）测量光密度，作为淋巴细胞转化的指标。

2. E 玫瑰花环试验　是根据人的 T 细胞表面有绵羊红细胞受体（SRBC）而设计的。SRBC 受体是 T 细胞的标志。将人外周血淋巴细胞与绵羊红细胞按适当比例混合，从而吸附于 T 细胞的表面，形如花环，称玫瑰花环试验。此法可用来计数 T 细胞，了解机体细胞免疫状态，为临床某些疾病诊断和防治提供免疫学方面的参考。

人类 T 细胞表面有羊细胞受体（CD2），能与羊红细胞结合形成玫瑰花样结构。将分离液分离出的外周单核细胞悬液与羊红细胞在体外混合，经 37℃ 培养 5~10 分钟后，放 4℃ 过夜，取细胞悬液计数，外周血淋巴细胞中 70%~80% 淋巴细胞结成花环即为 T 细胞，此法可用来分离 T 细胞。

3. 细胞毒试验　细胞毒检测技术根据其原理不同主要包括补体依赖细胞毒试验与细胞介导细胞毒试验两大类。而后者又包括多种：抗体依赖性细胞介导胞毒试验；细胞毒性 T 淋巴细胞活性测定；淋巴因子激活的杀伤细胞活性测定以及肿瘤浸润性淋巴细胞活性测定等。

上述各种细胞毒功能在机体的免疫生理及免疫病理方面均发挥着重要作用。对临床疾病发生、发展及预后判定皆具参考价值。

Tc 细胞、NK 细胞、LAK 细胞、TIL 细胞等对其靶细胞有直接的细胞毒（杀伤）作用。常用的检测方法是 ^{51}Cr（铬）释放法，将 $^{51}Cr-Na_2CrO_4$ 盐水溶液与靶细胞（不同的细胞需不同的靶细胞，如 NK 细胞的靶细胞为 K562）于 37℃ 培养 1 小时左右，^{51}Cr 即进入靶细胞，与胞浆结合，洗去游离的 ^{51}Cr 后，即可得到 ^{51}Cr 标记的靶细胞，将待测细胞毒的细胞与 ^{51}Cr 标记的靶细胞混合（比例约为 50∶1 或 100∶1），靶细胞杀伤越多，释放到上清液中的游离 ^{51}Cr 就越多，且不能再被其他细胞吸收，用 γ 射线测量仪检测上清液中的 cpm 值，可计算出待检细胞杀伤活性高低。细胞毒的检测对肿瘤免疫有较大价值。

4. 巨噬细胞吞噬功能的测定　将中药（10% 斑蝥）乙醇浸出液浸渍的滤纸（1cm² 大小）置于受试者前臂屈侧皮肤上，4~5 小时后取下滤纸。48 小时内皮肤局部可起水泡，内含巨噬细胞。取水泡液 0.5ml 加鸡红细胞悬液 0.01ml，37℃ 经 30 分钟后作涂片、染色与镜检，计算吞噬百分率及每个巨噬细胞吞噬鸡红细胞的平均数。本试验有助于肿瘤病情及疗效的观察。

5. 移动抑制试验　致敏淋巴细胞与其特异性抗原再次接触时，可以产生移动抑制因子（MIF）。这种因子可以抑制巨噬细胞和中性粒细胞的移动，使之定位于局部而增强其免疫作用。本试验用来观察受检者淋巴细胞在体外受特异性抗原刺激后，有无 MIF 产生，以测定机体对某种抗原的特异性细胞免疫反应的功能。常用毛细管法做 MIF 试验，将待测的白细胞悬液装入一端封闭的毛细管内，加入营养液，37℃经 24 小时观察结果。可看到巨噬细胞或白细胞自毛细管开口端向外移行，形成半圆形的移行圈，若在营养液中加入一定浓度的特异性抗原，则细胞的移行圈显著缩小，通常用移行抑制指数表示巨噬细胞或白细胞的抑制情况。

移动指数＝加抗原后的巨噬细胞或白细胞移动面积/不加抗原的巨噬细胞或白细胞移动面积。若移动指数明显小于 1，表示机体对该抗原有特异性的细胞免疫作用。

6. 时间分辨荧光测量技术　时间分辨荧光测量技术（time - resolved fluorometry，TrF）是一项新型的超微量非放射性分析技术。该技术的敏感性和特异性与放射性核素测量技术相仿，但无放射测量的弊端，故问世虽短，进展却极为迅速，有取代放射测量之势。其基本原理是，当荧光标记用于免疫分析时，在适宜的条件下，其敏感性可高于核素。但由于被测生物样品所用溶剂、溶质和存在的一些微粒等的散射光、荧光、磷光及化学发光等的干扰，加之 FITC 等荧光物质的激发与发射光波长的重叠，背景干扰很大，致使荧光分析的敏感性可比原有的下降至 1/100 ~ 1/1 000。TrF 则以镧系金属元素为示踪物，如 Eu^{3+}（铕）、Tb^{3+}（铽）、Sm^{3+}（钐）等与有机螯合剂结合后，经紫外光激发，就能产生特征性的荧光。这种荧光不同于传统荧光物质的发射光，其特点是：①半衰期长，为普通荧光的 $10^3 ~ 10^6$ 倍。②Stokes 位移较大。③激发光的波长范围较宽，有利于提高激发能。④发射荧光带窄，可降低背景荧光，提高分辨率；尤其是镧系金属元素激发的荧光具有远较背景物质、普通荧光素所发荧光为长的衰变时间，通过每次激发后，延缓一段时间再测量等步骤，能最大限度地排除自然本底短寿命荧光及散射光的干扰。镧系的三价阳离子和蛋白质不能直接结合，故需借特殊螯合剂将常用 Eu^{3+} 等与抗原或抗体相耦联，使之成为稳定的铕标记蛋白质络合物。一般采用氨基多羧酸衍生物作为双功能螯合剂，其一端以氨基多羧酸基团通过配位键与 Eu^{3+} 螯合，另一端经附加的异硫氢酸或重氮等基团经共价键与抗原或抗体分子上的氨基耦联。这类螯合剂结合 Eu^{3+} 的能力很强，因而铕标记的络合物比活性很高，利于提高 TrF 的敏感性。镧系离子－抗原或抗体络合后，在激发光作用下的能量转移较差，产生的荧光强度弱，故测定前尚需进行增效处理。增效液 β－二酮体、3－辛烷基磷化氢的氧化物（TOPO）和 Triton X－100 组成，pH 为 3.2。其作用机制是在酸性环境中，Eu^{3+}－氨基多羧酸络合物极易解离，游离的 Eu^{3+} 可与增强液中的 β－二酮体形成新的络合物。β－二酮体能高效地吸收激发光并能转移给 Eu^{3+}。TrltonX－100 系非离子型表面活性剂，能溶解脂溶性 β－二酮体并形成微囊，使 Eu^{3+} 与也能吸收 β－二酮体转移能量的水分子隔离。TOPO 则在 Eu^{3+} 周围形成协同配位，进一步降低配位层中水分子数，使隔离效果更佳。经上述处理后，荧光强度可增加百万倍，最低探测限可达 10^{-17}mol，其敏感性甚至超过放射免疫法。

7. 细胞因子检测技术　在机体的免疫应答过程中，有多种体液性免疫分子（如免疫球蛋白、补体和细胞因子等）参与。其中细胞因子作为免疫活性细胞间相互作用的介质，对于免疫反应的发生、调节及效应等均起重要作用。细胞因子是当代免疫学研究的核心问题之一。随着技术的进步及研究的深入，越来越多的新型细胞因子被发现。目前已正式命名的与免疫学相关的细胞因子有数十种，包括白介素 1、肿瘤坏死因子、干扰素、趋化因子及血管内皮细胞生长因子、转化生长因子等。尽管细胞因子种类繁多，功能各异，但其测定方法却有很多相似之处，概括起来可分为生物活性检测法，免疫学检测法，分子生物学检测法和生物芯片检测法。

（1）**生物活性检测法**　生物活性检测是根据细胞因子特定的生物活性而设计的检测方法。生物学测定的关键是靶细胞的选择。用于细胞因子生物学测定的细胞包括原代或短期培养的细胞（如胸腺细胞、骨髓细胞、丝裂原刺激的淋巴母细胞等）和细胞株或细胞系（如因子依赖性细胞株、因子反应性细胞系、受体转染的细胞系等）。细胞系可避免其他细胞的污染并减少了实验的批间变异，同一种细胞系在世界范围内使用，便于不同实验室结果的相互比较。因此受到普遍的欢迎。概括起来，生物活性检测法可分为以下几类：

①细胞增殖法：许多细胞因子具有促进细胞生长的活性，如 IL–2 可刺激 T 细胞生长，IL–6 刺激浆细胞生长等。根据这一特性，人们选出一些对特定细胞因子起反应的细胞。并建立了只依赖于某种细胞因子的细胞系即依赖细胞株（简称依赖株）。这些依赖株在通常情况下不能存活，只有在加入特定细胞因子后才能增殖。例如 IL–2 依赖株只有在加入 IL–2 后才可在体外长期存活。在一定浓度范围内，细胞增殖程度与 IL–2 含量成正比。因此就可通过测定增殖情况测定出 IL–2 的含量。

②靶细胞杀伤法：根据某些细胞因子（如 TNF）可在体外杀伤靶细胞而设计的检测方法。通常靶细脑多选择体外长期传代的肿瘤细胞系。可利用同位素掺入法或染料染色等方法判定细胞因子对靶细胞的杀伤率。

③细胞病变抑制法：干扰素等细胞因子可抑制病毒所致的靶细胞病变。根据干扰素的这一生物学活性，可通过测定 IFN 抑制病毒致细胞病变的程度，计算出待测标本中 IFN 的含量。

④集落形成法：多种克隆刺激因子具有刺激干细胞或造血前体细胞增殖分化的功能，CSF 可诱导骨髓细胞在半固体（软琼脂）培养系统形成一种或多种细胞集落，通过对集落细胞的形态、酶学鉴定，计算不同种类集落形成的数量和比例，可反映出样品中 CSF 的种类及活性单位。

⑤趋化作用试验法：依据各种趋化因子对单核细胞、粒细胞的趋化作用，可用软琼脂趋化法，以细胞的趋化程度来判断趋化因子的活性。

⑥细胞因子诱导的产物分析法：某些细胞因子可刺激特定细胞产生生物活性物质，如 IL–1 刺激 T 细胞产生 IL–2，IL–3 诱导骨髓细胞合成组胺。通过测定所诱生的相应产物，可间接反映细胞因子的活性。

（2）**免疫学检测法**　细胞因子具有较强的抗原性。可利用抗原抗体反应的特异性，用免疫学技术定量检测细胞因子。常用的方法包括酶联免疫吸附分析法、放射免疫分析法、免疫放射分析法。

虽然细胞因子类型不同，但用免疫学方法检测的技术流程是一致的，操作时可参照相应试剂盒的厂家说明书进行。

（3）**分子生物学检测法**　利用细胞因子的基因探针，检测特定细胞因子基因表达。由于所有已知的细胞因子的基因均已克隆化，人们可很容易地得到某一细胞因子的 cDNA 探针或根据已知的核苷酸序列资料人工合成真聚核苷酸探针。常采用斑点杂交、逆转录 PCR、细胞或组织原位杂交等方法检测细胞因子基因的表达。

（4）生物芯片检测法　所谓生物芯片是由固定于不同种类支持物上的基因片段、寡核苷酸分子的微阵列组成，其中每个分子的位置及序列为已知，当荧光标记的靶分子与芯片上的分子结合后，通过激光共聚焦荧光扫描或电荷耦联摄影像机检测荧光信号的强度，对杂交结果进行量化分析。基因芯片技术可在一次反应中对一个样品进行大量杂交反应，并可对这些杂交信号进行分析，因而被广泛地应用于生物科学的众多领域。现人们已成功地制备了细胞因子 cDNA 芯片，可用于检测细胞因子基因表达情况，并可鉴定差异表达的细胞因子。此外，还可采用蛋白芯片技术，将针对各种细胞因子的特异性抗体作芯片上的探针，检测样品中各细胞因子的存在情况，其原理类似于免疫学检测法。该法一次可进行多种细胞因子的检测。

上述四种方法，各有优缺点，在实际应用中，可根据各自的实验目的，实验室条件进行选择。生物活性检测法比较敏感，又可直接测定生物学功能，是科研部门最常用的技术，但需要长期饲养依赖性细胞株。检测耗时长，步骤繁杂，影响因素多，不容易熟练掌握。而且在检测混合性样品（如血清、体液或细胞培养上清）时，其中可能存在多种细胞因子，影响检测结果的准确性。因此为了测定某一样品中待定因子的准确含量，有时需要使用特异性中和抗体，以封闭其他因子的影响。

免疫学方法比较简单、快速、重复性好，适用于临床推广使用。但该法多依赖于商品化的试剂盒，价格昂贵，而且不能代表细胞因子的活性，同时敏感性也低于生物活性检测法（约低于 10～100 倍）。

8. 细胞受体的检测　受体是细胞表面标志之一，通过对受体的检测，可以了解细胞的功能，并为某些疾病的发病机制提供一定的理论依据。

（1）补体受体（CR）　CR 存在于许多细胞表面，在调节补体级联反应中起关键作用，并参与同细胞表面补体成分的结合。最常见的有 CR1、CR2、CR3、CR4，它们存在于不同的细胞上，分别识别不同的补体成分。如 CR1 可识别 C3b 和 C4b，存在于人的红细胞、巨噬细胞的 B 细胞上。CR1 具有一系列不同的生物学活性，包括清除循环免疫复合物、对补体系统的调节作用及识别补体覆盖的抗原等。CR2 识别 C3b，CR2 和 CR1 在因子 I 裂解灭活的 C3b（iC3b）时有类似作用。CR3 识别 iC3b，主要存在于巨噬细胞上。CR4 主要识别 C3dg。在不同的疾病状态，CR 的表达出现异常。如在胰岛素依赖型糖尿病中 CR1 表达降低，而在系统性红斑狼疮中 CR1 则过度表达。CR1 可用免疫黏附法（IAHA）检测。先在 U 形底 96 孔板中加入不同稀释度的热凝聚 IgG，然后加入豚鼠补体，置 37℃孵育 30 分钟，再加 1% 红细胞悬液。室温 1 小时后出现凝集者为 CR1 阳性。CR1 亦可用荧光激活细胞分离器进行检测。

（2）IL-2R 和血清可溶性 IL-2 受体（sIL-2R）的检测　在免疫应答过程中，T 细胞受抗原递呈细胞递呈的抗原和分泌的 IL-1 作用后，发生活化，在细胞膜表达 IL-2R 并分泌 IL-2。因此，检测患者体内 IL-2R 和细胞数可提示 T 细胞的活化程度。近年来发现在某些疾病中，IL-2R 表达异常，这种 IL-2R 表达的变化可用于检测疾病的预后及考察药物的疗效。测定 IL – 2R 一般采用免疫组化方法，可采用直接或间接免疫荧光染色来检测淋巴细胞表面的 IL – 2R，也可用标有荧光素的特异性抗体染色细胞后用流式细胞仪进行检测。检测 sIL – 2R 常采用双抗体夹心的 EIASA 方法。先用一种单抗包被 96 孔酶标板，再加入待测标本和兔抗鼠的 IgG – 酶结合物。加入底物后，在 ELISA 阅读仪上测其 OD 值。

9. 人外周血单个核细胞分离——Ficoll 分层离心法　外周血液中的单个核细胞包括淋巴细胞和单核细胞，用 Ficoll 密度梯度离心法可将其与其他细胞区分开。Ficoll 密度梯度离心法的基本原理是利用血液中各种细胞成分的比重不同将其分离，红细胞和多形核白细脑比重约为 1.092，单个核细胞比重为 1.070 左右，因此将抗凝血置于比重 1.077 左右的分层液上，经过一定速度的离心沉淀，即可在分层液与血浆之间获得比较纯的单个核细胞，其中淋巴细胞占 90% 以上。

10. T 淋巴细胞亚群检测——微量细胞毒法　是针对淋巴细胞表面分子的单克隆抗体与具有相应抗原的淋巴细胞结合后，在补体存在的情况下，通过补体系统的活化，淋巴细胞将被溶解杀伤，细胞膜失去屏障作用。可使染料伊红或台酚蓝等进入细胞内，使细胞呈红色或蓝色，而没有相应抗原的淋巴细胞则不着色，计数细胞死亡数，即可判断待检细胞是否含有相应抗原，从而可确定 T 细胞某亚群的数量，该方法简便易行，不需特殊仪器，准确性较好。

11. 小鼠骨髓细胞自发增殖活性测定　免疫细胞增殖活性可反映机体免疫细胞功能状态。免疫细胞增殖活性可表现在两个方面，一是免疫细胞在自然状态下的增殖反应，即自发增殖反应。它可以测定人体或动物体的骨髓细胞、胸腺细胞及脾细胞的自发增殖反应；另一方面，可采用有丝分裂原或抗原刺激免疫细胞，主要是 T、B 细胞，观察其对抗原或有丝分裂原的反应性，以此判断机体的免疫功能状态。

骨髓细胞包括两大类：一类是不贴壁的多潜能干细胞和处于不同分化阶段的定向干细胞及成熟血细胞。另一类是贴壁的成纤维细胞、巨噬细胞、内皮细胞和脂肪细胞等骨髓基质细胞。骨髓细胞自发增殖试验主要用于动物试验，可分体内实验和体外实验两种。体内实验可观察某种骨髓抑制模型鼠与正常鼠的骨髓细胞增殖活性，亦可观察使用某种药物作用后的骨髓细胞增殖状态。体外试验可以观察某种药物或其他因素对骨髓细胞自发增殖活性的影响。

第四节　分子生物学实验技术在实验中医学研究中的应用

本节介绍可以应用于实验中医学的常用现代分子生物学实验方法和技术，希望通过对常用实验方法的介绍，让读者了解现代分子生物学实验方法和技术的特点及其在中医学实验中应用的优势，结合中医实验现代化的实际，相互渗透，初步学会怎样运用前沿学科的技术切入中医学领域关键问题研究。

目前常用的分子生物学实验技术有 DNA 的分离、纯化和鉴定，DNA 酶切及凝胶电泳，大肠杆菌感受态细胞的制备和转化，RNA 的提取和 cDNA 合成，重组质粒的连接、转化及筛选，基因组 DNA 的提取，聚合酶链式反应（PCR）扩增和扩增产物克隆，基因测序技术，

RFLP 和 RAPD 技术，分子杂交技术等。本节主要介绍凝胶电泳，基因组 DNA 的提取，聚合酶链式反应（PCR）扩增，RNA 的提取和 cDNA 合成，RFLP 和 RAPD 技术这几项技术，同时，重点分析在采用这些技术进行实验时可能遇到的一些问题。

一、凝胶电泳

琼脂糖或聚丙烯酰胺凝胶电泳是分离鉴定和纯化 DNA 片段常用方法。该方法操作简便快速，可以很好的分辨、分离不同的 DNA 片段。当用较低浓度的荧光嵌入染料溴化乙啶（ethidium bromide，E 染色），在紫外光下至少可以检出 1～10ng 的 DNA 条带，从而可以确定 DNA 片段在凝胶中的位置，同时根据实验所筛选的合适 Marker 可以确定各 DNA 片段的大小。此外，还可以从电泳后的凝胶中回收特定的 DNA 条带，用于以后的克隆操作。琼脂糖和聚丙烯酰胺可以制成各种形状、大小和孔隙度。琼脂糖凝胶分离 DNA 片段大小范围较大，不同浓度琼脂糖凝胶可分离长度从 50bp 至 50kb 不等的 DNA 片段。琼脂糖通常用水平电泳槽进行电泳。聚丙烯酰胺分离小片段 DNA（10～500bp）效果较好，其分辨力极高，甚至相差 1bp 的 DNA 片段也能分开，最初的测序就用到聚丙烯酰胺凝胶电泳。聚丙烯酰胺凝胶电泳很快，但制备和操作比琼脂糖凝胶困难。聚丙烯酰胺凝胶采用垂直电泳槽进行电泳。一般在对 DNA 片段分辨、分离时，多用琼脂糖凝胶电泳进行 DNA 电泳。在电场中，在中性 pH 值下带负电荷的 DNA 向阳极迁移，其迁移速率由下列多种因素决定：

（1）DNA 的分子大小　线状双链 DNA 分子在一定浓度琼脂糖凝胶中的迁移速率与 DNA 分子量对数成反比，分子越大则所受阻力越大，也越难在凝胶孔隙中蠕行，因而迁移得越慢。

（2）琼脂糖浓度　一个给定大小的线状 DNA 分子，其迁移速度在不同浓度的琼脂糖凝胶中各不相同。DNA 电泳迁移率的对数与凝胶浓度呈线性关系。凝胶浓度的选择取决于 DNA 分子的大小。分离小于 0.5kb 的 DNA 片段常采用 1.2%～1.5% 浓度的胶，分离大于 10kb 的 DNA 分子常采用 0.3%～0.7% 浓度的胶，DNA 片段大小间于两者之间则需根据实验情况选用 0.8%～1.0% 不等浓度的胶。

（3）DNA 分子的构象　当 DNA 分子构象不同时，它在电场中移动距离不仅和分子量有关，还和它本身构象有关。相同分子量的线状、开环和超螺旋 DNA 在琼脂糖凝胶中移动速度是不一样的，超螺旋 DNA 移动最快，而线状双链 DNA 移动最慢。

（4）电源电压　在低电压时，线状 DNA 片段的迁移速率与所加电压成正比。但是随着电场强度的增加，不同分子量的 DNA 片段的迁移率将以不同的幅度增长，片段越大，因场强升高引起的迁移率升高幅度也越大，因此电压增加，琼脂糖凝胶的有效分离范围将缩小。要使大于 2kb 的 DNA 片段的分辨率达到最大，所加电压不得超过 5V/cm。

（5）嵌入染料的存在　荧光染料溴化乙啶用于检测琼脂糖凝胶中的 DNA，染料会嵌入到堆积的碱基对之间并拉长线状和带缺口的环状 DNA，使其刚性更强，还会使线状 DNA 迁移率降低 15%。

（6）离子强度影响　电泳缓冲液的组成及其离子强度影响 DNA 的电泳迁移率。在没有离子存在时，电导率最小，DNA 几乎不移动，在高离子强度的缓冲液中（如误加 10×电泳缓冲液），则电导很高并明显产热，严重时会引起凝胶熔化或 DNA 变性。对于天然的双链 DNA，常用的几种电泳缓冲液有 TAE［含 EDTA（pH8.0）和 Tris – 乙酸］，TBE（Tris – 硼酸和 EDTA），一般配制成浓缩母液，储于室温。

1. 所需试剂 10×TAE 电泳缓冲液、6×电泳载样缓冲液、溴化乙啶。

2. 步骤

（1）胶液的制备 取 10×TAE 缓冲液 20ml 加水至 200ml，配制成 1×TAE 稀释缓冲液，待用。称取 0.4g 琼脂糖，置于 200ml 锥形瓶中，加入 50ml 1×TAE 稀释缓冲液，放入微波炉里（或电炉上）加热至琼脂糖全部熔化，取出摇匀，此为 0.8% 琼脂糖凝胶液。加热时应盖上锡铂纸或封口膜，以减少水分蒸发。

（2）胶板的制备 向冷却至 50℃～60℃ 的琼脂糖胶液中加入溴化乙啶（EB）溶液使其终浓度为 0.4～0.8μg/ml（也可不把 EB 加入凝胶中，而是电泳后再用 0.6～0.8μg/ml 的 EB 溶液浸泡染色）。将琼脂糖小心地倒入胶槽内，同时插入梳子。倒胶时的温度不可太低，否则凝固不均匀，速度也不可太快，否则容易出现气泡。待胶完全凝固后拔出梳子，注意不要损伤梳底部的凝胶，然后向电泳槽内加入 1×TAE 稀释缓冲液至液面恰好没过胶板上表面。

（3）加样 取 5μl Marker 与 1μl 6×载样液混匀，用微量移液枪小心加入 Marker 槽中。取 10μl 样品 DNA 与 2μl 6×载样液混匀，用微量移液枪小心加入样品槽中。若 DNA 含量偏低，则可增加上样量，但总体积不可超过样品槽容量。每加完一个样品要更换 tip 头，以防止互相污染，注意上样时要小心操作，避免损坏凝胶或将样品槽底部凝胶刺穿。

（4）电泳 加完样后，合上电泳槽盖，接通电源。控制电压保持在 50～120V。当溴酚蓝条带移动到距凝胶前沿约 2cm 时，停止电泳。

（5）染色 未加 EB 的胶板在电泳完毕后移入 0.6～0.8μg/ml 的 EB 溶液中，室温下染色 20～25 分钟。

（6）观察和拍照 在波长为 254nm 的长波紫外灯下观察染色后的或已加有 EB 的电泳胶板。DNA 存在处显示出荧光条带。用凝胶成像系统或数码、普通相机拍照。

（7）DNA 切片段大小的测定 根据所选用 Marker 的大小判断样品 DNA 的大小。

3. 琼脂糖凝胶电泳常见问题及注意事项

（1）DNA 片断分离不清 常见原因琼脂糖浓度选择不当，应用低浓度的琼脂糖凝胶分离相对分子量大的 DNA 片断，而用高浓度的琼脂糖凝胶分离相对分子量低的 DNA 片断。条带模糊在分离小的 DNA 片断时较为常见，原因是 DNA 通过凝胶时发生弥散，当低电压长时间凝胶电泳时易发生。

（2）条带涂布 DNA 样本过量或电泳的电压过高或是 DNA 样本被点到撕裂的点样孔。

（3）凝胶融化 说明在制胶时没用电泳缓冲液或电泳过程中缓冲液耗尽。在用高电压长时间电泳时，应用 TBE 而不是 TAE 缓冲液，因为 TBE 缓冲力更强。

（4）缓冲液的选用 在各个实验室中常用的缓冲液为 TAE 和 TBE，TBE 的缓冲力较 TAE 强，在高电压时常用。但是，TBE 长时间放置易产生沉淀，要重新配制，而 TAE 则不存在这种现象，故选用时据实验要求与实验室情况而定。

（5）加样的几点注意事项　①加样时枪头不要碰坏凝胶壁，否则 DNA 的带型将不会整齐，加样前要用枪头吸打凝胶孔中的溶液，以赶走样品空中的气泡②每孔最大 DNA 上样量决定于 DNA 样品片段的大小、数目及样品孔形状与容量。③应注意每孔最大上样容量及样品孔体积，以免加样时样品流入附近样品孔造成交叉污染，影响结果分析。④在实验加样中不一定每一个样品都换一个枪头，可在阳极槽中反复吸打电泳缓冲液以清洗。（对于 Southern 印迹转移和需要回收 DNA 片段的电泳，则应该每一个样品用一个枪头加样，避免样品交叉污染。）

（6）EB 染色过程的几点问题　①凝胶中加入 EB 进行电泳，便于紫外线下观察电泳状态，但 EB 会导致线形 DNA 迁移率下降，这在酶切质粒与空白对照质粒一起电泳时应值得注意。处理方法是：将凝胶在 0.5μg/ml 的 EB 溶液中染色。②电泳过程中，溴化乙啶向负极移动，与 DNA 泳动的方向相反，较长时间的电泳会造成靠正极方向的凝胶中溴化乙啶含量低，会对含量较少的小分子 DNA 片段检测困难。处理方法是：将凝胶在 0.5μg/ml 的 EB 溶液中染色。③判断正负极的方法是负极气泡（H_2）比正极气泡（O_2）多一倍。

（7）胶孔有亮点的原因　普遍认为胶孔中的亮带是未除净的杂蛋白，与链状 DNA 缠绕，而滞留于加样孔中，也很可能更多的是蛋白将凝胶孔堵住了导致部分核酸无法出孔，被 EB 着色。

建议在制备 DNA 时采用酚两遍，酚氯仿对半一遍，氯仿一遍，进行抽提，有时看情况还可多抽一遍，尽量把 DNA 中的杂蛋白除净。有时可以尝试在刚开始电泳时采用高电压（200V）使核酸在高压下从点样孔进入胶，然后立即转成低电压（70~80V）进行电泳。

当然，如果后续实验对 DNA 的要求不严格的话，我们一般都不在意这些亮带的，也能得到预期目的。

实验中医学中的适用范围：常用于所有与 DNA 分子分辨、分离相关的实验，如 PCR 产物的分离与鉴定等。

二、基因组 DNA 的提取

基因组 DNA 的提取通常用于构建基因组文库、Southern 杂交（包括 RFLP）及 PCR 分离基因等。根据细胞中核酸（DNA）大小的不同的特性，在核酸混合液中加入一定量的异丙醇或乙醇，基因组的大分子 DNA 即沉淀形成絮状物，可用玻棒将其取出，而小分子 DNA 则只形成颗粒状沉淀附于壁上及底部，从而达到提取的目的。一般来说，构建基因组文库，初始 DNA 长度必须在 100kb 以上，否则酶切后两边都带合适末端的有效片段较少。而进行 RFLP 和 PCR 分析，DNA 长度可短至 50kb，在该长度以上，可保证酶切后产生 RFLP 片段（20kb 以下），并可保证包含 PCR 所扩增的片段（一般 3kb 以下）。不同生物（植物、动物、微生物）的基因组 DNA 的提取方法有所不同，不同种类或同一种类的不同组织因其细胞结构及所含的成分不同，分离方法也有差异。在提取某种特殊组织的 DNA 时必须参照相关文献和经验建立相应的提取方法，获得可用的 DNA 大分子。尤其是组织中的多糖和酶类物质对随后的酶切、PCR 反应等有较强的抑制作用，用富含这类物质的材料提取基因组 DNA 时，应考虑除去多糖和酚类物质。

本文拟从动、植物为材料简单介绍动植物的基因组 DNA 的提取。

1. 从植物组织提取基因组 DNA

（1）材料　植物（如禾本科等）的幼嫩叶子。

（2）设备　移液器，冷冻高速离心机，台式高速离心机，水浴锅，陶瓷研钵，50ml 离心管（有盖）及 5ml 和 1.5ml 离心管，弯成钩状的小玻棒。

（3）试剂

①提取缓冲液 I：100mmol/L Tris·Cl，pH8.0，20mmol/L EDTA，500mmol/L NaCl，1.5% SDS。

②提取缓冲液 II：18.6g 葡萄糖，6.9g 二乙基二硫代碳酸钠，6.0g PVP，240μl 巯基乙醇，加水至 300ml。

③氯仿: 戊醇: 乙醇（80:4:16）。

④RNaseA 母液［浓度据酶和实验具体情况而定，常用（10μg/μl）］用于降解细胞中的 RNA。

⑤其他试剂：液氮、异丙醇、TE 缓冲液、无水乙醇、70% 乙醇、3mol/L NaAc。

（4）步骤　①在 50ml 离心管中加入 20ml 提取缓冲液 I，60℃水浴预热。②植物幼苗或叶子 5～10g，剪碎，在研钵中加液氮磨成粉状后立即倒入预热的离心管中，剧烈摇动混匀，60℃水浴保温 30～60 分钟（时间长，DNA 产量高），不时摇动。③加入 20ml 氯仿/戊醇/乙醇溶液，颠倒混匀（需戴手套，防止损伤皮肤），室温下静置 5～10 分钟，使水相和有机相分层（必要时可重新混匀）。④室温下 5000rpm 离心 5 分钟。⑤仔细移取上清液至另一 50ml 离心管，加入 1 倍体积异丙醇，混匀，室温下放置片刻即出现絮状 DNA 沉淀。⑥在 1.5ml eppendorf 中加入 1ml TE，用钩状玻璃棒捞出 DNA 絮团，在干净吸水纸上吸干，转入含 TE 的离心管中，DNA 很快溶解于 TE。⑦如 DNA 不形成絮状沉淀，则可用 5000rpm 离心 5 分钟，再将沉淀移入 TE 管中。这样收集的沉淀，往往难溶解于 TE，可在 60℃水浴放置 15 分钟以上，以帮助溶解。⑧将 DNA 溶液 3000rpm 离心 5 分钟，上清液倒入干净的 5ml 离心管。⑨加入 5μl RNaseA（10μg/μl），37℃10 分钟，除去 RNA（RNA 对 DNA 的操作、分析一般无影响，可省略该步骤）。⑩加入 1/10 体积的 3mol/L NaAc 及 2×体积的冰乙醇，混匀，−20℃放置 30 分钟左右，DNA 形成絮状沉淀。⑪用玻棒捞出 DNA 沉淀，70% 乙醇漂洗，再在干净吸水纸上吸干。⑫将 DNA 重溶解于 1ml TE，−20℃贮存。⑬取 2μl DNA 样品在 0.7% Agarose 胶上电泳，检测 DNA 的分子大小。同时取 15μl 稀释 20 倍，测定 OD_{260}/OD_{280} 值，检测 DNA 含量及质量。

2. 从动物组织提取基因组 DNA

（1）材料　哺乳动物新鲜组织。

（2）设备　移液管、高速冷冻离心机、台式离心机、水浴锅。

（3）试剂

①分离缓冲液：10mmol/L Tris·Cl，pH7.4，10mmol/L NaCl，25mmol/L EDTA。

②其他试剂：10% SDS，蛋白酶 K（20mg/ml 或粉剂），乙醚，酚: 氯仿: 异戊醇（25:24:1），无水乙醇及 70% 乙醇，5mol/L NaCl，3mol/L NaAc，TE。

（4）步骤 ①切取组织 5g 左右，剪碎放入研钵（越细越好）。②倒入液氮，磨成粉末，加 10ml 分离缓冲液。③加 1ml 10%SDS，混匀，此时样品变得很黏稠。④加 50μl 或 1mg 蛋白酶 K，37℃保温 1~2 小时，直到组织完全解体。⑤加 1ml 5mol/L NaCl，混匀，5000rpm 离心数秒钟。⑥取上清液于新离心管，用等体积酚∶氯仿∶异戊醇（25∶24∶1）抽提。待分层后，3000rpm 离心 5 分钟。⑦取上层水相至干净离心管，加 2 倍体积乙醚抽提（在通风情况下操作）。⑧移去上层乙醚，保留下层水相。⑨加 1/10 体积 3mol/L NaAc，及 2 倍体积无水乙醇颠倒混合沉淀 DNA。室温下静止 10~20 分钟，DNA 沉淀形成白色絮状物。⑩用玻棒钩出 DNA 沉淀，70% 乙醇中漂洗后，在吸水纸上吸干，溶解于 1ml TE 中，－20℃保存。⑪如果 DNA 溶液中有不溶解颗粒，可在 5000rpm 短暂离心，取上清；如要除去其中的 RNA，可加 5μl RNaseA（10μg/μl），37℃保温 30 分钟，用酚抽提后，按步骤⑨~⑩重沉淀 DNA。

三、聚合酶链式反应（PCR）扩增

PCR（polymerase chain reaction，聚合酶链反应）是一种选择性体外扩增 DNA 或 RNA 的方法。它包括三个基本步骤：

①变性（Denature）：目的双链 DNA 片段在 94℃下解链。

②退火（Anneal）：两种寡核苷酸引物在适当温度（50℃左右）下与模板上的目的序列通过氢键配对。

③延伸（Extension）：在 TaqDNA 聚合酶合成 DNA 的最适温度下，以目的 DNA 为模板进行合成。由这三个基本步骤组成一轮循环，理论上每一轮循环将使目的 DNA 扩增 1 倍，这些经合成产生的 DNA 又可作为下一轮循环的模板，所以经 25~35 轮循环就使 DNA 扩增达 10^6 倍。

1. 材料 不同来源的模板 DNA。

2. 设备 移液器及吸头，硅烷化的 PCR 小管，DNA 扩增仪（PE 公司），琼脂糖凝胶电泳所需设备（电泳槽及电泳仪），台式高速离心机。

3. 试剂 10×PCR 反应缓冲液、$MgCl_2$、4 种 dNTP 混合物、Taq DNA 聚合酶 5U/μl、T_4 DNA 连接酶及连接缓冲液、经 Sma I 酶切和加 dT 的 pUC 质粒、1% 琼脂糖、5×TBE。

4. 操作步骤

（1）PCR 反应

①依次混匀下列试剂：

35μl	H_2O
5μl	10×PCR 反应缓冲液
4μl	25mmol/L $MgCl_2$
4μl	4 种 dNTP
0.5μl	上游引物（引物 1）
0.5μl	下游引物（引物 2）
0.5μl	模板 DNA（约 1ng）

混匀后离心 5 秒。

②将混合物在 94℃下加热 5 分钟后冰冷，迅速离心数秒，使管壁上液滴沉至管底，加入 TaqDNA 聚合酶（0.5μl 约 2.5U），混匀后稍离心。

③用 94℃变性 1 分钟，45℃退火 1 分钟，72℃延伸 2 分钟，循环 35 轮，进行 PCR。最后一轮循环结束后，于 72℃下保温 10 分钟，使反应产物扩增充分。

（2）电泳 取 10μl 扩增产物根据目标产物的大小选用合适浓度琼脂糖凝胶进行电泳分析，检查反应产物及长度。

（3）PCR 产物的纯化 扩增的 PCR 产物如利用 T - Vector 进行克隆，可直接使用，如用平末端或黏性末端连接，往往需要将产物纯化。常用酚/氯仿法：①取反应产物加 100μl TE。②用酚：氯仿：异戊醇抽提 2 次，每次回收上层水相。③在水相中加 300μl 95% 乙醇，置 -20℃下 30 分钟沉淀。④在小离心机上 10000rpm 离心 10 分钟，吸净上清液。加入 1ml 70% 乙醇，稍离后，吸净上清液。重复洗涤沉淀 2 次。将沉淀溶于 7ml ddH$_2$O 中，待用。

四、RNA 的提取和 cDNA 合成（RT - PCR）

从真核生物的组织或细胞中提取 mRNA，通过酶促反应逆转录合成 cDNA 的第一链和第二链，将双链 cDNA 和载体连接，然后转化扩增，即可获得 cDNA 文库，构建的 cDNA 文库可用于真核生物基因的结构、表达和调控的分析；比较 cDNA 和相应基因组 DNA 序列差异可确定内含子存在和了解转录后加工等一系列问题。总之 cDNA 的合成和克隆已成为当今真核分子生物学的基本手段。自 20 世纪 70 年代中叶首例 cDNA 克隆问世以来，已发展了许多种提高 cDNA 合成效率的方法，并大大改进了载体系统，目前 cDNA 合成试剂已商品化。cDNA 合成及克隆的基本步骤包括用反转录酶合成 cDNA 第一链，聚合酶合成 cDNA 第二链，加入合成接头以及将双链 DNA 克隆到适当载体（噬菌体或质粒）。在这里主要介绍常用的 RT - PCR 技术。RT - PCR 的原理是：提取组织或细胞中的总 RNA，以其中的 mRNA 作为模板，采用 Oligo（dT）或随机引物利用逆转录酶反转录成 cDNA。再以 cDNA 为模板进行 PCR 扩增，而获得目的基因或检测基因表达。RT - PCR 使 RNA 检测的灵敏性提高了几个数量级，使一些极为微量 RNA 样品分析成为可能。该技术主要用于：分析基因的转录产物，获取目的基因，合成 cDNA 探针，构建 RNA 高效转录系统。RT - PCR 技术的成功与否在于 RNA 的制备、cDNA 第一链的合成。

1. RNA 制备 模板 mRNA 的质量直接影响到 cDNA 合成的效率。由于 mRNA 分子的结构特点，容易受 RNA 酶的攻击反应而降解，加上 RNA 酶极为稳定且广泛存在，因而在提取过程中要严格防止 RNA 酶的污染，并设法抑制其活性，这是本实验成败的关键。所有的组织中均存在 RNA 酶，人的皮肤、手指、试剂、容器等均可能被污染，因此全部实验过程中均需戴手套操作并经常更换（使用一次性手套）。所用的玻璃器皿需置于干燥烘箱中 200℃烘烤 2 小时以上。凡是不能用高温烘烤的材料如塑料容器等皆可用 0.1% 的焦碳酸二乙酯（DEPC）水溶液处理，再用蒸馏水冲净。DEPC 是 RNA 酶的化学修饰剂，它和 RNA 酶的活性基团组氨酸的咪唑环反应而抑制酶活性。DEPC 与氨水溶液混合会产生致癌物，因而使用时需小心。试验所用试剂也可用 DEPC 处理，加入 DEPC 至 0.1% 浓度，然后剧烈振荡 10 分钟，再煮沸 15 分钟或高压灭菌以消除残存的 DEPC，否则 DEPC 也能和腺嘌呤作用而破坏

mRNA 活性。但 DEPC 能与胺和巯基反应，因而含 Tris 和 DTT 的试剂不能用 DEPC 处理。Tris 溶液可用 DEPC 处理的水配制然后高压灭菌。配制的溶液如不能高压灭菌，可用 DEPC 处理水配制，并尽可能用未曾开封的试剂。除 DEPC 外，也可用异硫氰酸胍、钒氧核苷酸复合物、RNA 酶抑制蛋白等。此外，为了避免 mRNA 或 cDNA 吸附在玻璃或塑料器皿管壁上，所有器皿一律需经硅烷化处理。细胞内总 RNA 制备方法很多，如异硫氰酸胍热苯酚法等。许多公司有现成的总 RNA 提取试剂盒，可快速有效地提取到高质量的总 RNA。分离的总 RNA 可利用 mRNA3′末端含有多聚（A +）的特点，当 RNA 流经 Oligo（dT）纤维素柱时，在高盐缓冲液作用下，mRNA 被特异的吸附在 Oligo（dT）纤维素上，然后逐渐降低盐浓度洗脱，在低盐溶液或蒸馏水中，mRNA 被洗下。经过两次 Oligo（dT）纤维素柱，可得到较纯的 mRNA。纯化的 mRNA 在 70% 乙醇中 −70℃ 可保存 1 年以上。下面简单介绍 Trizol 法提取动植物总 RNA 的基本步骤。

Trizol 法适用于人类、动物、植物、微生物的组织或培养细菌，样品量从几十毫克至几克。用 Trizol 法提取的总 RNA 无蛋白和 DNA 污染。RNA 可直接用于 Northern 斑点分析，斑点杂交，Poly（A +）分离，体外翻译，RNase 封阻分析和分子克隆。

将组织在液 N 中磨成粉末后，再以 50 ~ 100mg 组织加入 1ml Trizol 液研磨，注意样品总体积不能超过所用 Trizol 体积的 10%。研磨液室温放置 5 分钟，然后以每毫升 Trizol 液加入 0.2ml 的比例加入氯仿，盖紧离心管，用手剧烈摇荡离心管 15 秒。取上层水相于一新的离心管，按每毫升 Trizol 液加 0.5ml 异丙醇的比例加入异丙醇，室温放置 10 分钟，12000g 离心 10 分钟。弃去上清液，按每毫升 Trizol 液加入至少 1ml 的比例加入 75% 乙醇，涡旋混匀，4℃ 下 7500g 离心 5 分钟。小心弃去上清液，然后室温或真空干燥 5 ~ 10 分钟，注意不要干燥过分，否则会降低 RNA 的溶解度。然后将 RNA 溶于水中，必要时可 55℃ ~ 60℃ 水溶 10 分钟。RNA 可进行 mRNA 分离，或贮存于 70% 乙醇并保存于 −70℃。

在各实验室中常用吸光度法检测 RNA 的质量：280、320、230、260nm 下的吸光度分别代表了核酸、背景（溶液浑浊度）、盐浓度和蛋白等有机物的值。一般的，我们只看 OD_{260}/OD_{280} 值，当这个值在 1.8 ~ 2.0 时，认为 RNA 中蛋白或者其他有机物的污染是可以接受的，但当用 Tris 作为缓冲液检测吸光度时，R 值可能会大于 2（一般应该是 <2.2 的）。当 R < 1.8 时，溶液中蛋白或者时其他有机物的污染比较明显，可以根据自己的需要确定是否重提。当 R > 2.2 时，说明 RNA 已经水解成单核酸了。如果 RNA 的量够，可在 260nm（A_{260}）用分光光度法测定 RNA 的得率，1 个单位等于 40μg/ml ssRNA。纯 RNA 的 A_{260}/A_{230} 的比值为 2.0。A_{260}/A_{230} 的比值还表明 RNA 的纯度，其值小于 2.0 表明裂解液中有亚硫氰胍和 β − 巯基乙醇残留，其值大于 2.4，需用乙酸盐，乙醇沉淀 RNA。

2. cDNA 第一链的合成

（1）反转录酶的选择

①Money 鼠白血病病毒（MMLV）反转录酶：有强的聚合酶活性，RNA 酶 H 活性相对较弱。最适作用温度为 37℃。

②禽成髓细胞瘤病毒（AMV）反转录酶：有强的聚合酶活性和 RNA 酶 H 活性。最适作用温度为 42℃。

③Thermus thermophilus、Thermus flavus 等嗜热微生物的热稳定性反转录酶：在 Mn^{2+} 存在下，允许高温反转录 RNA，以消除 RNA 模板的二级结构。

④MMLV 反转录酶的 RNase H – 突变体：商品名为 Superscript 和 SuperScript Ⅱ。此种酶较其他酶能多将更大部分的 RNA 转换成 cDNA，这一特性允许从含二级结构的、低温反转录很困难的 mRNA 模板合成较长 cDNA。

（2）合成 cDNA 引物的选择

①随机六聚体引物：当特定 mRNA 由于含有使反转录酶终止的序列而难于拷贝其全长序列时，可采用随机六聚体引物这一不特异的引物来拷贝全长 mRNA。用此种方法时，体系中所有 RNA 分子全部充当了 cDNA 第一链模板，PCR 引物在扩增过程中赋予所需要的特异性。通常用此引物合成的 cDNA 中 96% 来源于 rRNA。

②Oligo（dT）：是一种对 mRNA 特异的方法。因绝大多数真核细胞 mRNA 具有 3′端 Poly（A+）尾，此引物与其配对，仅 mRNA 可被转录。由于 Poly（A+）RNA 仅占总 RNA 的 1%～4%，故此种引物合成的 cDNA 比随机六聚体作为引物和得到的 cDNA 在数量和复杂性方面均要小。

③特异性引物：最特异的引发方法是用含目标 RNA 的互补序列的寡核苷酸作为引物，若 PCR 反应用二种特异性引物，第一条链的合成可由与 mRNA3′端最靠近的配对引物起始。用此类引物仅产生所需要的 cDNA，导致更为特异的 PCR 扩增。

（3）操作步骤

①总 RNA 的提取，见上述相关内容。

②cDNA 第一链的合成：目前试剂公司有多种 cDNA 第一链试剂盒出售，其原理基本相同，但操作步骤不一。现以 GIBICOL 公司提供的 Super Script TM Preamplification System for First Strand cDNA Synthesis 试剂盒为例。

在 0.5ml 微量离心管中，加入总 RNA 1～5μg，补充适量的 DEPC H_2O 使总体积达 11μl。在管中加 10μm Oligo（dT）12～18 1μl，轻轻混匀、离心。70℃加热 10 分钟，立即将微量离心管插入冰浴中至少 1 分钟。然后加入下列试剂的混合物：10×PCR Buffer 2μl、25mM $MgCl_2$ 2μl、10mM dNTPmix 1μl、0.1M DTT 2μl，轻轻混匀，离心。42℃孵育 2～5 分钟。加入 Superscript Ⅱ 1μl，在 42℃水浴中孵育 50 分钟。于 70℃加热 15 分钟以终止反应。将管插入冰中，加入 RNase H 1μl，37℃孵育 20 分钟，降解残留的 RNA。–20℃保存备用。

取 0.5ml PCR 管，依次加入下列试剂：第一链 cDNA 2μl 上游引物（10pM）2μl、下游引物（10pM）2μl、dNTP（2mM）4μl、10×PCR Buffer 5μl、Taq 酶（2U/μl）1μl。加入适量的 ddH_2O，使总体积达 50μl。轻轻混匀，离心。

设定 PCR 程序。在适当的温度参数下扩增 28～32 个循环。为了保证实验结果的可靠与准确，可在 PCR 扩增目的基因时，加入一对内参的特异性引物，同时扩增内参 DNA，作为对照。电泳鉴定：行琼脂糖凝胶电泳，紫外灯下观察结果。密度扫描、结果分析：采用凝胶图像分析系统，对电泳条带进行密度扫描。

3. 注意事项 在实验过程中要防止 RNA 的降解，保持 RNA 的完整性。在总 RNA 的提取过程中，注意避免 mRNA 的断裂。为了防止非特异性扩增，必须设阴性对照。内参的设定：主要为了用于靶 RNA 的定量。常用的内参有 G3PD（甘油醛 – 3 – 磷酸脱氢酶）、β – Actin（β – 肌动蛋白）等。其目的在于避免 RNA 定量误差、加样误差以及各 PCR 反应体系中扩增效率不均、各孔间的温度差等所造成的误差。

PCR 不能进入平台期，出现平台效应与所扩增的目的基因的长度、序列、二级结构以及目标 DNA 起始的数量有关。故对于每一个目标序列出现平台效应的循环数，均应通过单独实验来确定。

4. 在琼脂糖凝胶分析中看到少量或没有 RT – PCR 产物的可能原因

（1）RNA 被降解　建议解决方法：在用来验证完整性之前先在变性胶上分析 RNA 使用良好的无污染技术分离 RNA；在将组织从动物体取出后立刻处理在 100% 甲酰胺中储存 RNA；如果使用 RNase 抑制剂，加热不要超过 45℃ 或 pH 不要超过 8.0。

（2）RNA 中包含逆转录抑制剂　建议解决方法：通过乙醇沉淀 RNA 除去抑制剂。用 70% 乙醇对 RNA 沉淀进行清洗。可以加入糖原（$0.25 \sim 0.4\mu g/\mu l$）以帮助小量样品 RNA 的恢复。逆转录抑制剂包括：SDS，EDTA，甘油，焦磷酸钠，spermidine，甲酰胺和胍盐等。

（3）多糖同 RNA 共沉淀　建议解决方法：使用氯化锂沉淀 RNA 以除去多糖。

（4）用于合成 cDNA 第一链合成的引物没有很好退火　建议解决方法：确定退火温度适合引物。对于随机六聚体，建议在反应温度保温之前先在 25℃ 保温 10 分钟。对于基因特异引物，可以试一下其他特异引物，或换用 Oligo（dT）或随机六聚体。确定特异引物是反义序列。

（5）靶序列在分析的组织中不表达　建议解决方法：尝试其他靶序列或组织。

（6）RNA 模板二级结构太多　建议解决方法：将 RNA 和引物在不含盐及缓冲液条件下变性、退火，提高逆转录反应温度，对 SuperScript Ⅱ 可以到 50℃，对 ThermoScript 可以到 65℃。注意：不要在 >60℃ 时使用 Oligo（dT）引物，选择一个在反应温度可以退火的特异引物。对于 >1kb 的 RT – PCR 产物，保持反应温度 ≤65℃。如果不需要全长 cDNA，在第一链反应中使用随机引物。

（7）PCR 引物设计较差　建议解决方法：避免在引物 3′端含有互补序列。避免可以形成内部发卡结构的序列。设计 Tm 类似的引物。

（8）起始 RNA 量不够　建议解决方法：增加 RNA 量。对于 <50ng 的 RNA 样品，可以在第一链 cDNA 合成中使用 $0.1 \sim 0.5\mu g$ 乙酰 BSA。

五、RAPD 技术

运用随机引物扩增寻找多态性 DNA 片段可作为分子标记。这种方法即为 RAPD（random amplified polymorphic DNA，随机扩增的多态性 DNA）。尽管 RAPD 技术诞生的时间很短，但由于其独特的检测 DNA 多态性的方式以及快速、简便的特点，使这个技术已渗透于基因组研究的各个方面。该 RAPD 技术建立于 PCR 技术基础上，它是利用一系列（通常数百个）不同的随机排列碱基顺序的寡聚核苷酸单链（通常为 10 聚体）为引物，对所研究基因组 DNA 进行 PCR 扩增。聚丙烯酰胺或琼脂糖电泳分离，经 EB 染色或放射性自显影来检测扩增产物 DNA 片段的多态性，这些扩增产物 DNA 片段的多态性反映了基因组相应区域的 DNA 多态性。

RAPD 所用的一系列引物 DNA 序列各不相同，但对于任一特异的引物，它同基因组 DNA 序列有其特异的结合位点。这些特异的结合位点在基因组某些区域内的分布如符合 PCR 扩增反应的条件，即引物在模板的两条链上有互补位置，且引物 3′端相距在一定的长度范围之内，就可扩增出 DNA 片段。因此如果基因组在这些区域发生 DNA 片段插入、缺失或碱基突变就可能导致这些特定结合位点分布发生相应的变化，而使 PCR 产物增加、缺少或发生分子量的改变。通过对 PCR 产物检测即可检出基因组 DNA 的多态性。分析时可用的引物数很大，虽然对每一个引物而言其检测基因组 DNA 多态性的区域是有限的，但是利用一系列引物则可以使检测区域几乎覆盖整个基因组。因此 RAPD 可以对整个基因组 DNA 进行多态性检测。另外，RAPD 片段克隆后可作为 RFLP 的分子标记进行作图分析。在中医药实验中常可用 RAPD 进行中药材的分类，在中草药快速繁殖、品种改良、种质保存、遗传育种、药用成分的生产、中草药道地性的研究等资源开发研究和保护中也很有应用价值。

六、RFLP 技术

RFLP（restriction fragment length polymorphism，限制片段长度多态性）已被广泛用于基因组遗传图谱构建、基因定位以及生物进化、物种鉴定和分类的研究。RFLP 是根据不同品种（个体）基因组的限制性内切酶的酶切位点碱基发生突变，或酶切位点之间发生了碱基的插入、缺失，导致酶切片段大小发生了变化，这种变化可以通过特定探针杂交进行检测，从而可比较不同品种（个体）的 DNA 水平的差异（即多态性），多个探针的比较可以确立生物的进化和分类关系。所用的探针为来源于同种或不同种基因组 DNA 的克隆，位于染色体的不同位点，从而可以作为一种分子标记（mark），构建分子图谱。当某个性状（基因）与某个（些）分子标记协同分离时，表明这个性状（基因）与分子标记连锁。分子标记与性状之间交换值的大小，即表示目标基因与分子标记之间的距离，从而可将基因定位于分子图谱上。分子标记克隆在质粒上，可以繁殖及保存。不同限制性内切酶切割基因组 DNA 后，所切的片段类型不一样，因此，限制性内切酶与分子标记组成不同组合进行研究。常用的限制性内切酶现在商业产品较多，可根据实验的不同要求选购。而分子标记则有几个甚至上千个。分子标记越多，则所构建的图谱就越饱和。构建饱和图谱是 RFLP 研究的主要目标之一。

参 考 文 献

1. 张全生. 从分子生物学角度理解中医治疗癌症的方法. 陕西中医，2004，25（4）：333~336
2. 王文波，谢湘峰. 从脾胃防治胃癌的分子生物学基础评析. 中医药学刊，2004，22（10）：1868~1869
3. Gang Wang，Wei Zhang，et al. Effects of electroacupuncture of yongquan acupoint on the expression of p53 and bcl-2 in aging model rats. Chinese Journal of Clinical Rehabilitation，2004，8（9）：1788~1791
4. 党琳，张旭晨. 分子生物学在中医理论研究中的应用. 现代中药，2003，5：7~10
5. BodnarAG，OuelletteM，FrolkisM，etal. Extension of life-span by introduction of telomerase into normal human cells. Science，1998；279（5349）：349~352
6. 郑海生，刘凯. 分子生物学在中医学研究中的应用探微. 中医药学刊，2004，22（9）：1727~1731
7. 蒋晓林，刘昭阳. 中医气血理论与现代分子生物学. 湖南中医杂志，2002，18（6）：1

8. 王米渠，吴斌，等. 从分子生物学角度探讨中医藏象学说的内涵. 广州中医药大学学报，2002，19（4）：314～315

9. 宋为民，王明艳，徐力. 基因组是中医现代化的最佳切入点. 南京中医药大学学报，1999，15（4）：194～195

10. 王健云，付文，范亚刚. 细胞与分子遗传性技术鉴定药材简介. 中国药事，1998，12（6）：377

11. 陈芝喜，徐志伟，刘小斌，等. 强肌健力口服液对脾虚小鼠 DNA 合成的影响. 中国临床康复，2006，10（15）：141～144

12. 杨丹丹. 温肾补阳药物调节免疫的分子机制与基因调控研究进展. 江苏中医药，25（7）：59～62

13. 沈雁，曹洪欣. 温心胶囊对心力衰竭大鼠心肌基质金属蛋白酶组织抑制物 1mRNA 表达的干预效应. 中国临床康复，2005，9（43）：85～88

14. 张筠. 现代中医药的发展与分子生物学. 江西中医学院学报，2003，15（4）：63～66

15. 魏学礼，黄振翘，周永明，等. 中药对血液病基因表达的调控. 辽宁中医杂志，2004，31（12）：1403～1405

16. 方肇勤主编. 实验中医学. 第一版. 上海：上海科学技术出版社，2000

17. 刘家强，张春燕，李丽杰. 中医体质学与分子生物学. 中医药学刊，2005，23（12）：2247～2248

18. 郑守曾，王睿林. 中医药现代化研究中分子生物学技术的应用述评. 中医药学刊，2005，23（10）：1770～1775

19. 刘键平，陈杰. 人乳腺珠蛋白在乳腺癌诊治的应用. 国际病理科学与临床杂志，2005，25（5）：412～414

20. 龙良鲲，羊宋贞，姚青等. AM 真菌 DNA 的提取与 PCR - DGGE 分析. 菌物学报，2005，24（4）：564～569

21. 戴幸平，李家邦，吴贤玲，等. 健胃愈疡颗粒对消化性溃疡患者胃黏膜 VEGFmRNA 表达的影响. 中国医师杂志，2005，7（7）：926～927

22. 胡岳山，李杰芬，王剑，等. RFDD - PCR 技术用于构建证的相关基因表达谱初探. 现代中西医结合杂志，2004，13（8）：981～984

23. 马骁，阎小萍，王昊，等. HLA - B27 亚型与强直性脊柱炎中医辨证分型. 中华现代中西医杂志，2003，1（6）：527～530

24. 朱苏文，刘伟. 石斛干品基因组 DNA 的提取与 RAPD 分析. 激光生物学报，2005，14（3）：224～227

25. 刘石泉，周根余，李小军，等. 随机扩增多态性 DNA 分子标记研究进展及在中药鉴定中的应用. 时珍国医国药，2004，15（7）：431～434

26. 王和勇，罗恒，孙敏. RAPD 在中药材鉴别中的稳定性和可靠性. 中药材，2004，27（1）：63～66

27. 刘文生，朱建明，何斌，等. 中药材厚朴的随机扩增多态性 DNA 指纹图谱研究. 中药材，2004，27（3）：164～169

28. 徐红，王峥涛，胡之壁，等. 中药 DNA 分子鉴定技术的发展与应用. 世界科学技术·中医药现代化，2003，5（2）：24～30

29. 朱华，周春山，滕建北，等. RAPD 技术与中药质量标准研究. 中药材，2003，26（1）：61～64

30. 沙明，张东方，孟宪生，等. DNA 指纹谱与 HPLC 指纹谱对中药地榆质量评价研究. 中国药学杂志，2002，37（11）：815～818

31. 马伯军，章斌轶，陈镖，等. 金华佛手遗传多态性的 RAPD 分析与品种的分子鉴定. 中草药，2002，33（5）：460～462

第七章

实验指导

　　实验中医学是以实验为主的一门学科，因此开展实验教学是实验中医学的主要教学方式，通过具体的实验，对于加强感性认识，提高实验动手能力，培养中医药的科研思维具有很好的指导作用。我们提供了37个实验指导，既有基础性的验证性实验，又有提高性的综合性、探索性实验，涉及多学科的实验方法，期望通过本实验指导的学习，为今后独立开展中医药研究奠定较好的基础。

第一节　验证性实验

　　验证性实验是实验教学的初级阶段，主要采用简单的实验方法初步验证中医基础理论及中药方剂的药效。特点是指标单一，停留在整体状态的反映，如抗缺氧时间、动物的活动情况等，不涉及具体的作用机理，是开展中医实验教学的基础，有利于培养学生的基本实验动手能力。

一、"气能摄血"的动物实验

　　1. 实验目的　观察补气药黄芪在生理情况下，对小鼠凝血时间的影响，以加深对"气能摄血"理论的认识。

　　2. 实验原理　气能摄血是中医理论中气血相互关系中的重要内容之一，其内涵指气具有固摄血液，使其循脉运行而不溢出脉外的生理功能。此理论在临床上具有重要的实践价值，病理上气虚则可致出血，治失血症时多加补气药，其理论依据均在于气能摄血。本实验以补气药黄芪作用于实验动物后出现的凝血时间变化与正常实验动物相比较，验证中医气能摄血的理论。

　　3. 实验材料　电子天平、大头针若干、洁净玻璃片100张、黄芪水煎剂100ml、手术剪刀、鼠笼、25±5g小鼠100只。

　　4. 实验方法

　　（1）采用水煎法制备黄芪水煎剂（1g/ml）。

　　（2）将小鼠分成两组，每组至少10只。称体重，同时做好编号，给药组腹腔注射1:1黄芪水煎剂，（0.1ml/10g体重）；对照组腹腔注射同体积生理盐水。

　　（3）在小鼠尾端，1cm处剪下，在玻璃片上滴一滴血，血滴直径约5mm，每隔30秒用针头或清洁大头针自血滴边缘向里轻轻挑动一次，并观察有无血丝挑起，从采血开始至挑起血丝止，所历时间即为凝血时间，记录凝血时间，作组间显著性测验。

5. 实验结果　黄芪为补气要药。根据气能摄血的理论，服用黄芪可补气以摄血，缩短出凝血时间。

6. 注意事项

（1）玻璃片一定要清洁干燥。

（2）操作时要观察细致，并做到记录准确。

（3）在腹腔注射时，注意别刺伤脏器，以免影响实验结果。

（4）掌握好血滴的大小及挑动间隔时间。

7. 思考题

（1）试根据给药组与对照组凝血时间的差异说明"气能摄血"理论。

（2）了解"气能摄血"理论的临床应用价值。

二、寒热对血液运行的影响

1. 实验目的　用不同温度刺激被试动物，观察在室温及寒热情况下被试动物血液运行的快慢，血管管径的大小及其变化，从而了解机体血运对寒热环境的不同反应，加深对寒热属性的理解。

2. 实验原理　人体血液的运行主要由心气的推动来实现，同时，外界环境及病理状态都会对血液运行产生影响。中医认为寒属阴，具有凝滞、收缩、牵引特性，可致使血管收缩，血液运行缓慢甚至不畅；热属阳具有鼓动、扩散、弛张的特性，可致使血管扩张，加速血液的运行，病理情况下常出现"迫血妄行"或"动血"的现象。

3. 实验材料　蟾蜍，金属探针，剪刀，大头针，蛙板，微循环显微镜，冰箱，水浴箱，记号笔等。

4. 实验方法

（1）记录室温，用探针破坏蟾蜍的脊髓及大脑，使之四肢瘫痪，然后用剪刀剪开蛙侧腹，将肠系膜用大头针固定在蛙板上，放置于显微镜下。

（2）在5～10分钟内，找一根易于分辨（最好有分支）的微血管，用记号笔在载物台上做好标记，以便寻找，仔细观察这根血管的血流流速，在纸上描绘其形态，制定其流速。

（3）将蛙板放入0℃以下的冰箱30分钟后取出，立即在显微镜下观察流速的变化。

（4）5分钟后将蛙板放入45℃的水浴箱中，10分钟后取出观察。

（5）记录上述实验结果并分析其原因。

5. 实验结果　常温下蟾蜍肠系膜可见线粒流、粒线流；寒冷刺激后可见粒缓流、粒摆流、甚至停滞；热刺激后血流可恢复至正常状态。

6. 注意事项

（1）肠系膜的剥离要小心，不要弄破膜面。

（2）注意选定好微血管后，就注意标记好，使得所见的血管为同一根血管，减少实验误差。

7. 思考题　从实验结果分析中医寒邪、热邪的致病特点极其临床意义。

附：微血管血流流速七级分类法（参照田牛法）

①流线：血流快，呈光滑的索条状，毫无颗粒状。

②线粒流：呈光滑的索条状，稍有颗粒状。

③粒线流：血流较快，连续成线，有明显颗粒状。

④粒流：血流较慢，轴流、缘流混杂如泥沙流。

⑤粒缓流：血流呈泥沙状，连续缓慢流动。

⑥粒摆流：血流呈泥沙状，前后摆动似能向前流动。

⑦停滞：血流停滞不动。

三、"肺与大肠相表里"的动物实验

1. 实验目的　观察家兔在正常呼吸和造成气道阻滞、呼吸不畅、肺气不利的情况下，胃肠运动曲线的明显变化差异，来论证肺与大肠的表里关系。

2. 实验原理　中医藏象学说认为肺与大肠相互络属，构成表里关系。在生理功能上，肺气的肃降与大肠的传导功能相互依存。当肺气失于肃降，气逆导致津液也不能下达大肠，引起肠躁；若气虚无力传导，可引起气虚便秘或大便泄泻。若大肠实热，腑气不通，也可产生胸满、咳喘等病症。本实验观察在气道阻滞、肺气不利的情况下，胃肠运动曲线的变化情况。

3. 实验材料　家兔1只，2kg左右，雌雄不限。20%乌拉坦（氨基甲酸乙酯）、兔解剖台、多导生理记录仪、压力换能器、橡皮气囊、50~100ml注射器、剪毛剪、眼科剪、手术刀等。

4. 实验方法

（1）用20%乌拉坦，以5ml/kg的量缓缓注射于家兔的耳缘静脉，麻醉后固定在兔解剖台上。

（2）将橡皮气囊插入直肠内，另一端连接在压力换能器上，其间装置三通开关，用大注射器推入空气，使橡皮囊内压力达80~100mmHg。

（3）将连接注射器一端的三通开关关闭，仅接通多导与压力换能器。开动多导生理记录仪，记录家兔在呼吸畅通的情况下直肠运动的曲线。

（4）部分阻塞兔的呼吸通道，造成呼吸不畅，观察直肠运动曲线有何改变。

（5）解除气道阻力，使呼吸通畅，观察直肠运动曲线是否恢复正常。

（6）将橡皮气囊插入胃内，用上述同样的方法，观察家兔正常呼吸和部分阻塞呼吸通道，直肠的运动曲线是否有明显的差异。

5. 实验结果　阻塞兔的呼吸通道后，直肠运动减弱；而将橡皮气囊插入胃后，直肠的运动未见明显改变。

6. 注意事项

（1）麻醉的剂量要掌握好，勿过深或过浅。

（2）操作时要细致小心，尽量减小手术出血量。

（3）做好动物的保温工作。

7. 思考题

（1）从实验结果分析肺与大肠关系的特异性及表里关系？有何临床意义？

（2）本实验设置了将橡皮气囊插入胃内，有何意义？

四、"肝与胆相表里"的动物实验

1. 实验目的 学习胆汁流量的测定方法；比较灌注疏肝药香附汁前后胆液分泌量的变化，以加深对中医肝主疏泄与胆相表里理论的理解。

2. 实验原理 中医藏象学说认为，肝与胆互为表里，肝主疏泄，胆贮藏和排泄胆汁。胆汁由肝之精气泄于胆而生成，其排泄由肝的疏泄功能决定。故胆汁虽藏于胆，但其生成及排泄均取决于肝。本实验通过灌注疏肝药物香附液前后胆汁分泌量的变化，反映肝的疏泄功能对胆汁生成和排泄的影响，从而验证了中医肝胆相连，互为表里的理论。

3. 实验材料 家兔10只、剪毛剪、眼科剪、手术刀、特细塑料导管、兔手术台、香附液50ml、0.9生理盐水50ml、20%乌拉坦溶液50ml、注射器、烧杯等。

4. 实验方法

（1）家兔称重，分为两组用20%乌拉坦溶液以5ml/kg从耳静脉注射麻醉。

（2）家兔麻醉后以仰卧位固定于兔手术台上，剪去上腹部的毛。

（3）用手术刀在上腹部从剑突向下作正中切口3~5cm，打开腹腔。

（4）观察胆肝的解剖位置，区别走向肝门并进入肝内的左右肝管、与胆囊相通的胆囊管和汇集而成的胆总管；向下与十二指肠相通，十二指肠和胃相连。

（5）作胆总管插管，在近十二指肠的胆总管上，用眼科剪剪开一斜开小口，将特细塑料导管从肠端向胆囊方向插入胆总管内，用线适当捆扎固定。待胆汁从导管流出后，记录30分钟胆汁流量，收集胆汁于刻度试管中。

（6）给药组在十二指肠注入香附液（10ml/kg），对照组在十二指肠注入等量生理盐水作为对照，然后换一试管再收集30分钟胆汁。将同一动物用药前后及两组动物之间胆汁流量作比较。

5. 实验结果 香附液组的家兔胆汁量比对照组多，说明疏肝后能促进胆汁分泌。将实验结果填入下表：

各组胆汁量表

组别	用药前（30分钟）	用药后（30分钟）
用药组		
对照组		

6. 注意事项

（1）麻醉要适度，勿过深或过浅。

（2）操作时要细致，尽量减小手术出血量。

（3）牵拉胃肠要轻，注意保护内脏器官。

（4）动物要注意保温。

7. 思考题 从实验结果探讨中医肝胆相合的理论及其临床意义。

五、舌象望诊与舌尖微循环检测

1. 实验目的　掌握舌尖微观仪的使用方法，熟悉舌尖微循环检测的指标、方法及正常值，了解常见舌质的微循环变化，加深对舌象理论的认识。

2. 实验原理　舌诊是中医望诊的重要内容，对临床极具实用价值；舌尖含有丰富的微血管，舌质的变化在微循环中反应灵敏，检测舌尖的微循环具有临床指导意义，是舌诊客观化研究的重要内容。

3. 实验材料　舌尖微循环检测仪 1 台、轻便荧光光源 1 台、凹玻片 2 块、机械秒表 1 块、目镜测微仪（已安装校正）1 块、手持式放大镜（10×）1 块、防护玻片 1 块、擦镜纸 1 张、正常或病理舌质者 2～3 名。

4. 实验方法

（1）实验准备

①填写附表中受检查的一般资料及有关病史，了解受检者近周来体温、服药情况，询问口腔、舌部有无溃疡，女性是否在月经行经期等情况。

②记录室温（最好在 15℃～25℃之间），必要时用半导体点温计测量舌温。

③受检者静坐 5～10 分钟，向其说明检查方法，消除紧张情绪，争取配合。

（2）实验操作

①中医舌诊：按传统舌诊方法进行，并将舌质、舌苔及舌象诊断填在附表中。

②舌的形体大体观：让受检者面向光亮，正坐口张，自然伸舌，舒展下弯，充分暴露舌体。检查者手持放大镜，依次观察舌尖、舌体、舌侧、舌根、人字界沟、正中沟，重点观察舌尖乳头的分布、颜色、形态、并将所见特征填在附表中。

舌尖微循环观察：取下目镜盖，插上适当倍数的目镜，从舌尖固定架上取下防护玻片，并插入单凹玻片（注意单凹玻片应朝向受检者）；转动粗调手轮，使微观仪之镜筒向前靠近单凹玻片。

受检者面向仪器坐下，下颌自然托在微观仪的下颌托上；两唇轻闭，轻轻贴着单凹玻片，并伸出舌尖，使舌尖背部轻触单凹玻片中央浅圆凹，接触的压力以形成一具面积约为 1.5cm×2.0cm 大小的平整观察面为度。

开启电源，调节到适当的亮度，缓缓转动粗调手轮使镜筒退到能见到微血管景象；再略调微调手轮，即可看到清楚的舌微观视野。

轻轻移动下颌托手柄，即可改变视野进行观察，但须再次调节微调手轮。根据"舌尖微循环检测指标和方法"依次逐项检测，并将结果及时填记在登记表格内。对其中典型的或疑似的视野图像，可绘出草图或进行显微摄影。

实验结束后，将光源旋至"小"位置，关闭光源，拔下电源插头；取下目镜，插上镜筒盖；取下已使用过的单凹玻片置入清洁剂中，并在舌尖固定架上插入防护玻片。

5. 实验结果　将观察到的结果填入附表中。

6. 注意事项

（1）观察时，光源调整不宜过强，以免刺激眼睛，亦使血管与底色反差减小，但摄影时光源宜加大。

（2）受检者在检查前 1 小时应避免剧烈运动或体力劳动，以免影响实验观察。

（3）对同一位受检者的观测记录要一次性完成，避免中断，否则应重新进行观察。

（4）操作仪器时，切忌用力过猛，务必按规定的方法规范操作，避免手指或香柏油直接接触各种镜头。

7. 思考题

（1）分析所观察的舌质与舌尖微循环的内在联系和机理。

（2）复习舌诊的相关内容极其临床意义。

附表：舌象望诊与舌尖微循环检测记录

编号_____姓名_____性别_____年龄_____民族_____

职业_____工作单位_____联系电话_____

相关病史_____

8. 舌象望诊

（1）舌质

①舌色：淡白，淡红，红舌，绛舌，青紫，瘀斑。

②舌形：胖大，瘦薄，老舌，嫩舌，裂纹，齿痕，芒刺，红点舌。

③舌态：僵硬，痿软，吐弄，短缩，震颤，歪斜。

（2）舌苔

①苔质：厚/薄，润/躁，腐/腻，剥落，无苔，无根。

②苔色：白色，淡黄，深黄，焦黄，灰色，黑色。

（3）舌尖微循环

①菌状乳头横径：毫米/个（测 3 个计算平均值）。

②丝状乳头横径：毫米/个（测 3 个计算平均值）。

③微血管丛数：个/视野（测 3 个计算平均值）。

④血流颜色：鲜红，淡红，暗红。

⑤流速描述：流线，线粒流，粒线流，粒缓流，粒摆流，停滞。

六、中医脉图的描记和分析

1. 实验目的　通过运用智能脉象仪描记寸口部桡动脉的脉图，学习脉象仪使用的方法，了解脉图所反映的脉象信息及其生理、病理意义；掌握脉图相关参数的判读。

2. 实验原理　脉象是脉动应指的形象感觉，现代脉诊研究中，采用脉象仪检测脉图，模拟手指切脉过程中，通过指端压力感受器获取脉搏信息的原理，采用压力感应元件记录脉搏波图，从而提取脉象信息，是脉诊客观化的常用方法。

3. 实验材料　ZM－ⅢC 型智能脉象仪、诊察床、脉枕、血压计、听诊器、体重秤等。观察对象：实验自愿者（含正常脉象和异常脉象者）。

4. 实验方法

（1）将脉象换能器的导联线与脉象仪输入插口相连，并按下相应的输入键。脉象仪的输出接线柱 2、3、4 分别与心电导联线的黄、黑、红三线相连。连接电源线和地线。

（2）将脉象仪检测项目置"脉象"位；脉象倍乘与速率倍乘置"×1"位；细调开关置关闭状态；时间常数选择"3.2秒"；滤波频率选择"＞2000周/秒"。心电导联开关置"0"位；心电记录开关置"准备"位。接通电源，预热3分钟。

（3）调节心电图机增益，使 1mV 定标信号振幅为 10mm。

（4）调节脉象换能器接续器上的平衡旋钮，使脉象仪"定位"指示表头的指针偏转到50%，相当于取法压力为 125g（指示表头满刻度为 250g，每格为 25g）。将心电导联开关置"Ⅰ导联"位，记录开关置"观察"位。按下脉象仪取法压力定标钮，可见心电记录笔上下跳动；将心电记录开关置"记录"位，应记到振幅为 5mm，波宽为 5mm 的方波（取法压力定标信号振幅固定，其波宽则随取法压力增大而变宽，在心电图机 25mm/s 走纸速度条件下，压力定标波宽 1mm 相当于取法压力 25g）。此时，整个测试记录系统处于标准状态。

（5）受试者取仰卧位，静卧 10 分钟。四肢放松，被测的手臂平放，外展 30°，直腕仰掌，腕下垫一脉枕。

（6）换能器探头定位：一般单探头记录取左关部，也可根据需要取其他部位。定位前，先以手指切脉，在寸口桡动脉搏动最明显处沿寸、关、尺画一直线，再从桡骨茎突作此线的垂线，其交点即为关部的中心位置。然后，将换能器的探头对准该处并固定绑带。支架应保持垂直，绑带的松紧要适宜。定位时，探头应注意尽量避开桡动脉毗邻的肌腱。从确定关部测脉位置到固定换能头的整个过程中，应保持手腕姿势的相对固定，以免探头位移造成记录误差。

（7）记录：捻转换能器的垂直加压螺旋，使探头逐渐触压取脉部位。每加压 25g 后，观察脉象仪压力表头的指针或心电记录笔上下摆动的幅度（或用示波器监视脉图波形）。如果在某一个或几个压力段能观察到指针和记录笔的较明显的摆动，说明定位基本准确。随后，调节加压螺旋，使取法压力指针退回到 25g；将心电记录开关置"观察"位，待记录笔偏转稳定后，再将开关转切到"记录"位，记录 3～5 个脉搏波，打上压力定标。以后，每加压 25g 记录 3～5 个脉搏波，并记下压力定标。10 个压力段记录完毕，便组成了系列脉图。另外，再调节到脉图振幅最大的最佳取法压力，连续描记 5 个脉图，打上压力定标；保持最佳取法压力，将脉象仪检测项目置"速率"位，描记 5 个速率图。

（8）记录完毕后，拆下换能器，注意观察探头压痕是否覆盖关部中心，仪器复原，关闭电源。

（9）测算脉图的生理参数，讨论分析脉象特征。

5. 实验结果

（1）测量最佳脉图的 t1、t4、t5、t、w、h1、h3、h4、h5 等参数，计算 t1/t、t1/t4、t4/t、t5/t4、w/t、h3/h1、h4/h1、h5/h1 和脉率。

（2）测量系列脉图各压力段的 h1，绘制取法压力 - 脉幅趋势图，并分析脉象的浮沉、虚实等特征。

（3）根据实验参数判别脉名。

6. 注意事项

（1）捻动换能器加压螺旋时，动作宜轻，避免向下按压和左右摆动。

（2）记录时，应注意让受试者手臂关节自然放松，避免呼吸对肩、臂的牵动。

（3）受试者在 24 小时内避免服用收缩血管、兴奋心肌、镇静等药物，以免影响脉象的采集。

（4）诊察床不能依靠，实验环境应保持安静。

7. 思考题

（1）从实验结果分析平脉、滑脉、弦脉的脉图特征及参数。

（2）了解脉象客观化的现代研究成果。

七、人参浸煎液对小鼠耐缺氧时间的影响

1. 实验目的　观察元气旺盛或不旺盛的小鼠在缺氧情况下生存时间的差异，以了解元气在生命活动过程中的重要作用。

2. 实验原理　中医理论认为正气的盛衰是机体抗病和康复能力的内在依据，正气强，则抵御外邪和适应恶劣环境的能力就强，反之，正气弱则对恶劣环境的抵御能力就差，说明元气在机体生命中是非常重要的。

3. 实验材料　125ml 广口瓶 10 个，1ml 注射器 2 支，6 号注射针头 2 支，钠石灰 2g，100% 人参煎液 50ml，0.9% 生理盐水 100ml，秒表 1 块，纱布若干，18～20g 雄性小鼠 10 只，天平 1 台。

4. 实验方法

（1）取生晒参 50g，加水 150ml，文火煎至 50ml，冷却待用。

（2）称钠石灰每份 1g，共 10 份，分别包于纱布内，置于广口瓶中。

（3）取 18～20g 雄性小鼠 10 只，随机分成 2 组，一组实验组，另一组为对照组，称好体重，标记编号。

（4）将实验组小鼠腹腔注射人参煎液，剂量为 0.2ml/10g，对照组注射等量的生理盐水。

（5）待用药 1 小时后，将小鼠放入广口瓶内，迅速盖好瓶盖，同时按下秒表。

（6）仔细观察小鼠窒息致死的时间，并作好实验记录，完成实验报告。

5. 实验结果　人参煎液组的耐缺氧时间明显比对照组长，说明通过补气可以增加对恶劣环境的抵御能力。

6. 注意事项

（1）注意掌握注射的剂量。

（2）药物注射后，必须要到 40 分钟后方可置于瓶内。

（3）腹腔注射时，不能深刺，以免损伤内脏而致动物死亡。

7. 思考题

（1）通过实验结果，分析人参补气作用的现代研究机理。

（2）了解其他反映整体生存能力的实验方法。

八、酸枣仁水煎液对小鼠自发活动的影响

1. 实验目的　观察酸枣仁水煎液对小鼠自发活动的影响。

2. 实验原理　酸枣仁汤由酸枣仁、甘草、知母、茯苓、川芎五味药组成，具有养血安神、清热除烦的功效，临床主要用于虚劳、虚烦不眠证。通常情况下，小鼠自发活动方式有走动、前肢向上抬举、抓痒、洗脸、舐足、嗅及咬等行为，其中，以走动、前肢向上抬举为常见，兴奋剂及镇静剂能分别增强或抑制其活动。酸枣仁具有养心安神功效，具有明显镇静、催眠作用，能减少小鼠自发活动。

3. 实验材料　小鼠，动物活动箱，用无色有机玻璃制成的长方形箱，其底部上放入木屑垫料。酸枣仁水煎液 1g/ml。酸枣仁水煎液的制备：生酸枣仁，粉碎，加入适量自来水浸泡 1 小时，煎煮 3 次，每次沸后 30 分钟，用纱布，棉花二次滤过，滤液合并，于水浴上浓缩至 1g/ml，置于冰箱中备用。戊巴比妥钠。

4. 实验方法

（1）选用 18～22g 小鼠，雌雄不拘，每批试验采用单一性别。随机分 3 组：生理盐水组、酸枣仁水煎液 10g/kg、5g/kg 组。每组 10 只。每次试验设生理盐水对照组。

（2）以 2 分钟内小鼠走动时间及双前肢向上抬举次数为指标，给药前把小鼠放进活动箱中适应 5 分钟后，记录 2 分钟的活动次数，取其均值作为给药前正常值，酸枣仁水煎液腹腔注射 30、60 分钟后，按同法测定小鼠活动次数，结果以 ±s 表示，用组间 t 检验检验其差异显著性。

5. 实验结果　酸枣仁水煎液可以明显抑制小鼠自发活动。

6. 注意事项

（1）实验必须在 12hL/12hD 光周期的恒温、恒湿、安静的光控实验室进行，实验前 7 天将动物置于光控室饲养。

（2）每次只能测定 1 只鼠，两鼠间给药间隔时间以 3 分钟为宜，以避免给药时间差对试验结果的影响。

（3）尚有抖笼换能器法，多功能小鼠活动记录仪记录法及抗苯丙胺诱发小鼠活动亢进等实验方法。

7. 思考题

（1）酸枣仁水煎液可以明显抑制小鼠自发活动的原因。

（2）为什么每次只能测定 1 只鼠？

九、钩藤对实验性肾性高血压大鼠血压的影响

1. 实验目的　观察钩藤对实验性肾性高血压大鼠血压的影响。

2. 实验原理　钩藤具有清热平肝，息风定惊之功效。《本草备要》称其"除心烦，平肝风，治大人头晕目眩"。《本草便读》认为"钩藤独入肝家，清肝热。热平则风息"。实验证明，钩藤的多种制剂对麻醉或不麻醉，正常或高血压动物，均有明显的降压作用，钩藤总碱为钩藤中主要有效活性成分之一。本实验是观察钩藤对实验性肾性高血压大鼠血压的影响，

采用银夹夹闭大鼠肾动脉，造成肾动脉狭窄，形成急性肾脏缺血，致肾素生成增多，血中血管紧张素含量增高，血管收缩，血压升高。

3. 实验材料　Wistar 大鼠，体重 200～250g，雌雄各半。RBP－1 型大鼠尾动脉血压测定仪，银夹，动脉夹，止血钳，手术刀，手术剪，镊子，手术线，缝合针等。药品及试剂：钩藤总碱，降压 0 号，3% 水合氯醛，1% 氯化钠。

4. 实验方法

（1）血压测定　在稳定的环境中，保持室温 28℃，将大鼠置于 38℃ 温箱中预热 10 分钟，将大鼠尾穿过压尾器，平放于传感器上，适应 5 分钟向压尾器充气加压，阻断尾部血流，待容积脉搏波消失后，缓慢而均匀地放气，听到容积脉搏波恢复有规律的声音，此时的血压表上指数即为收缩压。

（2）模型制备　大鼠在固定的环境中饲养，5 天后测基础血压 3 次，取平均血压作为手术前动物正常血压。然后施二肾一夹手术。以 3% 水合氯醛腹腔注射（10ml/kg）麻醉，消毒后，游离左肾动脉，用内径 0.2mm 的银夹夹闭，使左肾动脉部分狭窄，右肾不触及，逐层缝合皮肤。术后第二周开始以 1% NaCl 溶液代饮用水，第三、四周测血压，观察血压变化。

（3）分组及给药　术后第四周根据血压升高程度将大鼠随机分为五组：模型组，降压 0 号 10.3mg/kg 剂量组，钩藤 30、15、7.5mg/kg 三个剂量组。每日灌胃 1 次，连续 3 日，对照组同时给同体积蒸馏水 10ml/kg 灌胃。末次给药后 1 小时测尾动脉血压。

5. 实验结果　钩藤对实验性肾性高血压大鼠血压有显著的降低作用。

6. 注意事项

（1）血压测定环境要安静，温度、湿度要恒定。

（2）在血压测定过程中，动作要轻，不要引起动物过分挣扎。

（3）手术时动作要快，在 5 分钟内完成。

（4）术后应精心饲养，避免动物感染。

（5）血压平均升高 30mmHg 汞柱以上，可认为模型成功。

（6）血压测定全过程应由一人完成，减少实验的测量误差。

7. 思考题

（1）高血压动物模型的造模方法。

（2）为什么血压测定全过程应由一人完成？

十、女贞子对小鼠免疫器官胸腺、脾脏重量的影响

1. 实验目的　观察女贞子对小鼠免疫器官胸腺、脾脏重量的影响。

2. 实验原理　女贞子具有补肝肾阴、乌须明目的功效，临床主要用于肝肾阴虚的目暗不明，视力减退，须发早白，腰酸耳鸣及阴虚发热等。本实验主要是观察女贞子对免疫系统的影响。胸腺与脾脏为体内主要的免疫器官。胸腺为初级淋巴器官，游走的造血干细胞进入胸腺原基，在此分化增殖成 T 淋巴细胞（T 细胞），与细胞免疫有关。脾脏为次级淋巴器官，免疫活性细胞移行于此，并在此处因受免疫过程中异体抗原刺激而进一步增殖分化和成

熟，脾脏中有 T 淋巴细胞和 B 淋巴细胞（B 细胞），还有巨噬细胞，与体液免疫、细胞免疫均有密切关系，一些免疫抑制剂如环磷酰胺、可的松等，均可使胸腺、脾脏明显萎缩，免疫增强剂如一些免疫多糖则使胸腺或脾脏增重，因此一般免疫药理实验，常以药物对动物的胸腺、脾脏重量的影响作为初步观察。

3. 实验材料　小鼠（幼鼠体重 11～15g，成年鼠体重 18～22g），扭力天平，贞子水煎液（1g/ml），生理盐水等。

4. 实验方法　小鼠灌胃给药 7 天，每天一次，于末次给药后 24 小时，摘眼球放血处死，称体重，摘出胸腺及脾称重，以胸腺或脾脏重量（mg）与体重（g）之比作为胸腺或脾指数。脾（胸腺）指数 = 脾（胸腺）重（mg）/体重（g）。

5. 实验结果　女贞子可以提高小鼠免疫器官胸腺、脾脏的脾（胸腺）指数。

6. 注意事项　幼鼠胸腺对免疫药物敏感，故本实验方法一般常采用幼鼠，注射给药可用 8～12g 小鼠，灌胃给药因鼠太小操作不易，但体重也不宜超过 15g。

7. 思考题

（1）选用胸腺、脾脏作为检测指标的原因。

（2）女贞子可以提高小鼠免疫器官胸腺、脾脏的脾（胸腺）指数的原因。

十一、血府逐瘀汤对大鼠肠系膜微循环的影响

1. 实验目的　观察血府逐瘀汤对大鼠肠系膜微循环变化的影响。

2. 实验原理　血府逐瘀汤由当归、生地、桃仁、红花、枳壳、赤芍、柴胡、甘草、桔梗、川芎、牛膝组成，具有活血祛瘀、行气止痛的功效，临床主要用于胸中血瘀证。借助显微电视录像装置观察大鼠肠系膜微循环变化（包括血管口径、血流速度、血细胞流态的变化），以了解组织血流灌注的情况。

3. 实验材料　大鼠。微循环显微彩色录像系统、冷光源、生理记录仪、大鼠肠系膜观察台、超级恒温水浴、5000ml 广口瓶、小型麦氏水浴器、手术剪刀、手术刀、止血钳、眼科剪刀、眼科镊、2ml 注射器、缝合线。药品及试剂：血府逐瘀汤水煎醇沉 2g/ml、生理盐水、肝素钠注射液、乌拉坦溶液 20g/ml、平衡克式液（其中含 NaCl 17.7g、KCl 10.35g、$CaCl_2 \cdot 2H_2O$ 0.29g、$MgSO_4 \cdot 7H_2O$ 0.3g、$NaHCO_3$ 2g，蒸馏水加至 1000ml，充 95% N_2 +5% CO_2 混合气体 30 分钟，以排除平衡克式液中的氧气）。

4. 实验方法

（1）选取健康禁食 12 小时大鼠 6 只、体重为 180～220g，用 20% 乌拉坦 1.4ml/100g 肌肉注射麻醉。将手术野鼠毛剪净。消毒后，分离颈动脉、连接血压换能器，以生理记录仪（二导或四导生理记录仪）监测血压。

（2）按 Chambers 法制备大鼠肠（一般选回肠）系膜微循环标本，用 37℃ 恒温平衡克式液不断向标本上均匀滴注，每分钟保持 50±5 滴，以保持肠系膜活体标本的恒温、恒湿、恒 pH 和一定的离子浓度。用 Leitz 镜头（10×）和 CD–2 型彩色显微镜电视录像装置观察记录。在检测器屏幕上测定给药（小肠给药：血府逐瘀汤水煎醇沉液 0.8ml/100g）前后细动脉（A_3）、细静脉（V_3）的口径和血流速度的变化（血管口径采取显微测微尺在监测器屏

幕上标定，或用电视显微测微仪测量），并用生理记录仪同步记录血压的变化，判断微循环改善的情况。

5. 实验结果　血府逐瘀汤可以改善大鼠肠系膜的微循环。

6. 注意事项

（1）必须保持活体肠系膜标本（37±1）℃恒定的温度，因温度对肠系膜微循环影响较大，易产生实验结果的偏差。

（2）腹部切口在1.5~2cm为宜，切口过大，肠管会涌出，影响观察；切口过小，寻找观察部位困难，而且会影响血液循环。

（3）实验结果的数据是用Leitz镜头（10×）和CD-2型彩色显微录像装置观察测量所得，在屏幕上观察测量的数据要以显微测微尺标定。

7. 思考题

（1）血府逐瘀汤组方的特点。

（2）为何必须保持活体肠系膜标本（37±1）℃恒定的温度？

十二、补中益气汤对小鼠胃排空运动的影响

1. 实验目的　观察补中益气汤对小鼠胃排空运动的影响。

2. 实验原理　补中益气汤为益气健脾的代表复方，由黄芪、甘草、人参、升麻、柴胡、橘皮、当归身、白术组成，具有补中益气、升阳举陷的功效，临床主要用于脾不升清证、气虚发热证、中气下陷证。现代研究表明脾虚患者多有胃肠运动功能紊乱，该方益气健脾的药理作用之一与其调整胃肠运动有关。定量给小鼠灌胃甲基橙溶液，一定时间后，通过测定动物胃中甲基橙的吸光度，以甲基橙胃残留百分率为指标，可以观察药物对小鼠胃排空运动的影响。

3. 实验材料　小鼠。离心机、722型分光光电比色计。补中益气汤，常法制备为100%水煎液（1g/ml），0.1%甲基橙溶液（分析纯，蒸馏水配制，0.001g/ml），$NaHCO_3$（分析纯，蒸馏水配成5%溶液，0.05g/ml）等。

4. 实验方法

（1）取体重20~22g健康小鼠，雌雄兼用，实验前禁食12小时，自由饮水。动物随机分为对照组和给药组，每组10只小鼠。为了避免中药本身颜色对测量的干扰，采用皮下注射给药。

（2）给药组动物分别皮下注射补中益气汤水煎液100%、50%两种浓度，剂量为0.2ml/10g。对照组给同体积生理盐水。

（3）给药40分钟，每只小鼠灌胃0.1%甲基橙溶液0.2ml，20分钟后脱臼处死动物，剖腹摘取胃置于小烧杯里，加入10ml蒸馏水，用小剪刀沿胃大弯剪开胃，将胃内容物充分洗于蒸馏水中，用$NaHCO_3$溶液调节pH值至6.0~6.5，倒入刻度离心管，以2000rpm离心10分钟，取上清液用722型分光光电比色计（波长420nm）比色。

（4）用蒸馏水调零，测量溶液的吸光度。测得的吸光度为胃中甲基橙吸光度。并以0.1%甲基橙0.2ml加入10ml蒸馏水摇匀后测量其吸光度作为基数甲基橙吸光度，并按下列

公式计算甲基橙胃残留率。甲基橙胃残留率的高低可反映胃排空的快慢。

$$甲基橙胃残留率（\%）=\frac{胃甲基橙吸光度}{基数甲基橙吸光度}\times100\%$$

5. 实验结果 补中益气汤可以调整小鼠的胃肠运动。

6. 注意事项

（1）试验前小鼠须严格禁食，禁食所用的鼠笼应便于粪便流出，禁食时间以12小时为宜，时间过长动物由于过于饥饿会自食其毛和粪便，干扰实验结果。

（2）灌胃甲基橙所用针头要圆滑，否则易损伤食管或胃血管造成出血，影响比色；灌甲基橙的量要准确。

（3）可用0.05%酚红-1.5%羧甲基纤维素（CMC）代替甲基橙灌胃作为指示剂。

（4）若灌胃给药，须确认胃中无残留中药，才能进行试验，以免中药本身颜色对测定的干扰；若采用口服给药，应考虑制剂的特点。本实验补中益气汤水煎液作皮下注射，是经过离心滤过的上清液，但仍是粗制剂。因此实验中应尽可能控制各种干扰因素，使实验结果真实可靠。

7. 思考题

（1）试验前为什么小鼠须严格禁食？

（2）灌胃甲基橙所用针头为什么要圆滑？

十三、金铃子散镇痛作用的动物实验

1. 实验目的 通过本实验可验证金铃子散的镇痛作用，并了解扭体法镇痛的实验方法。

2. 实验原理 金铃子散是由金铃子、玄胡索二味药组成，具有行气舒肝，活血止痛之功。临床上常用于肝郁气滞化火所致的胸腹胁肋诸痛及痛经、疝气痛等证。现代广泛配伍，应用于溃疡病，肝炎胆道疾病，肋间神经痛等证，其止痛作用显著，可谓止痛之良方。

3. 实验材料 50%金铃子散煎出液（经离心沉淀去渣）50ml，0.7%的冰醋酸溶液50ml，0.9%生理盐水100ml，哌替啶注射液10ml。20g左右的雌性小鼠15只。1ml注射器3支，秒表1块，天平1台，搪瓷盘1个，鼠笼2个，500ml烧杯1个，镊子2把，记号笔等。

4. 实验方法

（1）取雌性小鼠15只，分别称重并标号，随机分为3组：金铃子散组、生理盐水组、哌替啶组，每组5只。

（2）上述3组分别按0.2ml/10g的剂量腹腔注射上述三种药物，并记录给药时间。

（3）40分钟后全部小鼠均腹腔注射0.7%的冰醋酸溶液0.2ml/10g致痛。

（4）观察20分钟内产生扭体反应（伸屈后肢，腹部收缩内凹，臀部高起）的动物数和总扭体次数。

（5）综合全班实验结果，算出镇痛百分率，计算公式=（实验组无扭体反应动物数-对照组无扭体反应动物数）/对照组扭体反应动物数×100%。

5. 实验结果 金铃子散组的动物扭体数明显比对照组少，说明金铃子散有镇痛作用，将结果填入下表：

实验各组的扭体次数及镇痛百分率表

组别	n	扭体次数	镇痛百分率
金铃子散组			
生理盐水组			
哌替啶组			

6. 注意事项

（1）正确注射药物、乙酸的剂量，减少实验误差。

（2）正确识别小鼠的扭体反应次数，以免误数，影响实验结果。

（3）哌替啶注射液为管制药品，必须按相关规定管理和使用。

7. 思考题

（1）通过本实验能否验证金铃子散的镇痛作用？它有何临床意义？

（2）根据金铃子散的功效，另行设计一项有关镇痛实验。

十四、峻下热结法治疗阳明腑证的动物实验

1. 实验目的　峻下热结法是通过大承气汤来体现的，通过测定含10%炭末的大承气汤在小鼠胃肠道内移动的距离，并与同样含10%炭末浓度的生理盐水混悬灌胃，并与对照组比较，可以证明峻下热结法是通过加强胃肠蠕动，扩大肠腔容积，从而达到通便泻热的作用。

2. 实验原理　峻下热结法适用于大肠中有形热结，症状表现为大便秘结、腹胀、腹满、腹痛、日晡潮热、时时谵语等，代表方为大承气汤。临床上各种热性病引起便秘，腹满而痛，都可以据本方化裁应用。本法不仅用于外感病，也用于内伤杂病，因此，是临床常用的攻下法之一。现代医学还常用本法治疗肠梗阻、急性胆囊炎、急性阑尾炎等急腹症。

3. 实验材料　药物：生大黄30g、芒硝10g、枳实20g、厚朴20g。将枳实20g、厚朴20g加水350ml，先煎，沸后煎10分钟，再加入预先用水浸透的生大黄30g，再沸煎5分钟去渣，可煎得药液约80ml，加入芒硝10g，即配制成100%的大承气汤，冷却后，以每90ml药液加10ml墨汁的比例，配成含10%炭末的大承气汤药液。同样，以每90ml加10ml墨汁的比例，配成含10%炭末的生理盐水混悬液，供对照组用。动物：20~30g的小鼠10只，雌雄不限。1ml注射器2支，灌胃针头2支，手术剪1把，眼科镊2个，直尺1把，腰盘1个，碳素墨水1瓶，鼠笼，0.9%生理盐水，记号笔等。

4. 实验方法

（1）取空腹16小时，体重20~30g的小鼠10只，分成两组5对，每对的体重要求相近，分别用红、蓝记号笔标同样号码，以区分药物组与对照组。

（2）以0.15ml/10g的剂量，分别用药液（实验组）、生理盐水（对照组）灌胃。

（3）20分钟后，处死小鼠，打开腹腔，取出肠管，分离肠系膜，将肠管拉成直线，用直尺量出从幽门为起点的炭末移动距离，做好记录，同时，测量小肠的总长度，即从幽门至阑尾的距离。计算出每只小鼠的炭末移动距离占小肠的总长度的百分率，比较两组结果。计

算公式如下：

小肠推进率 = 炭末移动距离/小肠的总长度×100%

5. 实验结果　大承气汤组的小肠推进率明显比对照组高，说明大承气汤通过促进小肠的蠕动，从而达到泻下作用。

6. 注意事项

（1）药物或生理盐水加炭末后，要充分摇匀。

（2）注意煎药的时间及配制的浓度。

（3）实验组与对照组要同时灌药。

（4）灌药时，圆头针头插入时，把小鼠的颈部拉直，沿食道插入，当有落空感时将药液或盐水灌入，避免灌入气管窒息而死。

（5）从腹腔取肠管时，先剪断胃的贲门部和大肠的近肛门端，剥离出肠管，在分离时尽量避免牵拉肠管，以免影响精确度，取出肠管后，要滴上0.9%的生理盐水，以保持肠管湿润，以免粘在台面上。

7. 思考题

（1）从实验结果分析大承气汤泻下作用的现代研究机理。

（2）可设计实验比较大承气汤、小承气汤、调胃承气汤的不同作用。

十五、小青龙汤平喘作用的动物实验

1. 实验目的　学习以组织胺喷雾引起豚鼠哮喘的方法，观察小青龙汤的平喘作用。

2. 实验原理　小青龙汤出自《伤寒论》，如"伤寒表不解，心下有水气，干呕，发热而咳，或渴，或利，或噎，或小便不利，少腹满，或喘者，小青龙汤主之"；"病溢饮者，小青龙汤主之"。全方由麻黄、芍药、细辛、干姜、甘草、桂枝、半夏、五味子八味药组成。小青龙汤广泛应用于呼吸系统多种疾病，如慢性气管炎、肺气肿、肺源性心脏病、支气管哮喘、支气管肺炎、结核性胸膜炎、慢性鼻炎等。

3. 实验材料　150~200g的豚鼠40只，天平，注射器5ml、10ml各1支，电动超声雾化器，秒表1块，磷酸组织胺溶液（浓度为1.0mg/ml）50ml，灌胃针头3支，0.9%生理盐水100ml，小青龙汤煎液100ml。

4. 实验方法

（1）将豚鼠40只随机分成2组，每组20只，称重标记。

（2）实验组用小青龙汤灌胃（剂量为1ml/100g），对照组用同剂量的0.9%的生理盐水灌胃。

（3）50分钟后分别放入喷雾装置内，随即将磷酸组织胺溶液（必要时将浓度提到2mg/ml）喷入装置内，观察2组豚鼠的反应。同时按下秒表。

（4）哮喘反应可分为4级，一级呈现呼吸加速，二级呈现呼吸困难，三级表现抽搐，四级表现为翻滚。

（5）当动物出现抽搐，立即按下秒表，计算出自开始喷雾至出现抽搐的时间。

（6）分析实验结果，讨论小青龙汤的平喘机理。

5. 实验结果　小青龙汤组的豚鼠出现哮喘反应的时间明显比对照组长，说明小青龙汤具有明显的平喘作用。

6. 注意事项

（1）在给豚鼠喂中药时，应少量多次给予，确保中药足量灌喂，避免中药漏掉。

（2）正确使用超声雾化器，掌握雾化的流量，调节好流量后就不要改变调节按钮，使得每次的雾化量一样。

（3）分析实验结果时，请对同一超声雾化器内进行的实验结果作比较；对在不同超声雾化器内所得的实验数据请不要比较。

7. 思考题

（1）从实验结果分析小青龙汤平喘作用的现代机理。

（2）学习其他激发哮喘反应的实验方法。

十六、参附汤固脱救逆作用的动物实验

1. 实验目的　观察参附汤对离体蛙心的作用，以证实其强心作用。

2. 实验原理　参附汤由人参、附子二味药组成，具有回阳益气、固脱救逆作用，常用于治疗元气大亏、阳气暴脱所致之神志昏迷、汗出淋漓、四肢厥逆、呼吸微弱、脉微欲绝。实验研究已证明人参、附子都有较强的强心作用。

3. 实验材料　蟾蜍 35 只，探针 1 根，手术剪、眼科镊、蛙板、蛙心套管，试管夹，铁架台，吸管，手术缝线，大头针，记纹鼓，描记笔，记录纸，任氏液 500ml，低钙任氏液 50ml，100% 参附汤煎液等。

4. 实验方法

（1）取蟾蜍 1 只，探针由枕骨大孔处刺入，上下捣毁脑组织与脊髓，固定于蛙板上，暴露心脏，剪开心包膜，左肺动脉及主动脉下穿一根线，打一松结备用。

（2）在主动脉靠心脏处剪一"V"形切口，将盛有任氏液的蛙心套管插入心脏，在静脉窦以下把其余血管一起扎住，（切勿将静脉窦扎住），并剪断之，用吸管吸去管内血液，并用任氏液连续冲洗几次，直至蛙心套管内灌流液无色为止。

（3）将蛙心套管连同蛙心一起固定在试管铁架上。

（4）待心脏活动稳定后，在蛙心套管内缓慢滴入低钙任氏液，待作用明显后，加入 100% 的参附汤煎液 0.05ml，观察心脏活动情况。

5. 实验结果　加入 100% 的参附汤煎液后，蛙心的振幅加大，说明有强心作用。

6. 注意事项

（1）蛙心套管应轻轻移动，以免损伤心脏。

（2）结扎静脉时，要尽量远离静脉窦；蛙心套管插入心脏后，应迅速吸去其中的血液，以免凝血。

（3）给药时应逐滴增加，沿套管壁流下，给药后用吸管混匀；换药时应注意勿使空气进入心脏。

7. 思考题

（1）从实验结果分析参附汤强心作用的机理。

（2）了解其他强心作用的实验方法。

附：任氏液的配制

①20% 的 NaCl 溶液 32.5ml。

②10% 的 KCl 溶液 1.4ml。

③1% 的 NaH_2PO_4 溶液 1.0ml。

④5% 的 $NaHCO_3$ 溶液 4.0ml。

⑤10% 的 $CaCl_2$ 溶液 1.0ml。

再加蒸馏水至 1000ml 即可。

低钙任氏液的配制同上，仅 10% 的 $CaCl_2$ 溶液为 0.1ml。葡萄糖 2g 可加也可不加。

十七、五苓散对大鼠的利尿作用

1. 实验目的 观察五苓散对大鼠的利尿作用。

2. 实验原理 五苓散由猪苓、泽泻、白术、茯苓、桂枝五味组成，具有利水渗湿、温阳化气的功效，临床主要用于蓄水证、水湿内停证和痰饮等证。通过增加肾小球的滤过率或影响肾小管的重吸收、分泌和排泄均可使尿量增加达到利尿作用。本实验用代谢笼法收集大鼠用药前后的尿量，观察五苓散的利尿作用。

3. 实验材料 大鼠。代谢笼，注射器，大鼠灌胃针头，药物天平，小烧杯（50ml）或量筒（25 或 50ml）。药品：五苓散水煎液 2g/ml（茯苓9g，猪苓、泽泻各15g，白术9g，桂枝6g）。取五苓散一剂水煎 30 分钟，过滤。药渣再煮 2 次，滤过，合并滤液，水浴浓缩至所需浓度。

4. 实验方法

（1）把大鼠分为对照组和给药组。各鼠按 2ml/100g 的生理盐水腹腔注射，并轻压下腹部使膀胱排空。

（2）给药组以 2ml/100g 的五苓散水煎液灌胃，对照组给予等容量的生理盐水。立即将大鼠放入代谢笼内（200g/只以下的动物，一个笼可放同组动物 2~3 只），60 分钟后收集各组动物的尿量共 3 次，每次 60 分钟。

（3）将两组大鼠相应时间内尿量的均值进行组间比较，作统计学处理。

5. 实验结果 五苓散对大鼠有较为明显的利尿作用。

6. 注意事项

（1）代谢笼有多种，如有机玻璃代谢笼、细网笼底代谢笼、简式粪尿分离代谢笼。若无代谢笼可用普通鼠笼配以漏斗和量筒代替。

（2）本实验亦可用小鼠，但体重要在 25g 以上，实验前各鼠用 0.3ml/10g 的生理盐水灌胃，进行给水负荷。

（3）尿量一般在给药后 60 分钟开始增多，但要在 180 分钟后才最显著。

7. 思考题

（1）五苓散对大鼠的利尿作用的机理。

（2）为什么尿量一般在给药后60分钟开始增多?

十八、发热动物模型的复制及白虎汤的退热作用观察

1. 实验目的　学习运用大肠杆菌内毒素耳缘静脉注射复制家兔发热模型的方法，掌握家兔观测体温的操作法，观察白虎汤的解热作用。

2. 实验原理　内毒素是重要的致热源，由静脉注入人体后可使白细胞产生内热原。内热原可能是发热的信息分子，把信息传递到视前区丘脑下部的体温调节中枢而引起发热。

3. 实验材料

（1）实验动物：选用体重2kg±0.5kg同种健康家兔2只，雌雄不拘。实验前一天，将动物置实验室中以适应环境，并测体温3次。

（2）试剂药品：①大肠杆菌内毒素：E. Coli O111 B4（长春生物制品研究所制），以生理盐水配成25μg/ml；或用E. Coli 127 B6（sigma），以生理盐水配成0.5μg/ml，置于4℃冰箱保存备用。

②生理盐水：0.9% NaCl。

③液体石蜡。

④白虎汤煎液：生石膏100g，知母60g，煎煮浓缩成100%浓度备用。

（3）实验器械：温度计2支，台秤1只，兔台1只，2ml注射器2个，6号针头2个，10ml注射器1个，兔开口器1个，坐标纸若干。

4. 实验方法

（1）家兔分别称体重，编号，分为白虎汤组和生理盐水组，并作标记。

（2）每只家兔分别测肛温3次，每半小时1次，计算平均值，作为基础体温，并作记录。

（3）白虎汤组家兔灌服白虎汤煎液10ml，生理盐水组灌服等量生理盐水。

（4）2组家兔均经耳缘静脉注入经过38℃水浴30分钟的大肠杆菌内毒素生理盐水溶液。其剂量E. Coli O111 B4（长春生物制品研究所制）为25μg/（ml·kg），或用E. Coli 127 B8（Sigma）为0.5μg/（ml·kg）。

（5）攻毒后每隔10分钟测肛温1次，半小时后每30分钟测肛温1次，共观察3小时，并分别记录。

（6）绘制体温反应曲线：利用坐标纸，以体温数值为纵坐标，时间为横坐标，并以基础体温为基线，将体温变化值在坐标纸上描绘成曲线。

（7）计算体温反应指数（TRI）：体温反应指数是指发热曲线与其基线间的面积，能客观地反映发热效应强度，并可进行统计学处理。

5. 实验结果　家兔耳缘静脉注射大肠杆菌内毒素后，体温明显升高，说明大肠杆菌内毒素能够造成家兔发热。服用白虎汤的家兔体温较服用生理盐水家兔的体温低，说明白虎汤具有退热作用。

6. 注意事项

（1）测量体温时应严格按常规进行，注意体温计插入深度要保持一致，并防止损伤家兔直肠黏膜。

（2）在室温较低时，灌胃的药液和生理盐水应预温。

7. 思考题

（1）发热实验为何首选家兔作为实验动物？

（2）如何计算体温反应指数？

（3）如何测量家兔的体温？

（4）如何确定家兔的基础体温？

十九、人参对小鼠巨噬细胞吞噬功能的影响

1. 实验目的 学习检测小鼠腹腔巨噬细胞吞噬鸡红细胞的实验方法，掌握巨噬细胞的收集、染片、计数实验操作，观察人参对巨噬细胞吞噬功能的影响。

2. 实验原理 巨噬细胞吞噬能力是反映机体非特异性免疫机能的一项主要指标。当鸡红细胞注入腹腔后，巨噬细胞对这一异物便进行吞噬，吞噬量的多少直接反应其吞噬功能的强弱。

3. 实验材料

（1）实验动物：昆明种小鼠 6 只，雌雄不拘。公鸡 1 只。

（2）试剂药品：5% 鸡红细胞悬液、生理盐水、4% 姬姆萨–瑞特染色液、Aisever's 液、松柏油、2% 碘酊、75% 乙醇、100% 人参煎液。

（3）实验器械：显微镜、高压消毒锅、离心机、孵箱、小鼠固定板、载玻片、注射器（2ml、1ml）、注射针头（7、8 号）、手术剪、镊子、铝饭盒、纱布、棉花、擦镜纸。

4. 实验方法

（1）6 只小鼠随机分为 2 组，人参组每只小鼠灌服 100% 人参煎液 1ml/d，对照组灌服等量生理盐水，共 7 天。

（2）实验前 1 天，每鼠腹腔注射 5% 鸡红细胞 1ml。

（3）8～12 小时后动物断头泄血处死，仰位固定于鼠板，剪开腹部皮肤，经腹腔注入生理盐水 2ml，轻柔腹部 1 分钟，剪开腹壁，抽出腹腔洗液 1ml，滴涂于干净载玻片上。每片 0.2ml，共 2 片，放在垫有湿纱布的铝饭盒中，置于 37℃ 孵箱中温育 30 分钟。

（4）温育结束后，将玻片投入生理盐水中漂洗，以除去未贴壁细胞。晾干，以 1:1 丙酮–甲醇液固定 5 分钟，再用 4% 姬姆萨–瑞特液染色 3 分钟后，用蒸馏水漂洗，晾干。

（5）在油镜下每片计数 200 个巨噬细胞中所吞噬的鸡红细胞数。

（6）按下式计算其吞噬指数与吞噬百分率：

$$吞噬百分率 = \frac{吞噬鸡红细胞的巨噬细胞数}{100\ 个巨噬细胞（吞及未吞的）} \times 100\%$$

$$吞噬指数 = \frac{被吞噬的鸡红细胞数}{100\ 个巨噬细胞}$$

（7）鸡红细胞悬液的制备：在无菌操作下，自鸡翅下静脉采血，置于三角烧瓶中，加入相当于血液量 5 倍的 Aisever′s 溶液（枸橼酸钠·$2H_2O$ 80g、枸橼酸 0.5g、无水葡萄糖 18.7g、NaCl 14.2g，蒸馏水加至 1000ml 后过滤，在 10 磅蒸气压下灭菌 20 分钟，4℃冰箱保存）。摇匀，4℃贮存，可用 2~4 周。临用时用生理盐水洗涤 3 次，前 2 次用 1500rpm 分离红细胞，最后 1 次为 2000rpm 直至红细胞压积恒定。然后按此压积量，用生理盐水配成 5% 浓度。

5. 实验结果   人参组的巨噬细胞吞噬百分率和吞噬指数高于生理盐水组。

6. 注意事项

（1）严格掌握温育和染色的时间。

（2）在巨噬细胞的收集过程中，注意无菌操作。

（3）揉腹应充分，以利巨噬细胞脱落。

7. 思考题

（1）本实验为什么要采取断头泄血的方法处死动物？

（2）请述显微镜下巨噬细胞的形态。

（3）如何计算巨噬细胞吞噬百分率和吞噬指数？

（4）如何制备鸡红细胞悬液？

二十、麻黄汤对大鼠足跖汗液分泌的影响

1. 实验目的   学习用着色法测定大鼠汗液分泌量的方法，观察麻黄汤对汗液分泌影响。

2. 实验原理   利用碘与淀粉遇汗液产生紫色反应的机理，通过观察大鼠足跖紫色着色点的多少，判断汗出的多少。

3. 实验材料

（1）实验动物：SD 大鼠 3 只，雄性。

（2）试剂药品：100% 麻黄汤煎液、毛果云香碱溶液（10mg/ml）、无水乙醇、和田－高垣试剂（配方：A 液取碘 2g 溶于 100ml 无水乙醇即成；B 液取可溶性淀粉 50g、蓖麻油 100ml，两者均匀混合即成）、蒸馏水、苦味酸液。

（3）实验器械：大鼠固定器、固定架、医用胶布、注射器、针头、棉签、放大镜、秒表。

4. 实验方法

（1）先参观实验大鼠足底部有无污物，如有污物，用棉签蘸取无水乙醇轻轻擦洗干净。

（2）随机分为 3 组（用苦味酸标记），分别灌服麻黄汤煎液和蒸馏水，剂量 1ml/100g，另一组腹腔注射毛果云香碱溶液，剂量 3.5mg/100g。

（3）然后分别置大鼠于固定器内固定，暴露双下肢（可用胶布条轻轻缚住，避免活动时下肢缩回固定器内）。

（4）给药半小时，将 3 只大鼠的足跖部用干棉签轻轻拭干原有和挣扎所致的汗液。然后分别于每鼠足跖部皮肤涂上和田－高垣试剂 A 液。待充分干燥后，再薄薄涂上 B 液，然后用放大镜观察深紫色着色点（即汗点）出现的时间、颜色和数量。

（5）待汗点出现后，连续观察 30 分钟，约 5 分钟记录 1 次。

（6）观察结果按下表记录。

麻黄汤对大鼠足跖部汗液分泌的影响

组别	动物数	给药途径	5 分钟内汗点数	30 钟内汗点数
麻黄汤				
毛果云香碱				
蒸馏水				

5. 实验结果　　麻黄汤组 5 分钟和 30 分钟内的汗点数，均较蒸馏水组多，说明麻黄汤有发汗作用。

6. 注意事项

（1）本实验宜在室温 25℃ ±1℃ 条件下进行。

（2）固定大鼠时，操作要轻柔，尽量避免挣扎。

（3）观察记录汗点的出现时间，在一次实验中应保持一致。

（4）大鼠足跖部汗腺主要分布在肉垫上，足掌心则缺乏，观察时应注意。

7. 思考题

（1）请述本实验的操作过程。

（2）如何观察大鼠足跖部汗点数？

二十一、茵陈蒿汤对大鼠胆汁分泌的影响

1. 实验目的　　学习大鼠胆管插管和收集胆汁的方法；观察理气药青皮、郁金及传统经典方茵陈蒿汤对大鼠胆汁流量的影响，并比较单味药及复方的作用。

2. 实验原理　　茵陈蒿汤能清热利湿退黄，这一功能与其利胆作用有关。大鼠为无胆囊动物，采用大鼠胆管插管法，可直接观察药物对肝脏分泌功能的影响。

3. 实验材料

（1）器械：大鼠固定板、胆汁引流管（外径 1mm 的塑料管）、粗剪刀、手术剪、平镊、眼科镊、眼科剪、止血钳、丝线、注射器、刻度离心管、天平等。

（2）药品：茵陈蒿汤水煎液 2g/ml（茵陈 18g、栀子 12g、大黄 6g）、去氢胆酸钠溶液 10g/dl、生理盐水、戊巴比妥钠溶液 30mg/ml。

（3）动物：大鼠，体重 250g 左右，雄性。

4. 实验方法

（1）取大鼠称重，实验前 12 小时禁食不禁水。每鼠以戊巴比妥钠 60mg/kg 腹腔注射麻醉后，仰位固定在固定板上。

（2）沿腹正中线切口约 2cm，打开腹腔，找到胃幽门部。翻转十二指肠，在十二指肠降部肠系膜中找到白色有韧性的胆管。

（3）在胆管下穿 2 根丝线，结扎远端，向肝脏方向作"V"形切口。插入塑料管（可见有淡黄绿色胆汁流出），结扎固定，用刻度离心管收集胆汁。

（4）手术后用止血钳夹闭腹腔，待稳定 20 分钟后，先收集 30 分钟胆汁，然后由十二

指肠注射茵陈蒿汤水煎液 1ml/100g。阴性对照组注入等量生理盐水，阳性对照组则给予去氢胆酸钠 1ml/100g（或用去氢胆酸钠 2～5ml/kg 舌下静脉或尾静脉注入）。

（5）给药后每 30 分钟收集胆汁一次，共 2～3 次。记录胆汁流量，并计算给药后胆汁流量增加百分率。

$$胆汁流量增加百分率 = \frac{给药后最高胆汁流量 - 给药前胆汁流量}{给药前胆汁流量} \times 100\%$$

（6）观察结果记录于下表：

药物	动物数	剂量（g/kg）	胆汁流量（ml）				胆汁流量增加百分率（%）
			用药前 30 分钟	用药后			
				30 分钟	60 分钟	90 分钟	
茵陈蒿汤	6	20					
去氢胆酸	6	2					
生理盐水	6	—					

5. 实验结果 茵陈蒿汤组动物 30 分钟、60 分钟、90 分钟，胆汁流量增加百分率高于生理盐水组，提示茵陈蒿汤有利胆作用。

6. 注意事项

（1）切开皮肤及腹膜时若出血较多，应先止血。

（2）作"V"形切口时注意勿将胆管切断。

（3）注意保持引流管通畅，切勿弯曲堵塞。

7. 思考题

（1）利胆实验为什么首选大鼠？

（2）如何计算胆汁流量增加百分率？

（3）实验过程中如何寻找胆管？如何进行插管？

二十二、陈皮、四君子汤对大鼠胃液分泌的影响

1. 实验目的 观察陈皮、四君子汤对大鼠胃液分泌及胃酸排出量的影响。

2. 实验原理 陈皮具有理气健脾助消化作用，能够促进胃液分泌、增加胃酸度；四君子汤健脾益气则有抑制胃液分泌、减少胃酸排出量等功能。

3. 实验材料

（1）器械：滴定管、灌胃针头、注射器、离心管、离心机、铁网鼠笼、手术剪、缝合针、缝合线、持针器、精密 pH 试纸（pH0.5～5.0）。

（2）药品：麻醉乙醚、酚红指示剂、NaOH 25mmol/L、陈皮水煎液 1g/ml、四君子汤水煎液 1g/ml。

（3）动物：雄性大鼠，体重 200～250g。

4. 实验方法

（1）大鼠称重，用苦味酸标记。每只每天两次分别灌胃陈皮、四君子汤水煎液 1ml/100g，对照组灌给生理盐水，共 3 天。末次给药后，均禁食 24 小时，不禁水。

（2）在乙醚麻醉下，沿腹中线剪开一小口。轻轻找出胃，在无血管区结扎幽门，再由

十二指肠给药 1 次。缝合腹壁切口。

（3）2 小时后，拆线开腹结扎贲门，取出胃，擦净血迹，沿大弯侧把胃剪开，倾出胃内容物，收集到离心管中。

（4）用精密 pH 试纸测胃内容物 pH 值，再以 50r/s 速度离心沉淀 10 分钟，精确记录胃液量。

（5）取上清胃液 1ml，加酚红指示剂 1 滴，用 NaOH 25mmol/L 进行中和滴定，直至胃液摇晃出现樱桃红色 2 秒内不消失作为终点，记录消耗的 NaOH 液量。重复滴定两次，然后按下式计算：

总酸度（mmol/ml）= 25 × 耗去的 NaOH 液量的平均值（ml）

总酸排出量（mmol/2h）= 总酸度（mmol/ml）× 胃液总量（ml）

5. 实验结果　陈皮组动物胃酸总酸度和总酸排出量高于生理盐水组；四君子汤组动物胃酸总酸度和总酸排出量低于生理盐水组。说明陈皮能够促进胃液分泌、增加胃酸度；四君子汤能够抑制胃液分泌、减少胃酸排出量。

6. 注意事项

（1）禁食期间，鼠笼要垫高，防止大鼠异食。

（2）陈皮煎煮时间不宜过长。

（3）开腹结扎幽门的手术动作要轻，切口要小，时间要短，尽量减少手术的干扰。

（4）结扎幽门后的时间应掌握在 2 小时，过长会出现胃出血或胃溃疡等现象。

7. 思考题

（1）请述本实验的操作过程。

（2）如何计算总酸度和总酸排出量？

（3）请述本实验的注意事项。

二十三、丹参对"血瘀证"模型大鼠血液流变性的影响

1. 实验目的　了解大鼠急性"血瘀证"模型的复制方法和血液流变性的常规检测方法，同时观察丹参的活血化瘀作用。

2. 实验原理　根据中医"大怒致瘀"，"寒凝血瘀"的理论，给大鼠注射大剂量肾上腺素，模拟机体暴怒时的状态，随之以冰水浸泡动物，模拟外寒侵袭，复制"血瘀"证模型。在两种因素的综合作用下，大鼠的血液流变性呈黏、浓、凝状态，类似于"血瘀"证。失笑散具有活血祛瘀、散结止痛的作用，能够改善血液流变性，从而治疗血瘀证。

3. 实验材料

（1）器械：手术剪刀、眼科剪、眼科镊、丝线、动脉夹、1ml 和 5ml 注射器、20ml 烧杯、小水桶及人造冰、试管、红细胞压积管、滴管、兽用长注射针头、离心机、NXE1 型锥板式黏度计、聚乙烯管（内径 1~2mm）、大鼠固定板。

（2）药品：肝素钠注射液、生理盐水、肾上腺素 0.1g/dl、戊巴比妥钠溶液 30mg/ml、100% 失笑散水煎液。

（3）动物：雄性大鼠，体重 250~300g。

4. 实验方法

（1）将大鼠编号，随机分为三组。①空白对照组：每日灌胃生理盐水 1ml/100g。②"血瘀证"模型组：每日灌胃生理盐水 2ml/100g。③丹参组：每日灌胃丹参水煎液 1ml/100g。

（2）于灌胃后的第七天皮下注射肾上腺素 0.08ml/100g（空白对照组除外），共 2 次，两次间隔 4 小时。在第一次注射后 2 小时，将大鼠浸入冰水（4℃）5 分钟，然后禁食，于次日晨进行实验。

（3）大鼠用戊巴比妥钠（30mg/kg）麻醉后，固定在鼠板上。剪开颈部皮肤，分离颈总动脉，结扎远心端。将近心端用动脉夹夹闭，向近心方向作"V"形切口，插入聚乙烯管。放开动脉夹，将血放入肝素抗凝管中，轻轻摇匀，勿使血凝。

（4）血液流变学指标检测

①全血黏度检测：将 NXE1 型锥板式黏度计打开，使温度恒温在 25℃。取下样品杯，加入 1.3ml 全血，在 5.75－1 和 230－1 两个切变速率下测定全血黏度。

②血浆黏度测定：全血用 50－1 的速度离心 10 分钟，然后取血浆 1.3ml 放入样品杯中，在 153－1 的切变速率下检测血浆黏度。

③血沉、压积的测定：用带长针头的 2ml 注射器，将全血注入压积管内，垂直放入 37℃水浴箱中，1 小时小时后读取血沉数（mm/h）。然后以 3000rpm 离心 30 分钟，观察红细胞液面刻度，记下读数（%）。

5. 实验结果　失笑散能明显降低血瘀证大鼠的全血黏度和血浆黏度，表明该方具有良好的活血祛瘀作用，能够治疗血瘀证。

6. 注意事项

（1）灌胃手法要熟练，避免将药液灌入气管，使大鼠窒息死亡。

（2）分离颈总动脉时动作要轻，尽量避免引起出血。

（3）作"V"形切口时注意勿将血管剪断。

7. 思考题

（1）失笑散对"血瘀证"模型大鼠血液流变性有何影响？

（2）分析失笑散的活血祛瘀作用在临床上有何意义？

二十四、丹参、生地对大鼠血小板聚集率的影响

1. 实验目的　观察丹参、生地对血小板聚集功能的影响，初步了解活血药和养阴药治疗血瘀证可能的作用途径。

2. 实验原理　血瘀的病理改变与多种因素相关。气虚推动无力、阴虚脉络失养、邪热煎炼血液等，皆是致瘀的重要因素。丹参具有活血化瘀、通络止痛的作用；生地甘寒生津、养阴清热，也有一定的活血效果。血小板聚集率增高是血瘀证的重要微观指标，丹参和生地的化瘀作用可能与影响血小板聚集率有关。

3. 实验材料

（1）实验动物及药品：大鼠，体重 300g 左右；50% 的丹参水煎液、50% 生地水煎液、

ADP 溶液（20μg/200μl）、0.2M 磷酸缓冲液、戊巴比妥钠溶液（30mg/ml）、3.8% 枸橼酸钠溶液。

（2）实验器械：SPA3 型自动平衡血小板聚集仪、离心机、塑料试管、手术剪、眼科镊、注射器、微量进样器（25μl、250μl）、塑料插管。

4. 实验方法

（1）大鼠禁食 12 小时，用戊巴比妥钠（30mg/kg）麻醉后，切开颈部皮肤，分离颈总动脉，然后将塑料管插入，把血放入含有枸橼酸钠溶液的塑料试管中，轻轻混匀。

（2）血液以 800rpm 离心 5 分钟，吸出上层悬液约 1ml 即富血小板血浆（PRP）。然后以 3000rpm 离心 8 分钟，吸取上清液即贫血小板血浆（PPP）。

（3）用 PPP 稀释 PRP，使 PRP 的血小板数在 $240 \times 10^3 \sim 260 \times 10^3 / mm^3$ 之间。

（4）接通聚集仪电源预热，并使之恒温在（37 ± 0.1）℃。将 PRP 和 PPP 各 250μl 加入测试管中，置聚集仪中预热 5 分钟。以 PPP 调聚集仪零点。PRP 管中加 0.2M 磷酸缓冲液 10μl 与搅拌珠 1 个，启动搅拌和描记坐标开关，坐标描好后，加入 ADP 15μl，启动记录开关，描记 5 分钟聚集曲线，作为对照。

（5）另取同量 PRP，按同样方法和条件，以药物代缓冲液，分别依次测定不同浓度、等容量的丹参、生地水溶液对血小板聚集率的影响。

（6）记录 1 分钟聚集强度、5 分钟聚集强度、最大聚集强度（MA）、到达最大聚集强度时间（TMA），并以 MA 求两药的聚集抑制百分率。

$$聚集抑制率 = \frac{缓冲液组 MA - 药物组 MA}{缓冲液组 MA} \times 100\%$$

5. 实验结果 丹参、生地均能抑制血小板聚集率的增高。说明丹参活血化瘀和生地养阴行血的作用机理均与此有关。

6. 注意事项

（1）血液与抗凝剂之比应严格控制在 9∶1；混匀时切忌用力振摇。

（2）血小板标本要加盖塞紧，取血时不能有溶血现象。

（3）向测量管内加液时，不能有气泡。

（4）PPP 管中也应加相应药液，以抵消药物颜色的影响。

（5）血液在室温条件下的存放时间不宜超过 2 小时，因此应在 2 小时内完成测试工作。

（6）不同致聚剂引起血小板聚集所需的浓度不相同，各种致聚剂均需临用前新鲜制备。

（7）血小板数控制在 $600 \times 10^3 \sim 700 \times 10^3 / ml$（人：$200 \times 10^3 \sim 250 \times 10^3 / ml$，兔：$400 \times 10^3 \sim 450 \times 10^3 / ml$）范围内。

（8）在制备 PRP 和 PPP 过程中，所有玻璃器皿均应硅化处理，或全部使用塑料器皿。

7. 思考题

（1）比较丹参、生地对血小板聚集率的作用，从中医理论阐述两药不同的作用途径。

（2）分析临床如何区别运用两药。

二十五、黄连解毒汤的抗炎作用观察

1. 实验目的 了解黄连解毒汤对急性炎症反应的作用。

2. 实验原理　清热解毒方药大多具有明显的抗炎作用，因此用致炎剂刺激耳壳，引起耳壳局部皮肤发生肿胀，然后观察并测定给药组与对照组耳壳的重量，可以通过肿胀率的差异了解方药的抗炎效果。

3. 实验材料

（1）实验动物及药品：小鼠，体重 18～22g，雌雄不拘；二甲苯；100% 黄连解毒汤煎剂；泼尼松。

（2）实验器械：刻度滴管、灌胃器、9mm 打孔器、眼科剪、眼科镊等；电子天平。

4. 实验方法　将小鼠随机分为对照组、泼尼松组、黄连解毒汤组 3 组。实验前 30 分钟灌胃给药 1 次，每只 0.5ml。

将二甲苯涂于小鼠左耳前后两面，每鼠约 0.1ml，左耳作对照。30 分钟后处死动物，沿耳郭基线剪下两耳，用 9mm 直径的打孔器分别在同一部位打下圆耳片，用天平称重。根据公式计算小鼠耳郭的肿胀率（或肿胀度）。

肿胀率（%）=（右耳 - 左耳）÷左耳×100%

5. 实验结果　黄连解毒汤能够明显减轻小鼠的耳壳肿胀，表明该方具有抑制急性炎症的作用。

6. 注意事项

（1）严格掌握涂二甲苯的时间，否则会影响耳壳的肿胀度。

（2）二甲苯应尽量避免粘到另一只耳壳，以免失去比较。

（3）打耳片时应在同一部位，以减少误差。

7. 思考题　从本实验结果分析黄连解毒汤的功效。

二十六、桔梗化痰作用的观察

1. 实验目的　观察中药桔梗的化痰作用，分析其化痰作用的原理。

2. 实验原理　桔梗具有宣肺化痰的作用。利用酚红能从气管排泌的特点，在化痰药的作用下，随着气管分泌物的增加，由呼吸道黏膜排出的酚红也逐渐增多，检测酚红的排泌量，即可得知药物化痰作用的强弱。

3. 实验材料

（1）实验动物及药品：小鼠，18～22g；桔梗水煎液（1g/ml）；氯化铵组（0.05g/ml），酚红溶液（5g/dl）（溶于生理盐水），酚红标准液（10μg/ml），生理盐水，氢氧化钠 1mol/L。

（2）实验器械：分光光度计，手术器械。

4. 实验方法

（1）动物分组给药：将动物随机分为三组，均灌胃给药。桔梗组 20g/kg，氯化铵组 1g/kg，生理盐水组给等量生理盐水。

（2）各组动物给药后等待 30 分钟，然后腹腔注射酚红 5mg/10g。

（3）注射酚红 30 分钟后，脱椎处死动物，剥离气管周围组织，剪下自甲状软骨至气管分支处的一段气管，放入盛有 2ml 生理盐水的试管中，再加 0.1ml（或 1～2 滴）氢氧化钠，用721分光光度计，波长546nm测OD值，根据标准曲线，计算酚红含量（μg/ml）。

（4）绘制标准曲线：用电子天平准确称取一定量的酚红，加5%碳酸氢钠溶解，配成1ml含100μg，然后依次稀释成每毫升含酚红10，5，2.5，1.25，0.625，0.3125（μg），用分光光度计测OD值，以酚红剂量为横坐标，OD值为纵坐标，各交点连成直线，根据所测得的OD值，从标准曲线上查出各鼠酚红的含量。

5. 实验结果 桔梗组气管分泌液中的酚红含量明显增高，表明服用桔梗后可增加小鼠气管分泌物的排泄，起到稀化痰液的作用，从而有利于痰液的排出。初步揭示了桔梗宣肺化痰的作用机理。

6. 注意事项

（1）手术操作时不要损伤血管。

（2）分离气管后，周围的血液立即用滤纸吸净，用血管夹夹住气管两端，然后再剪下，以避免气管内容物流失。

（3）按时处死动物，以保证结果的准确。

7. 思考题

（1）分析桔梗宣肺化痰功效的作用机理。

（2）如何绘制标准曲线？

第二节 综合性实验

中医综合性实验是采用多种实验方法开展中医药研究的实验，有利于多系统、多层次、多靶点揭示中医药的作用机理。在实验设计上要求突出传统的中医药特色，在实验手段上突出现代新技术、新方法的运用，是多学科知识在实验中医学的具体应用。中医综合性实验是中医实验教学的高级阶段，在具体的教学实践过程中，以科研实验的形式，按照文献查新、实验实施、实验总结的三部曲，来确保中医综合实验的顺利完成。开展中医综合性实验对于培养学生的中医药科研意识与思路，调动学生主动参与科学研究的积极性，为以后的学习及科研工作打下较好的基础，积累一定的感性认识，提供方法论的指导；掌握科学实验的一些基本操作，提高学生观察、分析和综合判断水平，增加锻炼机会，培养学生的动手能力；在实验中培养学生实事求是的科研作风和艰苦奋斗的精神，对理解中医学的科学内涵和形成良好的科学素养都具有重要的实际意义。

一、"阴虚证"、"阳虚证" 小鼠血浆 cAMP 和 cGMP 含量的比较实验

1. 实验目的 学习中医"阴虚证"、"阳虚证"小鼠的造模方法；了解放射免疫分析技术的原理和方法。

2. 实验原理

（1）cAMP（环磷酸腺苷）和cGMP（环磷酸鸟苷）统称环核苷酸。cAMP和cGMP是细胞内的第二信使，参与细胞的跨膜信息传递。研究表明cAMP和cGMP含量以及cAMP/

cGMP 的比值变化与中医阴虚、阳虚辨证分型有关系密切。在中医药基础理论和动物模型研究中，常以测定血浆、组织液或组织细胞中的 cAMP 和 cGMP 含量，并计算 cAMP/cGMP 比值，来界定中医药基础理论和动物模型的属性，说明中医药防治疾病的相关机制。

（2）"阴虚证"、"阳虚证"小鼠的造模原理。阴虚证主要利用甲状腺素能促进蛋白质和脂肪的分解，加速糖原的分解，使机体产热量增加，提高基础代谢率，动物可出现类似甲亢的阴虚症状。阳虚证主要利用大剂量外源性氢化可的松反馈性抑制垂体释放促肾上腺皮质激素（ACTH），导致内源性肾上腺皮质功能低下，出现类似阳虚的症状。

（3）放射免疫分析技术（radio immunoassay，RIA）是将同位素分析的高灵敏性与抗原抗体反应的特异性相结合的测定技术。此项技术具有灵敏度高、特异性、重复性好、样品用量少、测定方法易规范化和自动化等优点。可检测出毫微克、微微克甚至毫微微克的超微量物质。常用于标记的同位素有^{125}I 和^{131}I，采用的方法分液相法和固相法。实验原理是：根据待检抗原（Ag）与标记抗原（Ag*）对有限量抗体（Ab）的竞争性结合作用，当 Ag* 和 Ab 的量固定时，二者结合形成免疫复合物就受到 Ag 含量的制约。当 Ag 含量高时，Ag - Ab 复合物的形成量增加，而 Ag* - Ab 复合物则相对减少，故游离的 Ag* 就会增多；反之，当 Ag 含量低时，Ag - Ab 复合物的形成量减少，而 Ag* - Ab 复合物的量增多，游离的 Ag* 就减少。用适当方法（如硫酸铵沉淀、抗球蛋白抗体结合或用聚苯乙烯等固相材料吸附）将免疫复合物与游离的抗原分离，分别测定复合物中 Ag*（B）和游离 Ag*（F）的放射性，即测定 B 与 F 的放射活性，便可计算出 B/F 值，再查对标准曲线，即可得出相应的抗原含量。以液相法为例介绍操作过程。

3. 实验材料

（1）动物："阴虚证"、"阳虚证"小鼠及正常小鼠。

（2）器材和试剂：台式离心机、γ - 记数仪、微量加样器、玻璃试管、试管架、手术剪刀、镊子、5ml 注射器、肝素（抗凝剂）、蒸馏水、冰块、市售成套^{125}I - cAMP 和^{125}I - cGMP 放免试剂盒。

4. 实验方法

（1）"阴虚证"小鼠的造模：取 25g 左右的雄性小鼠，每日皮下注射 L - 甲状腺素钠 4mg/ml。连续 4 天，然后取血浆备用。

（2）"阳虚证"小鼠的造模：取 25g 左右的雄性小鼠，每日肌肉注射氢化可的松 1mg/只，连续 7 天，然后取血浆备用。

（3）RIA 法测血浆 cAMP 和 cGMP 含量：取 cAMP 和 cGMP 标准品及待检血浆各 0.1ml，分别加入不同的试管中，每份两管。各管分别加入兔抗 cAMP 和 cGMP 血清 0.1ml。各管分别加入^{125}I - cAMP 和^{125}I - cGMP。各管分别加入缓冲液 0.7ml，混匀后，置 37℃ 2 小时。取出，各管分别加入羊抗兔 IgG 血清 0.1ml 混匀，放 37℃ 30 分钟后，3000rpm 离心 20 分钟，测各管总放射活性（T），吸出上清再测沉淀物放射活性（B），以两管 cpm 的均值表示，计算结合率。结合率（%）= B/T×100% = B/（B + F）×100%。以结合率为纵坐标，^{125}I - cAMP 和^{125}I - cGMP 标准含量为横坐标，分别绘制标准竞争抑制曲线，查标准曲线求出待检血浆中^{125}I - cAMP 和^{125}I - cGMP 含量。

5. 实验结果

（1）甲状腺组小鼠出现体重下降，大便干燥，饮水和饮食量增加，活动多，易激怒等表现。

（2）可的松组小鼠出现拱背少动，反应迟钝，萎靡不振，活动、饮食量减少等表现。

（3）甲状腺组小鼠（阴虚证）血浆中 cAMP/cGMP 较正常小鼠升高，而可的松组小鼠（阳虚证）血浆中 cAMP/cGMP 较正常小鼠降低。

6. 注意事项

（1）各管加样数量保证一致，以减少误差。

（2）操作过程中注意防止同位素污染和操作程序。

7. 思考题

（1）从实验结果分析 cAMP、cGMP 和中医阴阳的辩证关系。

（2）本实验对你有何启发意义？

二、脾虚证造型实验

1. 实验目的

（1）通过实验前查阅文献，拓展了学生的知识面，并使学生意识到这是进行科研的基础。

（2）通过观察脾虚证型动物的症状、体征，并以胃肠推进率和血浆蛋白为客观指标，加深学生对有关脾的中医基础理论的认识。

（3）让学生参与整个实验过程，培养了学生的动手能力、创新能力和科学思维能力。提高学生的观察、分析和综合判断水平。

（4）理论联系实际，学以致用，有利于学生素质的全面发展和提高。

2. 实验原理 根据苦寒损伤脾胃的中医理论，用苦寒泻下药（生大黄）给予动物，造成脾虚证动物模型。脾气虚弱，水谷不运，出现摄食减少、大便溏薄。脾气主升，脾虚气陷，出现内脏下垂、脱肛。气血生化无源，气虚推动无力，出现游泳时间缩短；（阳）气虚失于温煦，出现缩蜷；血虚，皮毛失养而枯槁。四肢和肌肉缺少水谷精微的营养，则行动缓慢、体重下降（消瘦）。

3. 实验材料 雄性小鼠 60 只，生大黄 300g，生理盐水 1000ml，血浆总蛋白试剂盒 1 盒，血浆白蛋白试剂盒 1 盒，碳末若干，自动生化仪 1 台，离心机 1 台，水温恒温箱 1 台，天平秤 2 台，玻璃试管 20 支，卷尺 10 个，秒表 10 块，剪刀 19 把，镊子 10 把，灌胃针头 10 个，针筒（1ml）10 支等。

4. 实验方法

（1）取体重 20~25g 雄性小鼠 60 只，随机分为正常组 30 只和造型组 30 只。造型组每只以 0.2ml/10g 生大黄液（水煎，每 1ml 相当含药材 1g）灌胃；每日 2 次，连续 5 天。正常组同法灌胃同体积生理盐水。

（2）实验结束后，观察记录两组小鼠的食量、大便、活动、皮毛、体重等情况。

（3）实验结束后，正常组和造型组各取 10 只小鼠，放在水池里测游泳时间。

（4）实验结束后，正常组和造型组各取 10 只，采禁食 12 小时空腹血，在全自动生化仪上测定血浆总蛋白、白蛋白等。

（5）胃肠推进率测定：将造型组鼠与正常组鼠各 10 只于检测前禁食 14～20 小时，自由饮水。用含 10% 碳末的生理盐水按 0.2ml/10g 剂量灌胃 15 分钟后，颈椎脱臼处死，立即剖腹。将消化道自贲门至直肠末端完整摘出，不加牵引，平铺于木板上，测其全长，并记录贲门到碳末前沿的距离，计算其与胃肠道全长的百分比，取各组的均值进行比较。

（6）记录实验结果并逐项分析其原因。

5. 实验结果　造型组出现饮食减少，大便溏薄，个别动物脱肛，皮毛枯槁，嗜卧，缩蜷，消瘦，游泳时间缩短，胃肠推进率增加，血清总蛋白、白蛋白值降低，证实小鼠脾虚证造型成功。

6. 注意事项

（1）大黄应温水泡 24 小时，不用煎液，以免影响疗效。

（2）在造模过程中注意记录小鼠的各种活动状态。

（3）注意游泳时间的正确判断，尽量减少主观上的差异。

7. 思考题

（1）从实验结果分析中医"脾"的功能，深化理论认识。

（2）学习其他脾虚证的造模方法。

三、当归补血汤对防治不同血虚证的实验

1. 实验目的　通过实验了解血虚证的造模方法和当归补血汤的组方及作用，并掌握氰化高铁血红蛋白测定法及溶血素（抗体）测定试验。

2. 实验原理　中医理论认为有形之血生于无形之气，重用黄芪大补脾肺之气，以资气血生化之源，当归养血和营，如此则阳生阴长，气旺血生，是当归补血汤的配伍特色。通过实验，使同学们加强对中医理论的认识。

3. 实验材料　2ml 注射器、天平、环磷酰胺、蒸馏水、显微镜、载玻片、阿氏液、吸管、滴管、移液器、振荡器、补体（豚鼠血清）、血红蛋白吸管、清洁纱布、恒温箱、分光光度计、试管、吸球、鸡红细胞悬液、标准血红蛋白、蒸馏水、生理盐水、灌胃针头、当归补血汤煎剂（黄芪：当归 = 5:1，每毫升含生药 1g）、30 只 18～22g 雄性小鼠。

4. 实验方法

（1）当归补血汤对环磷酰胺致小鼠血虚的防治作用

①将小鼠随机分为三组：正常组、对照组、用药组，每组 10 只，均喂以普通饲料，自由饮水。

②对照组、用药组动物腹腔注射以环磷酰胺 1mg/10g，1 次；正常组腹腔注射以生理盐水 1mg/10g，1 次。用药组用当归补血汤煎剂，每天 0.5ml/20g 灌胃，1 天；正常组、对照组用生理盐水每天 0.5ml/20g 灌胃，1 天 2 次，共 4 天，采血检测血红蛋白含量，并进行溶血素（抗体）测定实验。

③氰化高铁血红蛋白测定法测定血红蛋白（单位 g/L）：取血 20μl，加到 5.0ml 血红蛋

白转化液中，混匀，静置 5 分钟。

用分光光度计比色，波长 540nm，光径 10.0mm，以空白转化液或蒸馏水调零，测定吸光度"A"。

用定值为 50g/L、100g/L、150g/L、200g/L 的 HiCN 参考液，在 721 型分光光度计上测定吸光度"A"，在标准计算纸上绘制 HiCN 标准曲线，用所测吸光度"A"在坐标纸上查出相应的蛋白含量，或求出吸光度血红蛋白换算常数（K 值），用吸光度 A×K 值，算出 Hb 浓度（g/L）。

④溶血素（抗体）测定实验步骤：在试管中加入 1ml 生理盐水，取小鼠全血 20μl，加 5% 鸡血红细胞悬液 0.5ml、补体 0.5ml。

将试管（上盖塑料薄膜）置入 37℃ 水浴箱 30 分钟，然后冰浴至冷却，离心（2000 ~ 3000rpm）15 分钟，取上清液倒入比色杯中。

以空白管调"0"，测定吸光度。

（2）当归补血汤对放血法致小鼠血虚的防治作用

①将小鼠随机分为三组：正常组、对照组、用药组，每组 10 只，均在天平上称重，并喂以普通饲料，自由饮水。对照组、用药组剪去小鼠尾尖约 0.3cm，浸于 37℃ 温水中，出血约 0.5ml；正常组不作任何处理。

②放血以后，用药组以当归补血汤煎剂，每次 0.5ml/20g 灌胃，1 天 2 次；正常组、对照组每天用生理盐水 0.5ml/20g 灌胃，1 天 2 次，共 4 天，采血检测血红蛋白含量并进行溶血素（抗体）测定实验，余实验步骤同上。

5. 实验结果

（1）两种造模方法的对照组小鼠出现行动迟缓，嗜睡，困缩弓腰，耳、尾苍白而凉，毛蓬竖而少光泽的症状；而正常组与用药组均无此症状。

（2）两种造模方法的对照组小鼠的血红蛋白和溶血素（抗体）含量都比正常组低，经用当归补血汤治疗后含量都升高。说明当归补血汤的确具有升高血红蛋白、增强免疫的作用，从中医理论来讲具有补益气血的功效。

6. 注意事项

（1）预先熟悉实验过程，分组明确，每位同学分工合作。

（2）注意取血时应将取血针头上的血擦净，以免测量不准，影响实验结果。

7. 思考题

（1）根据实验结果，分析实验成功或失败的原因。

（2）学习当归补血汤的现代研究成果，了解血虚证的其他造模方法。

四、防己黄芪汤祛风湿、止痹痛实验

1. 实验目的　观察防己黄芪汤的祛湿退肿、宣痹止痛药效。

2. 实验原理　防己黄芪汤出自《金匮要略》"痉湿暍病篇"和"水气病篇"，具有祛风除湿、宣痹止痛功效，主治风湿证及风水病，本实验观察防己黄芪汤的祛湿退肿、宣痹止痛药效，内容包括：防己黄芪汤对角叉菜胶致大鼠足跖肿胀的影响；防己黄芪汤对醋酸致小鼠扭体次数的影响。

3. 实验材料 雄性大鼠 200 ~ 250g、雄性小鼠 20 ~ 25g。游标卡尺，注射器（1ml 和 0.25ml），7 号针头，灌胃针。药品及试剂：防己黄芪汤水煎液 0.5g/ml（防己 15g、黄芪 15g、白术 12g、甘草 8g），角叉菜胶，消炎痛，注射用生理盐水。

4. 实验方法

（1）防己黄芪汤对角叉菜胶致大鼠足跖肿胀的影响

①给大鼠右后肢足跖皮下注射一定剂量的角叉菜胶诱发足跖肿胀。用游标卡尺测量大鼠后肢足跖厚度（即肿胀程度），比较给药组与对照组结果。计算其肿胀率及药物的抑制率，即可反映防己黄芪汤的祛湿退肿作用。

②取雄大鼠 24 只，称重，按体重随机均分成防己黄芪汤组、阳性对照药消炎痛组、生理盐水对照组。用游标卡尺测定每鼠右后肢足跖厚度。然后，防己黄芪汤组大鼠灌服防己黄芪汤水煎液 4.5g/kg，另 2 组大鼠分别等容量灌服消炎痛混悬液与生理盐水。给药 1 小时，分别在大鼠右后肢足跖皮下注射 1% 角叉菜胶混悬液 0.1ml/只致炎。2 小时后皆按上法，再测一次足跖厚度，记录结果，并分别按下式计算肿胀率（%）和抑制率（%），并进行 t 检验。

肿胀率（%）＝（致炎后足跖厚度 – 致炎前足跖厚度）/致炎前足跖厚度×100%

抑制率（%）＝（对照组平均肿胀率 – 给药组平均肿胀率）/对照组平均肿胀率×100%

③用药 4 小时后处死大鼠，在踝关节上 0.5cm 处剪下炎性肿胀足，称重，生理盐水 5ml 浸泡 1 小时，取出足爪，离心浸泡液，吸取上清液 0.1ml，加 KOH – 甲醇（1:1）溶液 2ml，在 50℃水浴中异构化 20 分钟，用甲醇稀释至 20ml，于波长 278nm 处测定其吸光度值。以每克炎性组织相当的吸光度值表示 PGE_2 的含量。

（2）防己黄芪汤对醋酸致小鼠扭体反应的影响

①采用小鼠腹腔注射化学药物，引起腹腔深部大面积而较持久的疼痛刺激，致使小鼠产生"扭体"反应。防己黄芪汤具有宣痹止痛功效。故以减少小鼠扭体反应次数，反映药物的止痛作用。

②取小鼠 30 只，称重，按体重随机均分成防己黄芪汤组、阳性对照药消炎痛组、生理盐水对照组。防己黄芪汤组小鼠灌服防己黄芪汤水煎液（0.075g/10g），另 2 组小鼠分别等容量灌服消炎痛混悬液与生理盐水。给药 1 小时后，各小鼠均腹腔注射 0.7% 醋酸 0.2ml/只。观察 20 分钟内各组出现扭体反应（腹部内凹、伸展后肢、臀部抬高）的时间（潜伏期）及扭体次数，结果经成组 t 检验处理。

5. 实验结果

（1）防己黄芪汤对角叉菜胶造成的大鼠足跖肿胀有一定的消肿作用，但其消肿作用不如消炎痛明显。

（2）防己黄芪汤能减少乙酸致小鼠扭体反应的次数，说明有止痛作用，但其止痛作用不如消炎痛明显。

6. 注意事项

（1）角叉菜胶应用前一天，研为细粉，以注射用生理盐水配制为 1% 的均匀混悬液，置

4℃冰箱备用（不宜长期保存）。给大鼠足跖皮下注射时，最好用 0.25ml 注射器，专人注射，保持剂量准确，部位一致。

（2）0.7% 醋酸溶液应新鲜配置，实验前禁食16小时（不禁水）。

7. 思考题

（1）从实验结果分析防己黄芪汤的药效，加强对经方疗效的客观认识。

（2）可另行设计实验，从更深层次说明防己黄芪汤祛湿退肿、宣痹止痛的现代机理。

五、血瘀证造型实验

1. 实验目的 不同病因导致血瘀证动物模型的实验研究。

2. 实验原理 血瘀证可由气滞、寒凝、热毒、气虚等因素所致。本实验主要观察寒凝和热毒所致的血瘀。寒主收引，导致经脉拘急，血行瘀滞；热邪炽盛，灼伤津液，血液黏稠，血行瘀滞。基于以上原理开展了本实验。

3. 实验材料 NIH 小鼠30 只，18 ~ 22g，雄性。大肠杆菌内毒素、0.9% 生理盐水、3%戊巴比妥钠溶液、无味液体石蜡、10% 福尔马林；微循环显微镜、光学显微镜、低温冰箱、瓷盘、吸管、血细胞计数板等。

4. 实验方法

（1）寒凝血瘀证造型实验 实验步骤：将小鼠20 只称体重，编号，随机分为两组，模型组10 只，正常组10 只。

①正常组：正常组小鼠10 只。正常小鼠作整体健康状况观察；3% 戊巴比妥钠腹腔注射麻醉，剂量为1ml/kg；待小鼠处于麻醉状态时，观测耳郭微循环情况；耳郭微循环观测结束，摘眼球取血，进行血小板计数；最后脱颈椎处死小鼠，剖腹取内脏肝、肺、肾、舌，做病理检查，记录实验数据。

②造模组：将模型组10 只小鼠置于罩有铁网罩的笼子里，放入低温冰箱，在 –15℃的冷环境中。待小鼠出现寒战停止，畏寒喜暖，蜷缩少动，朦胧欲睡，眼中无神，反应迟钝，呼吸微弱，被毛蓬松竖立无光泽，小便色清，大便湿烂，唇周发黑，耳色暗红，爪尾部紫暗，舌暗红，体温下降等症状时，说明此时动物处于兴奋减弱期，随即将鼠取出冰箱，脱离冷环境。3% 戊巴比妥钠腹腔注射麻醉，剂量为1ml/kg，待小鼠处于麻醉状态时，观测耳郭微循环情况。耳郭微循环观测结束，摘眼球取血，进行血小板计数。脱颈椎处死小鼠，剖腹取内脏肝、肺、肾、舌，做病理检查，记录实验数据。

（2）热毒血瘀证造型实验 实验步骤：实验分两组，内毒素组和对照组。内毒素组小鼠10 只，称体重，编号。对照组小鼠10 只，对照寒凝血瘀证的正常组。

①内毒素组：小鼠10 只，尾静脉给予大肠杆菌内毒素，剂量为每千克体重150μg/kg。3 小时后观察毛发、爪尾等相关症状。3% 戊巴比妥钠腹腔注射麻醉，剂量为1ml/kg。待小鼠处于麻醉状态时，观测耳郭微循环情况。耳郭微循环观测结束，摘眼球取血，进行血小板计数。脱颈椎处死小鼠，剖腹取内脏肝、肺、肾、舌，做病理检查，记录实验数据。

②对照组：对照寒凝血瘀证的正常组。

（3）检测指标

①小鼠耳郭微循环检测：检测前，用3%戊巴比妥钠溶液，按每千克体重1ml剂量腹腔注射麻醉。令小鼠侧卧位，将左侧耳郭置于"耳托"上，呈平面展开，涂上无味液体石蜡，斜落射光照明，100倍微循环显微镜绝色滤光片下观察耳郭背侧中缘中部微循环情况。主要观察内容：集合毛细血管清晰度、管径、血流状态、红细胞聚集情况、血色、渗出等。

②血小板检测：摘去眼球，以血红蛋白吸管采血取血，显微镜下进行血小板计数。

③病理切片：取小鼠舌、肝、肾、肺等脏器，立即放入冷藏的10%福尔马林液内作组织固定。3天后石蜡包埋切片，HE染色，光镜下观察。

5. 实验结果

（1）寒凝血瘀组、热毒血瘀组血小板计数都下降，热毒血瘀组比寒凝血瘀组下降更明显；与正常组比较有明显差异，$P < 0.05$；说明寒、热这两种病理因素可引起血瘀。

（2）寒凝血瘀组、热毒血瘀组微循环变化与正常组相比有明显差异，说明寒、热之邪可致血行凝涩。

（3）寒凝血瘀组、热毒血瘀组病理改变与正常组相比有明显差异。寒凝血瘀组：小鼠肝局部肝细胞水肿，肺组织内有明显血管扩张、瘀血，肾局部可见肾小管上皮轻度水肿；热毒血瘀组：小鼠肝内可见散在病灶，表现中央静脉明显扩张、瘀血，其周围肝细胞肿胀，气球样变；肺组织有炎症细胞浸润。

6. 注意事项

（1）冷冻动物时注意防止冻死，掌握好时机。

（2）尾静脉注射是较难的实验操作，需多加练习。

（3）注意血小板计数的正确方法，控制计数误差。

（4）要熟悉病理切片的步骤，最好要预习实验过程。

7. 思考题

（1）根据实验结果，分析实验成功或失败的原因。

（2）了解血瘀证的其他造模方法和现代研究成果。

六、金匮肾气丸对肾阳虚大鼠垂体 ACTH 基因表达的影响

1. 实验目的　学习腺嘌呤法复制大鼠肾阳虚动物模型；探讨金匮肾气丸不同浓度、不同时间对肾阳虚大鼠垂体促肾上腺皮质激素（ACTH）基因表达的影响。

2. 实验原理　近年来国内外对肾虚本质和补肾药作用机制的探讨，取得了多方面进展。广泛涉及神经系统、内分泌系统、免疫学和基础代谢等方面。现代研究表明，肾阳虚证具有下丘脑－垂体－肾上腺皮质轴功能紊乱的表现。并有累及性腺轴、甲状腺轴。金匮肾气丸为温补肾阳之名方，其治疗肾阳虚、改善垂体－肾上腺皮质功能低下，是否通过对皮质类固醇合成的相关 ACTH 基因表达来调节，对此我们从分子水平上进行了研究，为临床诊治提供现代化客观依据。

3. 实验材料　清洁级 SD 大鼠 150 只，体重 270 ± 10g，雄性。金匮肾气丸由附子（炮）30g，桂枝 30g，熟地 240g，山茱萸 120g，山药 120g，茯苓 90g，泽泻 90g，牡丹皮 90g 组

成。1640 培养液、甲状腺素（T_3、T_4）、血清睾酮（T）、血浆促肾上腺皮质激素（ACTH）试剂盒，Trizol、Ribonuclease inhibitor、Oligo（dT）、priner、5×First Stand Buffer、dNTPmix、DTT、MmLV 逆转录酶、10×PCR Buffer、Taq DNA 聚合酶。2400 型 PCR 仪，UV200D 紫外分光光度计，White/Ultraviolet Transillu 分钟 Ator 凝胶扫描仪，UR-4100 型酶标仪。

4. 实验方法

（1）实验分组　将大鼠随机分为五组。正常组、模型组、金匮肾气丸干预高、中、低剂量组。每组 30 只。正常组每日给予 1.5ml 生理盐水灌胃，每日 1 次，共 30 天；模型组、金匮肾气丸干预高、中、剂量组四组均用腺嘌呤造型法造模，每日 1 次，共 30 天。

（2）模型复制　给予 SD 大鼠腺嘌呤 30mg/100g，与蒸馏水混成悬浮液 1.5ml 灌胃，每日 1 次，共 30 天。观察指标：在第一阶段结束后，观察动物体征变化。上述五组动物各随机断头取血处死 6 只大鼠，检测指标：血清、血清睾酮、甲状腺素、ACTH 等。

（3）动物用药　实验大鼠于第 30 天造模完成后，从第 31 天起正常组、模型组给予生理盐水灌胃 30 天。中药干预组给予金匮肾气丸灌胃 30 天。药物浓度分为高、中、低 3 个剂量组，每日剂量分别为 20.3g/kg、13.5g/kg、6.08g/kg，分别于第 40 天、50 天、60 天每组各处死大鼠 8 只，共分 3 次摘眼球取血。迅速取出垂体，两只为一个标本，置于液氮中备用，进行 RT-PCR 检测。

（4）RT-PCR 检测 ACTH mRNA 的表达

①引物设计：根据大鼠的 ACTH 的基因序列设计和合成一对寡核苷酸引物。上游引物序列为 5′-GGGCAAGCGCTCCTACTCC-3′，下游引物序列为 3′-GGGGCGTCTGGCTCTTCTC-5′，长度 300bp。

②垂体组织 RNA 提取：将每个垂体样本中，加入 1ml Trizol 裂解液，振荡匀浆，收集细胞裂解液，静置于冰上。用异硫氰酸胍酸-氯仿一步提取法提取垂体组织总 RNA。加用 10μl DEPC 处理水溶解，置 -20℃冰箱保存。所提取总 RNA 经电泳鉴定并测定紫外 OD_{260}/OD_{280} 值，计算出 RNA 浓度。

③RT-PCR 反应：在总体积为 8μl 反转录反应体积中，加入 2μl 总 RNA（约 2μg）0.5μl Ribonuclease inhibitor，2μl Oligo（dT），18 priner，65℃中变性 5 分钟，冰上冷却。室温高速离心 5 秒后，再依次加入以下试剂：4μl 5×First Stand Buffer、0.5μl Ribonuclease inhibitor、2μl dNTPmix、2μl DTT、1μl MMuLV 逆转录酶，37℃水浴中温育 1 小时，90℃变性 5 分钟，冰置 5 分钟。室温高速离心 5 秒，将所有溶液收集到管底，用于 PCR 扩增或置 -20℃保存备用。

④PCR 反应：在 49μl PCR 反应体系中分别加入：2.0μl 逆转录产物（cDNA），5μl 10×PCR Buffer，1μl dNTPmix，0.2μl Taq DNA 聚合酶（$5×10^6$U/L），2.0μl 特异性上游引物，特异性下游引物（25μmol/L），混匀，在液面上加 50μl 矿物油。PCR 扩增条件为：95℃预变性 2 分钟后，进行下列循环：95℃变性 1 分钟，62℃退火 1 分钟，72℃延伸 1 分钟，共 32 次循环。之后 72℃再延伸 5 分钟，最后 4℃保存。

⑤PCR 扩增产物分析：PCR 产物 10μl，上样于 1.5 % 的琼脂糖凝胶（含 0.5mg/L 溴化乙啶），3～5V/cm 电压电泳，电泳完毕后在凝胶扫描仪上观察结果，拍照记录并用 Labworks3.0 软件对扩增产物进行光密度分析。并以在细胞中表达稳定的 β‑actin 基因为内参，用目的基因的光密度与 β‑actin 光密度的比值为半定量分析数据。

（5）统计学方法：采用统计软件包 SPSS10.0 版统计，数值用均数 ± 标准差（$\bar{x} \pm s$）表示，两组间比较用 t 检验。取 $P < 0.05$ 为差异有显著性，$P < 0.01$ 为差异有非常显著性。

5. 实验结果

（1）造模组动物给药一个月内相继出现畏寒肢冷，精神委顿，多尿，体毛干枯不齐、稀疏、脱落现象，反应迟钝，少动闭眼，尾部苍白等症状。

（2）用腺嘌呤造模后，模型组大鼠甲状腺素、皮质醇、睾酮、ACTH 含量均明显下降，正常组与造模组相比有非常显著性差异（$P < 0.01$），结合动物一般状况，肾阳虚证造模成立。

（3）肾阳虚造模见 ACTH 的水平降低。金匮肾气丸灌胃 10 天后，用药组 ACTH 的量呈增高趋势，但与模型组无明显差异；用药 20 天后，金匮肾气丸中剂量组，ACTH 水平增高明显，与模型组相比有统计学意义（$P < 0.05$）；用药 30 天后，可见金匮肾气丸高剂量组 ACTH 量明显升高，与模型组、低剂量组相比，差异有显著性（$P < 0.01$）。金匮肾气丸中剂量组增高明显，与高剂量组比较有差异（$P < 0.05$）。

（4）灰度测量分析结果表明，金匮肾气丸中、高用药组 ACTH mRNA 的表达水平表达量高于同期其他组，而模型组显著低于正常组。金匮肾气丸灌胃 10 天后，可见 ACTH mRNA 的表达量呈增高趋势，但无统计意义。用药 20 天后，金匮肾气丸中剂量组，比模型组 ACTH mRNA 的表达明显增加（$P < 0.05$）；用药 30 天后，金匮肾气丸中、高剂量组比低剂量 mRNA 的表达水平显著增高（$P < 0.01$），有统计意义。而中剂量组较高剂量组作用更加明显，二者间有差异（$P < 0.05$）。

6. 注意事项

（1）在造模阶段注意按时灌胃、药物用量要把握好，做好实验记录。

（2）取血操作时尽量多取，以满足实验的用血量。

（3）在提取垂体组织 RNA 时要注意防止 RNA 酶的降解。

（4）在做 ACTH mRNA 检测时，在加量时务必准确小心，确保实验成功。

7. 思考题

（1）金匮肾气丸的现代实验研究进展如何？

（2）了解肾阳虚与下丘脑‑垂体‑肾上腺轴的密切关系。

七、金匮肾气丸对肾阳虚大鼠垂体细胞增殖影响的实验研究

1. 实验目的 探讨金匮肾气丸不同浓度、不同时间对肾阳虚大鼠垂体细胞增殖的影响。

2. 实验原理 金匮肾气丸为补肾名方，是温补肾阳之要剂，主治肾阳不足诸证，有关金匮肾气丸国内已有许多临床和实验研究，证实其有明显的改善患者和模型动物丘脑垂体、肾上腺皮质功能低下的作用，对肾阳虚表现的各种虚寒症状有很好的疗效。本研究观察了该方对肾阳虚大鼠垂体细胞转化的影响，从而初步阐明金匮肾气丸治疗肾阳虚的机理，为临床应用金匮肾气丸治疗肾阳虚提供实验依据。

3. 实验材料

（1）动物及分组　清洁级雄性 SD 大鼠 150 只，体重 270±10g。将大鼠随机分为五组。即正常组、模型组、金匮肾气丸干预高、中、低剂量组。每组 30 只。正常组每日给予 1.5ml 生理盐水灌胃，日 1 次，共 30 天；模型组、金匮肾气丸干预高、中、剂量组四组均用腺嘌呤造型法造模，日 1 次，共 30 天。

（2）试剂　1640 培养液，甲状腺素（T_3、T_4）、血清睾酮（T）、血浆促肾上腺皮质激素（ACTH）试剂盒，闪烁液，^{3}H-酪氨酸。

（3）金匮肾气丸制备　金匮肾气丸按《金匮要略》组成与剂量，附子 30g（炮），桂枝 30g，熟地 240g，山茱萸 120g，山药 120g，茯苓 90g，泽泻 90g，牡丹皮 90g，附子浸泡后先煎。余置于玻璃烧杯中，加重蒸水 2000ml 浸泡 30 分钟后，文火煎沸 30 分钟，收集煎煮液，药渣再加重蒸水 1500ml，同前煎沸 20 分钟，合并两次滤液，4000rpm 离心 15 分钟后取上清液，浓缩至每毫升含生药 1g。分装灭菌，备用。药物浓度分为高、中、低 3 个剂量组，每日剂量分别为 20.3g/kg、13.5g/kg、6.08g/kg。

4. 仪器　恒温水浴箱，γ 放射免疫计数仪，低速离心机，Liquid Scintclation Counter Wallac-1415。

5. 实验方法

（1）模型复制　同综合性实验六。

（2）垂体细胞 ^{3}H-酪氨酸掺入转化实验　第 30 天造模完成后，自第 31 天起正常组、模型组给予生理盐水灌胃 30 天。中药干预组给予金匮肾气丸灌胃 30 天。分别于第 40 天、50 天、60 天每组各处死大鼠 8 只，共分 3 次摘眼球取血，离心分离血清。处死，迅速取垂体，做垂体细胞 ^{3}H-酪氨酸掺入转化实验。

（3）体外培养及细胞标记　首先将 ^{3}H-酪氨酸配制成 $3.7×10^6$ Bq/ml 的工作液（无菌操作），置冰箱备用。将取下的垂体，每一垂体为一样本，置于 2ml 1640 培养液的培养瓶中，经吹打后并取 0.1ml 电镜下计数。余立即加入上述放射性工作液 0.02ml-合成蛋白质的先质作掺入实验。37℃ 恒温箱内培养 12 小时，细胞标记。

（4）样品处理及放射性测量　培养结束时，培养瓶中加入 6ml 蒸馏水，用毛细管吹匀，即低渗破坏红细胞，转移至具抽滤装置的玻璃纤维滤膜上，先后用生理盐水 6ml，5% 三氯醋酸 5ml，无水乙醇 3ml 洗涤，然后小心取下滤膜，红外灯下烘干放入闪烁瓶底，加 5ml 二甲苯闪烁液（PPO 0.4%），用液体闪烁计数器测量，以每分计数减本底计数表示。

6. 实验结果　金匮肾气丸灌胃 10 天后，可见 ^{3}H-酪氨酸标记的垂体细胞掺入量呈增高趋势，但无统计意义。用药 20 天后，金匮肾气丸中剂量组，可见 ^{3}H-酪氨酸标记的垂体细胞中合成蛋白质的量增高明显（$P<0.05$）。金匮肾气丸高剂量，数值有升高，但无明显统计意义（$P>0.05$）。中药中、高剂量组与模型组相比有明显差异，中剂量组个别已达正常组水平（$P<0.01$，$P<0.05$）。与高剂量组间亦有差异（$P<0.05$）。低剂量组与模型组相比有增高，但无统计学意义。可见金匮肾气丸能影响垂体细胞转化蛋白质合成的水平。且金匮肾气丸中剂量组为最佳剂量。用药随时间的延长，效果明显。

7. 注意事项　本实验使用放射性物质，注意防辐射的保护工作。

8. 思考题

（1）从实验结果分析金匮肾气丸治疗肾阳虚的现代机理。

（2）思考实验研究结果对临床的指导意义和启示。

八、十全大补汤对肺癌组织中 VEGF－C 表达的影响

1. 实验目的　观察十全大补汤对肺癌组织中血管生成因子 C（VEGF－C）蛋白表达的影响。

2. 实验原理　十全大补汤是经典的扶正固本之剂，大量实验与临床证明，其具有提高机体免疫力，抑制肿瘤生长的作用。血管形成是转移瘤赖以生存的条件。由于新生血管的通透性增高，肿瘤细胞容易发生转移，新生血管越多，肿瘤就生长越快，越易发生转移。对于直径大于 2mm 的实体肿瘤，肿瘤新血管的形成是其生长及转移必不可少的条件，而 VEGF－C的高表达可以明显促进肿瘤血管的生长。我们发现，十全大补汤可以降低 VEGF－C 蛋白的阳性表达，减少肿瘤血管形成及肿瘤营养供应，从而抑制肿瘤的生长及转移，为十全大补汤的临床应用提供科学依据。

3. 实验材料

（1）实验动物及瘤株　C57BL/6 小鼠 50 只，体重 20 ± 2g，雌雄各半，小鼠 Lewis 肺癌瘤株。

（2）药物及器材　高、中、低剂量十全大补汤煎液各 60ml，注射用环磷酰胺（CTX）：0.2g/瓶，10% 甲醛、75% 乙醇、85% 乙醇、95% 乙醇、无水乙醇、二甲苯、0.9% 生理盐水 50ml、VEGF 免疫组化试剂盒；手术剪刀、镊子、记号笔、2ml 冷冻管 1ml 注射器、烘箱等。

4. 实验方法

（1）造模方法　取传代后 14 天的 Lewis 肺癌瘤株小鼠，无菌条件下剥取其肿瘤组织，匀浆，制成 1×10^7/ml 瘤细胞悬液（计数活细胞数 >95%）。将制备好的细胞悬液以 0.2ml/只移植于 C57BL/6 小鼠右腋皮下，复制小鼠 Lewis 肺癌转移模型，从取出肿瘤到移植完最后一只小鼠时间控制在 2 小时之内。

（2）动物分组　于实验第 2 天（造模 24 小时后），将接种后的小鼠随机分为 5 组，即生理盐水组，环磷酰胺组，十全大补汤高、中、低剂量治疗组，每组 10 只。

（3）给药方法　于造模第 2 天开始，各组小鼠给药如下：十全大补汤高、中、低三剂量组：每只剂量分别为 0.5ml 高、中、低剂量十全大补汤，环磷酰胺组：每只剂量分别为 0.2ml CTX，每日 1 次，腹腔给药，连用 14 天。

（4）免疫组化法测肺癌组织中 EGFR 蛋白的表达　第 15 天，处死小鼠取 1cm³ 左右大小的瘤组织，10% 的多聚甲醛固定 12 小时后，采用 Envision 二步法进行免疫组化的检测。

乙醇①样本的处理及石蜡包块的制作：从多聚甲醛中取出瘤组织，流水冲洗过夜，75% 乙醇中浸泡 2 小时；85% 乙醇中浸泡 2 小时，95% 乙醇中浸泡 2 小时，无水乙醇中浸泡 2 次，每次 1.5 小时；无水乙醇与二甲苯 1:1 混合液浸泡 1 小时；二甲苯透明 2 次，每次 30 分钟；60℃石蜡浸蜡 2 次，每次 2 小时；包埋，制成蜡块。

②脱蜡和水化：石蜡块 4μm 厚度切片，60℃烘箱烘烤过夜；二甲苯脱蜡 2 次，每次 10

分钟；无水乙醇中浸泡 2 次，每次 10 分钟；95% 乙醇中浸泡 2 次，每次 5 分钟；75% 乙醇中浸泡 5 分钟；自来水冲洗，蒸馏水洗，PBS 冲洗 3 次，每次 3 分钟。

③消除内源性过氧化物酶的活性：滴加 3% H_2O_2，室温孵育 10 分钟；PBS 冲洗 3 次，每次 5 分钟。

④抗原修复：0.1% 胰蛋白酶预热至 37℃，切片也预热至 37℃，消化 30 分钟；PBS 冲洗 3 次，每次 5 分钟。

⑤免疫组化染色：滴加 10% 正常山羊血清（PBS 稀释）封闭，室温孵育 10 分钟，倾出山羊血清；滴加一抗，室温孵育 1 小时；PBS 冲洗 3 次，每次 5 分钟；滴加二抗，室温孵育 30 分钟；PBS 冲洗 3 次，每次 5 分钟；DAB 显色 3~10 分钟，在显微镜下控制着色深度；自来水冲洗 10 分钟，终止显色；苏木素复染 2 分钟，水洗，蓝化；梯度乙醇脱水，二甲苯透明，中性树胶封片。

⑥镜检：光镜下观察，计数阳性细胞百分比，在组织切片中细胞质或细胞浆呈淡黄至棕黄色者为阳性细胞标志，将阳性细胞按其数量及显色强度进行分级。

5. 实验结果　VEGF-C 蛋白表达阳性判断标准：①按细胞染色强度记分，不显色为 0 分，浅黄色为 1 分，棕黄色为 2 分，棕褐色为 3 分。②按显色细胞比例记分，13 以下为 1 分，13~23 为 2 分，23 以上为 3 分。积分数 = A×B，A×B = 0 为阴性（-）；A×B = 1-4 为弱阳性，低表达（+）；A×B>4 为强阳性，高表达（++）。

6. 注意事项

（1）实验中注意一抗的浓度及孵育时间，以达到理想的染色。

（2）显色时间的控制，应在显微镜观察下控制其着色深度。

7. 思考题

（1）根据实验结果，分析十全大补汤抗肺癌转移的机理。

（2）了解肿瘤转移的基本知识。

第三节　探索性实验

实验中医学实验的目的在于使学生通过对实验命题的设计，熟悉进行中医药科学研究所必需的基本要求和一般程序，使学生通过运用所学的中医药基本理论知识与实验方法，提高解决实际问题的能力，以达到进一步促进其科学思维活动的目的。实验研究的基本程序包括立题、设计、预备和正式实验、实验资料的收集、整理和统计分析、总结和完成论文等步骤。

立题在实验设计中具有第一位重要性，立题时需要注意科学性、先进性、可行性和实用性。科学性指选题有充分的科学依据；先进性指选题对已知的规律有所发现和创新；可行性指立题时考虑已具备的主、客观条件；实用性指立题有明确的目的和意义。

立题的过程是一个创造性思维的过程。它需要查阅大量的文献资料及实践资料，了解本课题近年来已取得的成果和存在的问题；找出要探索的课题关键所在，提出新的构思或假说，从而确定研究的课题。

实验设计是根据立题而提出的实验方法和实验步骤，它是完成课题的实施方案。包括实验材料和对象、实验的例数以及分组、技术路线和观察指标、数据的收集和处理方法等。

本节对探索性实验的分类、要素、原则、过程作一简单的描述，详细内容可以参考本书的相关章节。

一、探索性实验的基本要素

中医学实验设计由三个基本部分组成：实验因素、实验对象和实验效应，正确选择这三要素是实验设计成功与否的关键。

1. 实验因素　实验因素也称处理因素，一般是指为解决中医学某种问题而选择的特定因素，用该因素施加于实验对象，观察其产生的生物学效应，以判断工作设想的真或伪。

选择什么作为实验因素，取决于实验目的。实验因素是整个研究工作的主体，必须非常明确，否则将影响整个研究工作。通常简单的实验中只选定一个实验因素，即解决一个特定问题。对能影响实验结果的其他非实验因素的作用要在实验设计中加以排除。

实验因素确定之后，要选择正确的实验因素的水平，即选定实验因素的刺激强度（或量）。实验因素水平的选择，取决于实验的目的和性质。同一个实验因素对于中药药效和中药毒理学的研究其刺激强度（量）的选择可有很大的悬殊。因此正确选定实验因素的水平十分重要。

依照研究因素与水平的数目，可以设计四个不同类型的实验，即单因素单水平、单因素多水平、多因素单水平和多因素多水平的实验。

为保证实验结果的可比性，实验因素施加的途径要合理化，施加的方法要标准化，施加的时间要固定化。

2. 实验对象　受试对象的确定取决于试验目的。基础医学研究的实验对象绝大多数是动物，可以将动物整体作为实验对象，进行体内实验；也可采用器官、组织、细胞、亚细胞或分子作为实验对象，将相应样本取出，进行体外实验。整体试验较好地反映体内的实际情况，实验结果对临床医学参考意义较大。然而体内影响因素十分复杂，为了深入探讨作用机制，往往要配合适当的体外实验。

在基础医学研究中。所选实验对象首先必须具备两个基本条件：一是对实验因素敏感；二是反应比较稳定。其次，实验对象还要易于取样，而且安全性好。对实验对象的影响因素必须进行控制。不同性别、年龄的生物其体内的激素水平、新陈代谢与各器官功能均有一定差异，这些因素对实验因素的反应都有一定的影响，因此实验组与对照组的性别和年龄要均衡，有可比性。此外，室温、光线、饲料等因素也有相应的要求。

3. 实验效应　实验因素作用于实验对象所引起的实验效应或反应需要通过具体实验指标加以观察、测量和记录，因此效应指标的正确选定是非常重要的。选用的观测指标必须与所研究的题目具有本质的联系，且能确切反映实验因素的效应。所选指标是否符合关联性要求，这往往反映科研工作者的专业知识与技术水平。由于科学技术不断发展，研究人员应当及时了解最新信息使自己的研究工作应用的指标更好地反映实验效应的本质。

一般来讲，实验中医学实验设计的效应指标可分主观指标和客观指标。这是由指标数据来源决定的，指标数据是由观察者或受试对象根据主观感受程度判定的，称为主观指标；指标数据由仪表指示的，叫做客观指标。主观指标易受心理状态与暗示程度的影响，并且感觉器官的感受往往由于背景条件与对比诱导可发生较大的差异。但是，目前生物科学技术还不够发达，有些反应尚无适当的客观指标，有些客观指标灵敏度远不如主观感受。

实验效应观测指标要有一定的灵敏度。灵敏度通常是由该指标所能正确反映的最小数量级或水平来确定。作为研究指标，要求其灵敏度能正确反映实验因素对实验对象所引起的反应。并不是灵敏度越高越好。

实验效应指标还应当有一定的特异性和精确性。所谓精确性有着指标的精密度与准确度的双重含义。准确度是测定值与真实值接近的程度，也就是说，准确度是测定正确性的量度。对于不同的实验和不同的指标，准确度和精密度要求是不同的。

二、实验设计的基本原则

1. 对照原则 对照是实验设计的基本原则中的首要原则。对照原则是指为保证实验结果的可比性和实验结论的正确性，在实验设计中要设立合适的对照组，除了实验因素外，其他一切条件尽量与实验组相同，以排除非实验因素的影响。根据不同的实验和要求，通常采用以下对照方法。

（1）空白对照与实验对照 空白对照是指不给任何处理的对照。而实验对照是指除了实验因素，采用与实验组操作条件一样的干预措施。

（2）安慰剂对照 安慰剂是用无药理活性的物质代替药物的一种实验对照。多用于临床实验。不仅安慰剂可以产生安慰的效应，语言、文字、诊断治疗的环境与操作也可产生类似安慰剂的效应，称为安慰作用。

（3）阳性对照 阳性对照也称有效对照或标准治疗对照，在观察评价某种药物或疗法的疗效时，为不延误病人的治疗，不能用安慰剂对照，但可用已知的有效药物、有效的疗法或公认的标准疗法作对照。在应用有效对照或标准治疗对照时，要注意选择疗效被公认或肯定的药物或疗法，而且与所试验的药物或疗法是介于同一类型。而不应为了抬高所试药物的疗效而选用疗效差的药物或减少剂量缩短疗程作为对照疗法。

2. 随机化原则 随机化是指从实验对象的"总体"中抽取一定数量的"样本"进行研究的过程，避免研究者的主观性，以反映"总体"的客观情况。

随机不是随便或随意，随机抽样要按一定的方法进行。随机抽样的基本方法有抽签、随机数目表、计算器随机数目法等。

（1）抽签法 抽签法是将实验对象逐个编制成签，充分混合后，从中依次抽签分组。

（2）随机数目表法 随机数目表是根据随机抽样的原理编制而成，可查阅有关统计学书籍。表中各个数字都是彼此独立的，无论按上下、左右或斜向的顺序都是随机出现，因此可以从任意一处按任意方向的顺序进行。

（3）计算器随机数法 科学型计算器均有随机数发生键，具体操作参见计算器使用有关书籍。

3. 重复原则　从实验角度来理解"重复"一词，有两层含义；一是指实验过程中是多次重复进行，就是说不能单凭少数几个样本的实验结果就做出结论，为了获得一个较为正确的结论，往往需要将样本的数量增加到一定的程度，样本的数量越大，即重复的次数越多，就越能反映实验客观情况的真实性。重复性的另一层含义是设计的方法别人也能重复。

三、实验设计的基本程序

拟定一个科研题目不是一挥而就的问题，而是需要有严格的科学思维程序和理论以及实验上的准备。

1. 提出问题　一项科研工作总是从发现问题开始的，问题出现后，有科研意识的人头脑中总会有一个念头，一个想法，这就是初始意念。初始意念可能是粗浅的、局限的，但它是极为可贵的，正是这一火花，可能点燃起智慧的荧光，引导人们去追求和探索。牛顿见苹果落地发现万有引力，瓦特从蒸气顶起壶盖从而发明蒸汽机，弗莱明从培养皿的青霉菌发现抗生素等，这些划时代的发现，都是从原始意念开始的。

初始意念或提出问题并不是凭空地由头脑中产生出来，而是在既有的理论知识与实践经验的基础上，通过深入的分析，广泛的联想，认真的思考，反复的酝酿而逐渐形成的。

2. 查阅文献，形成假说　有了初始意念，提出了问题，还够不上是科研题目，还需要把这种意念系统化、深刻化、完善化，变成完整的理论认识，形成假说。此外，也要通过查阅文献证实这一假说，达到选题的基本要求。

3. 立题　在科研题目的假说已经形成，实验手段已经确定之后，就可以立出明确的科研题目。一个科研题目必须体现受试对象（调查、观察对象）、施加因素（处理手段）和实验效应（指标）之间的关系。

4. 探索性实验标书的填写

（1）**摘要**　简要表达课题的中心内容和意义，体现课题的核心和研究者的学术水平，应该精心编写。

（2）**立题依据**　主要写明研究意义和研究现状，着重阐述课题的依据，研究的必要性和可能性，指出国内外研究动态和水平，以及解决这个问题的学术理论意义和社会、经济效益。书写内容要有理有据。提供足够的文献资料，以提高说服力。

（3）**研究方案**　这部分是科研标书的主体，要认真细致编写，让审问者知情知理，感受到研究者的学术水平和相关技术的熟悉程度。这部分的内容包括：①研究目标、研究内容、拟解决的关键问题；②拟采取的研究方法、技术路线、实验方案以及可行性分析；③特色与创新；④研究进程和预期成果。

（4）**研究基础**　这部分主要填写与本课题有关的研究工作积累和已经取得的研究工作成绩，写明研究者进行过与本课题有关的实验技术，特别要注明预备实验和初试等准备工作情况；要填写已经具备的实验条件、尚缺少的条件设备以及拟解决的办法；最后还应该说明研究者研究能力和技术水平，包括主要研究人员的学历和研究工作简历、发表的有关著作和论文等。

（5）**经费预算**　实事求是地提出合理的经费预算安排，包括科研业务费、实验材料费、仪器设备费、实验室改装费、协作费用和管理费等。

（6）推荐意见 申报课题时要请一两位具有高级专业技术职务的专家推荐，介绍申请者的业务基础、研究能力和研究条件等。

参 考 文 献

1. 马超英. 实验中医学基础. 第 1 版. 北京：中国协和医科大学出版社，2000

2. 方肇勤. 实验中医学. 第 1 版. 上海：上海科学技术出版社，2000

3. 陈奇. 中药药理实验方法学. 第 2 版. 北京：人民卫生出版社，2005

4. 郑小伟，包素珍，刘明哲，等. 金匮肾气丸对肾阳虚大鼠垂体 ACTH 基因表达的影响. 中国中西医结合杂志，2004，24（3）：238～240

5. 郑小伟，宋红，李荣群. 金匮肾气丸对肾阳虚大鼠垂体细胞增殖影响的实验研究. 中国医药学报，2003，18（7）：413～415

6. 吴萍，张锦，李蓉等. 表皮生长因子受体 EGFR 和 Ki67 在非小细胞肺癌中的表达及其相关性研究. 肿瘤防治杂志，2004，11（9）：913～917

7. 王彬彬，冯正权，吴良村. 安体优抑制小鼠 Lewis 肺癌血管生长作用的实验研究. 浙江中医学院学报，2004，（28）：55～56

附录

实验动物常用生理参数

一、实验动物与人用药量的换算方法

目前常用按体表面积折算不同动物间等效剂量。另外也有人用 ED_{50}、LD_{50} 和耐受量等进行剂量估算。分述如下：

1. 按动物体表面积比率换算等效剂量法（附表1）

附表 1　　　　　　　实验动物与人按体表面积比等效剂量换算比率

		小鼠20g	大鼠200g	豚鼠400g	兔1.5kg	猫2.0kg	猴4.0kg	犬12.0kg	人70.0kg
小鼠	20g	1.0	7.0	12.25	27.8	29.7	64.1	124.2	387.9
大鼠	200g	0.14	1.0	1.74	3.9	4.2	9.2	17.8	56.0
豚鼠	400g	0.08	0.57	1.0	2.25	2.4	5.2	4.2	31.5
兔	1.5kg	0.04	0.25	0.44	1.0	1.08	2.4	4.5	14.2
猫	2.0kg	0.03	0.23	0.41	0.92	1.0	2.2	4.1	13.0
猴	4.0kg	0.016	0.11	0.19	0.42	0.45	1.0	1.9	6.1
犬	12.0kg	0.008	0.06	0.10	0.22	0.23	0.52	1.0	3.1
人	70.0kg	0.0026	0.018	0.031	0.07	0.078	0.16	0.32	1.0

2. 用动物 ED_{50}、LD_{50} 耐受量等来换算人用剂量（附表2）

附表 2　　　　　　　　不同种类动物间用药剂量换算时的常用数据

动物种类	体重(kg)	体表面积(m²)	mg/kg – mg/m² 转换因子		每千克体重占有体表面积相对比值
小鼠	0.018	0.0063	2.9	粗略	1.0
	0.020	0.0067	3.0		
	0.022	0.0071	3.1		
	0.024	0.0076	3.2	值3	(0.02kg)
大鼠	0.10	0.0196	5.1	粗略	0.47
	0.15	0.0257	5.8		
	0.20	0.0311	6.4		
	0.25	0.0361	6.9	值6	(0.20kg)
豚鼠	0.30	0.0439	6.8	粗略	0.40
	0.40	0.0532	7.6		
	0.50	0.0617	8.1		
	0.60	0.0697	8.6	值8	(0.40kg)

动物种类	体重(kg)	体表面积(m²)	mg/kg - mg/m² 转换因子		每千克体重占有体表面积相对比值
家兔	1.50	0.1323	11.3	粗略	0.24
	2.00	0.1603	12.4		
	2.50	0.1860	13.4	值12	(2.0kg)
猫	2.00	0.1571	12.7	粗略	0.22
	2.50	0.1824	13.7		
	3.00	0.2059	14.6	值14	(2.5kg)
犬	5.00	0.3275	15.3	粗略	0.16
	10.00	0.5199	19.2		
	15.00	0.6812	22.0	值19	(10.0kg)
猴	2.00	0.1873	10.7	粗略	0.24
	3.00	0.2455	12.2		
	4.00	0.2973	13.5	值12	(3.0kg)
人	40.00	1.2398	32.2	粗略	0.08
	50.00	1.4386	34.8		
	60.00	1.6246	36.9	值	(50.0kg)

二、常用实验动物的生殖、生理常数

指标	小鼠	大鼠	豚鼠	家兔	猫	犬
适用体重(kg)	0.018~0.025	0.12~0.20	0.2~0.5	1.5~2.5	2~3	5~15
寿命(年)	1.5~2.0	2.0~3.5	6~8	4~9	8~10	10~15
性成熟年龄(月)	1.2~1.7	2~8	4~6	5~6	6~8	8~10
妊娠期(天)	18~21(19)	22~24(23)	62~68(66)	28~30(30)	52~60(56)	58~65
产仔数(只)	4~15(10)	8~15(10)	1~6(4)	4~10(7)	3~6	4~10
平均体温(℃)	37.4	38.0	39.0	39.0	38.5	38.5
呼吸(次/分钟)	136~216	100~150	100~150	50~90	30~50	20~30
心率(次/分钟)	400~600	250~400	180~250	150~220	120~180	100~200
血压	12.7~16.7	13.3~16.0	10.0~12.0	10.0~14.0	10.0~17.3	9.3~16.7
kPa(mmHg)	(95~125)	(100~120)	(75~90)	(75~105)	(75~130)	(25~70)
血量(ml/100g体重)	7.8	6.0	5.8	7.2	7.2	7.8
红细胞	7.7~12.5	7.2~9.6	4.5~7.0	4.5~7.0	6.5~9.5	4.5~7.0
(10^6/mm³)	×10^{12}	×10^{12}	×10^{12}	×10^{12}	×10^{12}	×10^{12}
	(7.7~12.5)	(7.2~9.6)	(4.7~7.0)	(4.5~7.0)	(6.5~15.5)	(4.5~7.0)
血红蛋白	100~190	120~170	110~165	80~150	70~155	110~180
g/L(g%)	(10.0~19.0)	(12.0~17.5)	(11.0~16.5)	(8.0~15.0)	(7.0~15.5)	(11.0~18.0)
血小板	60~110	50~100	68~87	38~52	10~50	10~60
(10^9/L,万/立方毫米)	(60~110)	(50~100)	(68~87)	(38~52)	(10~50)	(10~60)
白细胞总数	6.0~10.0	6.0~15.0	8.0~12.0	7.0~11.3	14.0~18.0	9.0~13.0
(10^9/L,千/立方毫米)	(6.0~10.0)	(6.0~15.0)	(8.0~12.0)	(7.0~11.3)	(14.0~18.0)	(9.0~13.0)

	指标	小鼠	大鼠	豚鼠	家兔	猫	犬
白细胞分类	中性	0.12 ~ 0.44 (12 ~ 14)	0.09 ~ 0.34 (9 ~ 34)	0.22 ~ 0.5 (22 ~ 50)	0.26 ~ 0.52 (26 ~ 52)	0.44 ~ 0.82 (44 ~ 82)	0.62 ~ 0.80 (62 ~ 80)
	嗜酸性	0 ~ 0.05 (0 ~ 5)	0.01 ~ 0.06 (1 ~ 6)	0.05 ~ 0.12 (5 ~ 12)	0.01 ~ 0.04 (1 ~ 4)	0.02 ~ 0.11 (2 ~ 11)	0.02 ~ 0.24 (2 ~ 24)
	嗜碱性	0 ~ 0.01 (0 ~ 1)	0 ~ 0.015 (0 ~ 1.5)	0 ~ 0.02 (0 ~ 2)	0.01 ~ 0.03 (1 ~ 3)	0 ~ 0.005 (0 ~ 0.5)	0 ~ 0.02 (0 ~ 2)
	淋巴	0.54 ~ 0.85 (54 ~ 85)	0.65 ~ 0.84 (65 ~ 84)	0.36 ~ 0.64 (36 ~ 64)	0.30 ~ 0.82 (30 ~ 82)	0.15 ~ 0.44 (15 ~ 44)	0.10 ~ 0.28 (10 ~ 28)
	大单核	0 ~ 0.15 (0 ~ 15)	0 ~ 0.05 (0 ~ 5)	0.03 ~ 0.13 (3 ~ 13)	0.01 ~ 0.04 (1 ~ 4)	0.005 ~ 0.007 (0.5 ~ 0.7)	0.03 ~ 0.09 (3 ~ 9)

注:血压、红细胞、血红蛋白、血小板、白细胞总数和分类,它们的括号外数字为法定单位,括号内数字为旧制单位。

三、常用实验动物的循环时间

动物种类	循环的途径	时间(秒)		指示物
		平均	范围	
犬	股静脉→颈动脉	7.0	6 ~ 8	³²P
	颈静脉→右心	1.7	1 ~ 2.5	
	右外颈静脉→左外颈静脉	9.2		传导法
	整体循环	10.8	8.9 ~ 12.8	
	整体循环	10.5	10 ~ 11	硫氰化钠
猫	股静脉→颈动脉	6.0	3 ~ 9.5	镭 – C 同位素法
	股静脉→股动脉	6.0	4 ~ 8	³²P
	股动脉→颈动脉	10.0	9 ~ 11	³²P
兔	耳静脉→眼睛	5.5	5 ~ 6	荧光素法
	右耳→左耳	4.8	3.4 ~ 7.2	化学物质:四胺基
	右耳→左耳	4.5	3.5 ~ 5.8	氯化锂
	整体动物	10.5		传导法

四、实验动物心电图正常参考数值(一)

		猴(107 例)	兔(10 例)	豚鼠(37 例)	大鼠(91 例)
P 波(秒)	均值范围	0.037 ± 0.0014	0.031	0.022 0.015 ~ 0.028	0.015 ± 0.0037 0.010 ~ 0.030
P – R 间期(秒)	均值范围	0.078 ± 0.002	0.068	0.050 0.044 ~ 0.068	0.049 ± 0.007 0.035 ~ 0.070
QRS 综合波(秒)	均值范围	0.037 ± 0.0014	0.042	0.038 0.033 ~ 0.048	0.015 ± 0.0015 0.0125 ~ 0.020
Q – T 间期(秒)	均值范围	0.200 ± 0.006	0.140	0.116	0.0787 ± 0.0137 0.045 ~ 0.115
S – T 间期(秒)	均值范围		0.078	0.066 ~ 0.098	
T 波(秒)	均值范围	0.037 ± 0.014	0.065	0.044 0.035 ~ 0.060	0.0638 ± 0.0134 0.030 ~ 0.100
心率(次/分钟)	均值范围	215 ± 6 150 ~ 300	247 214 ~ 272	261 214 ~ 311	358 ± 47 240 ~ 444

五、实验动物心电图正常参考数值(二)

			猴(107 例)	兔(10 例)	大鼠(91 例)
P 波	标准导联	向上	0.12 ± 0.010	0.075	0.015 ± 0.0037
		向下		0.135	
	加压肢导联	向上	0.10	0.096	0.014 ± 0.0031
		向下	0.08	0.090	
QRS 综合波	标准导联	Q	0.61 ± 0.07	0.120	0.030 ± 0.017
		R	0.25 ± 0.07	0.160	0.775 ± 0.226
		S		0.130	0.255 ± 0.147
	加压肢导联	Q	0.41	0.110	0.135 ± 0.096
		R	0.41	0.110	0.350 ± 0178
		S	0.41	0.100	0.155 ± 0.117
QRS 综合波	胸导联	V_1 R	0.48		
		V_1 S	0.97		
		V_2 R	0.92		
		V_2 S	0.56		
		V_3 R	0.90		
		V_3 S	0.20		
T 波	标准导联	向上	0.17 ± 0.02	0.210	0.145 ± 0.055
		向下		0.180	
	加压肢导联	向上	0.14	0.170	0.045 ± 0.075
		向下	0.13	0.250	
	胸导联	向上	0.35		
		向下	0.11		

六、实验动物正常心率时心脏周期情况

指标	测定单位	小鼠	大鼠	豚鼠
动物数		400	280	50
体重	g	15～30	180～350	400～700
心脏收缩数	min	625(470～780)	475(370～580)	280(200～360)
心房传导性 P	ms	–	17(12～20)	20(16～24)
房室传导性 P－Q	ms	34(30～40)	48(40～54)	63(60～70)
室间传导性 QRS	ms	10(10～15)	13(10～16)	13(12～14)
电收缩持续性 Q－T	ms	55(45～60)	74(62～85)	130(120～140)
房室收缩关系	ms	0.60(0.56～0.61)	0.58(0.51～0.65)	0.58(0.55～0.62)
应力时间 Q－I 音	ms		14(10～19)	18(16～20)
机械收缩持续性 I～II 音	ms	46(40～50)	62(52～72)	110(100～120)
收缩指数		0.47(0.48～0.51)	0.49(0.41～0.56)	0.51(0.48～0.56)
峰值电压 P	mV	0.1(0～0.2)	0.1(0.0～0.2)	0.1(0.0～0.2)
R	mV	0.4(0.2～0.6)	0.5(0.3～0.8)	0.7(0.3～1.2)
T	mV	0.2(0～0.5)	0.2(0.1～0.4)	0.2(0～0.5)

七、实验动物饲料、饮水要求量和排便排尿量

动物种类	饲料要求量 克/(只·天)	饮水要求量 毫升/(只·天)	排便量 克/天	排尿量 毫升/天	发热量 卡/(只·小时)
猕猴	113～907 (100～300)	200～950 (450)	110～300	110～550	253.5～780
猪	1.8～3.6kg	3.8～5.7L	2.7～3.2kg	1.9～3.8L	
犬(4.5kg)	226.8	25～35	113～340	65～400	312～585
猫(2～4kg)	113～227	100～200	56.7～227	20～30ml/kg	97.5～117
兔(1.36～3.26kg)	28.4～85.1	60～140	14.2～56.7	40～100ml/kg	132.6
豚鼠	14.2～28.4	85～150	21.2～85.0	15～75	21.84
大鼠(50g)	9.3～18.7	20～45	7.1～14.2	10～15	15.60
小鼠	2.8～7.0	4～7	1.4～2.8	1～3	2.34